—

Über dieses Buch

Dieses Buch wendet sich nicht nur an mindestens die Hälfte der deutschen Bevölkerung, die an Schlafproblemen leidet (Schlafstörungen sind eine Volkskrankheit), sondern auch an all diejenigen, die (mit Hilfe ihrer Träume und eines gesunden Schlafs) mehr aus ihrem Leben machen wollen. Ferner stellt es eine informative und unterhaltsame Lektüre für die Menschen dar, die an Themen wie Psychologie, Wohlbefinden, Kreativität und Erfolg interessiert sind.

Über den Autor

Klausbernd Vollmar, Diplompsychologe und Autor, gründete und leitet zusammen mit dem Psychotherapeuten Konrad Lenz die Internetfirma TraumOnline, die eine Traumsoftware entwickelte und auf ihrer Website www.traumonline.de ausführlich über Träume und deren Symbolik informiert.

Er lebt an der Ostküste Englands, wo er in einem idyllischen Dorf am Meer seine Bücher schreibt.

Wollen Sie mehr wissen? Hier seine Website: www.kbvollmar.de

Klausbernd Vollmar

Schlaf *und* Traum

Besser schlafen – gut träumen

KÖNIGSFURT-URANIA

Danksagung

Für Hinweise, Kommentare, Anmerkungen und lästerliche Gedanken bedanke ich mich bei meiner Schwester Doris Vollmar, die in einem wissenschaftlichen Labor in der Hormonforschung tätig ist, und bei der Heilpraktikerin Christine Ackermann, einer Spezialistin für energetisches Heilen und TCM (Berlin). Außerdem inspirierten mich die Gespräche und die produktive Kritik mit meiner Verlegerin Evelin Bürger auf der Terrasse ihres Hauses, dort, wo die Schiffe durch die Wiesen fahren.

Überarbeitete, erweiterte und illustrierte Neuausgabe des Titels »Besser schlafen – besser träumen. Schlaf – Traum – Traumdeutung« (Königsfurt 2007)

Bibliographische Information der Deutschen Nationalbibliothek
Die Deutsche Nationalbibliothek verzeichnet diese Publikation in der Deutschen Nationalbibliografie; detaillierte bibliographische Daten sind im Internet über http://dnb.d-nb.de abrufbar.

Neuausgabe
Krummwisch bei Kiel 2011

© 2011 by Königsfurt-Urania Verlag GmbH
D-24796 Krummwisch • www.koenigsfurt-urania.com

Umschlaggestaltung: Antje Betken unter Verwendung verschiedener Fotos (siehe Bildnachweis)
Abbildungen: Bildnachweis auf S. 223
Redaktion: Dr. Jennifer Lorenzen-Peth
Korrektur: Martina Kloth
Satz, Bildredaktion und Layout: Antje Betken, Oldenbüttel
Druck und Bindung: Aalexx Buchproduktion, Großburgwedel
Printed in EU

ISBN 978-3-86826-083-0

Inhalt

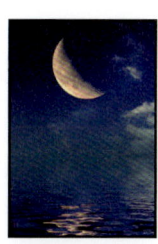

Einleitung 9

Der Schlaf 15

Mythologien um den Schlaf 21
  Griechische Klassik 21
  Jüdisch 23

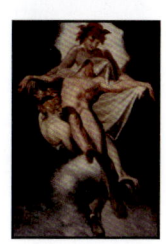

Schlafgewohnheiten 25
  Lang- und Kurzschläfer 27
  Nachteulen und Lerchen 30
    Der Schlaf vor Mitternacht 34
  Einschlafgewohnheiten 36
  Aufwachgewohnheiten 37
  Schlafhaltung 38
    Schlaflage 38
    Schlafrichtung 40

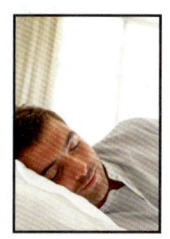

Schlafphasen 43
  Einschlafphase 44
  Nicht-REM 47
  REM 50
  Schlafphasen und Lebensalter 55
    Babys 56
    Kinder 57
    Erwachsene 59

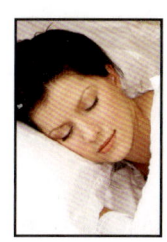

    Alter 60
  Unsere innere Uhr 61

Die Schläfrigkeit 67
  Müdigkeit 68
  Schläfrigkeit 71
  Schlafdefizit 72
    Abbau des Schlafdefizits 75
    Schlafpausen 77

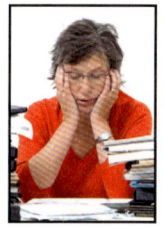

Die Schlafstörungen 81

Wenn der Schlaf nicht gelingt 85

Allgemeine Schlafstörungen 85

    Einschlafstörungen 86

    Aufwachstörungen 89

    Unterbrochener Schlaf 91

Spezielle Schlafstörungen 93

    Bettnässen 93

    Krämpfe 93

    Pavor nocturnus 94

    Schlafwandeln 95

    Sprechen im Schlaf 97

    Zähneknirschen 97

    Fehlbeurteilung des Schlafs 99

Die Meisterung von Schlafkrisen 100

Psychisch bedingte Schlaflosigkeit 103

Andere Schlafstörungen 106

    Schlafstörungen, die körperlich bedingt sind 107

Schlafmittel 110

Das Schnarchen 115

Primäres Schnarchen 118

Schlafapnoe 120

Intelligenz, Erfolg und Schlaf 125

Wie gesunder Schlaf gelingt 129

Schlafkräuter 135

Ritual und Rhythmus 138

Der Traum 141

Die Traumerinnerung 147

Einschlafen 149

Aufwachen 148

Die analytische Traumsicht 153

Die Wunscherfüllung 154

Mythos Ödipus 156

Der Traum als Inspiration 161

Luzide Träume 167

Traumbedingte Schlafstörungen 175

Albträume 175

Erektionen 179

Hypnagoge Angstzustände 179

REM-Verhaltensstörung 180

Schlaflähmung 180

Intelligenz, Erfolg und Traum 183

Der Traum als Lehrfilm 184

Der Traum als Orientierung 187

Beziehungsprobleme 188

Zukunftsbilder 189

Problemlösung und Entscheidungsfindung 189

Muster der Wiederholung 189

Die Vorhersage 190

Die Deutung des Traums 197

Kurze Träume 201

Lange Träume 202

Wie produktives Träumen gelingt 205

Was zum Träumen anregt 206

Entspannung 207

Affirmationen 208

Bad 209

Kräuter und Essenzen 210

Lesen und Hören 213

Was uns träumt 214

Beschluss 218

Der Wandel der Nacht 218

Anhang 220

Literatur 220

Anmerkungen 222

Zur Person des Autors 224

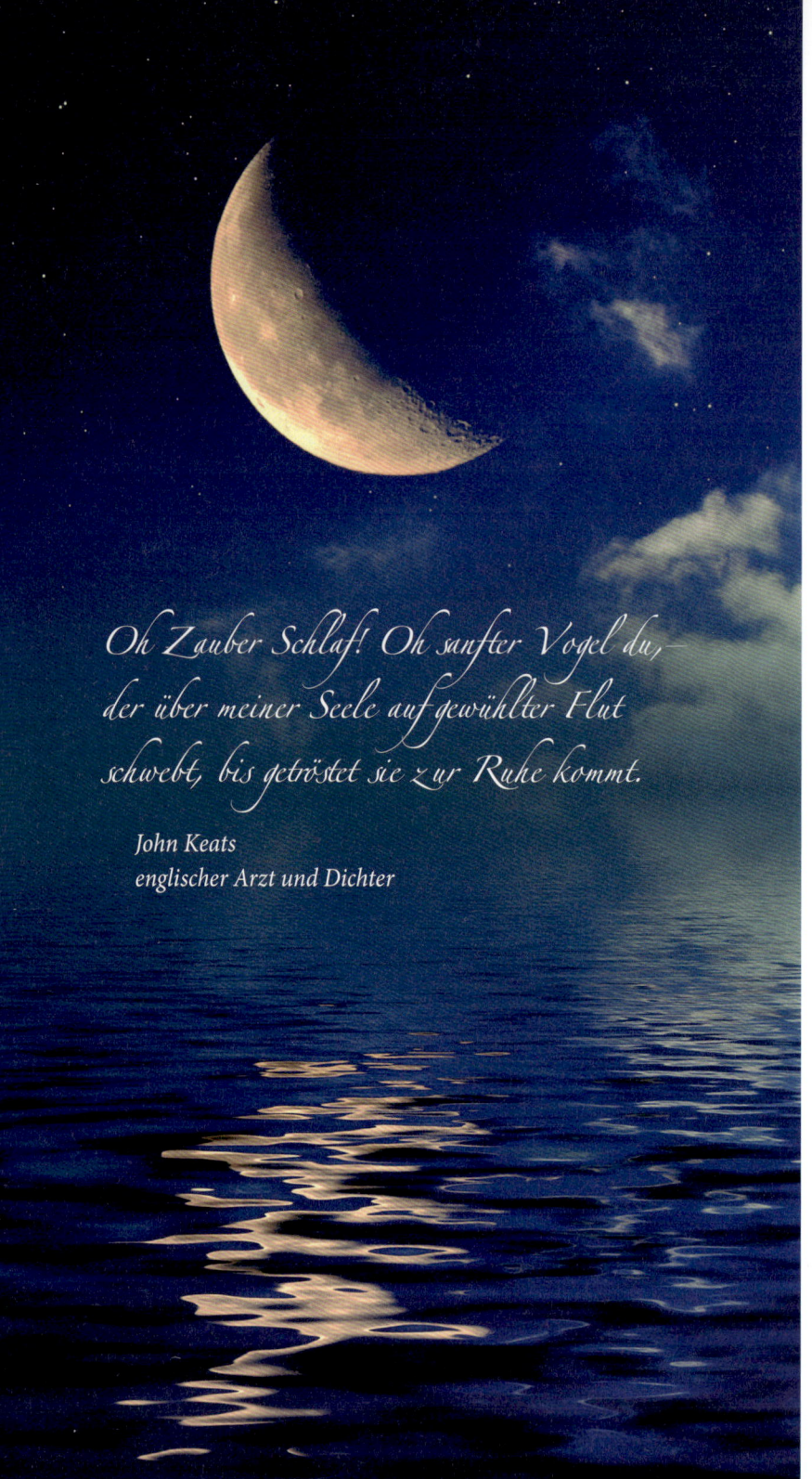

Oh Zauber Schlaf! Oh sanfter Vogel du,
der über meiner Seele aufgewühlter Flut
schwebt, bis getröstet sie zur Ruhe kommt.

John Keats
englischer Arzt und Dichter

Einleitung

Der Schlaf gehört zum Spannendsten, das uns im Leben geschieht. Da bestehen wir wilde Abenteuer im Traum, zugleich wird die Sicht auf unsere Umwelt erweitert und wir therapieren uns selbst. Im Schlaf gesunden wir und alles findet statt, indem wir im kuscheligen Bett liegen – ganz ohne äußere »Action«. Der Schlaf besitzt den heilenden Charme des Loslassens, er entführt uns in andere Welten.

Trotz des befreienden Schlafes leben wir in einer »schlafkranken Gesellschaft« (Ausdruck des amerikanischen Schlafforschers William C. Dement (* 1928)), die dem Schlaf und dem Träumen wenig Beachtung zukommen lässt. Nicht nur dass viele Menschen massive Schlafstörungen aufweisen, von Albträumen gequält werden oder in aller Frühe aufwachen, unfähig weiter zu schlafen, sondern es sterben auch Hunderttausende von Menschen weltweit alljährlich durch unbehandelte Schlafstörungen und Unfälle durch Übermüdung. Was meinen Sie, wie viele tödliche Unfälle durch Übermüdung zustande kommen? Schlafstörungen sind unbemerkt zu einer Volkskrankheit geworden – gerade weil es als schick gilt, müde und überarbeitet zu wirken. Das zeigt, dass man gefragt ist und Verantwortung trägt.

Nach Untersuchungen des Max-Planck-Instituts für Psychiatrie und der technischen Universität Leipzig litten 42 Prozent der Befragten im Jahre 2005 (die Studie umfasste 20 000 Deutsche) an Schlafproblemen. 27 Prozent wiesen Durchschlafstörungen und 21 Prozent Einschlafstörungen auf. Dabei zeigte sich: Frauen neigen doppelt so häufig zu Schlafstörungen wie

Männer, da sie nachts mehr Stresshormone freisetzen.* Vom lieben Schlaf kann keine Rede sein, im Gegenteil, der Schlaf wird zu etwas, vor dem die Betroffenen Angst haben. Man liegt unruhig im Bett, wälzt sich von der einen auf die andere Seite und fällt in zerstörerisches Grübeln, das hormonell durch die jetzt beginnende Melatoninausschüttung bedingt ist. Mein Freund Hajo Banzhaf empfahl mir, Gedanken, die in wachen Nächten speziell zwischen vier Uhr und sechs Uhr morgens kommen, bloß keine große Bedeutung zuzumessen. In solcher Situation wird selbst der strahlendste Optimist vom Dunkel bedroht. Wer um diese Zeit bereits aufstehen muss, der sollte eine Tendenz zum Grübeln beispielsweise bei der Fahrt zur Arbeit gar nicht erst aufkommen lassen. Speziell kurz vor Sonnenaufgang scheint uns grundsätzlich die Welt trüber, als sie es bei Licht betrachtet ist.

Zum Wohlbefinden sind ein gesunder Schlaf und die psychische Gesundheit genauso wichtig wie gesunde Ernährung und sinnvolle körperliche Bewegung. Jeder kann selbst mit gewissen Kenntnissen über die Betrachtung seiner Träume, die dieses Buch vermittelt, viel für sein psychisches Wohlergehen tun. Und dieses Wohlergehen ist eine wichtige Voraussetzung für einen gesunden Schlaf. So weiß der Volksmund: »Ein gutes Gewissen ist ein sanftes Ruhekissen«. Psychische Ausgeglichenheit vertreibt Schlafstörungen – bis auf jene wenigen, die auf körperliche Ursachen zurückzuführen sind, wie beispielsweise manche Formen des Schnarchens. Die Peinlichkeit uncharmanten Schnarchens neben unserem Partner sollte uns anspornen, unseren nächtlichen Radau näher zu betrachten, was im Kapitel über das Schnarchen geschehen wird.

Kürzlich auf einer Party erzählte mir eine junge Frau, dass sie versucht, so wenig wie möglich zu schlafen. Die Ringe unter ihren Augen sprachen

---

* Der deutsche Schlafforscher Jürgen Zulley (Mein Buch vom guten Schlaf. Zabert Sandmann, München 2006) schätzt äußerst vorsichtig, dass etwa 30 Prozent der Frauen und 18 Prozent der Männer an behandlungswürdigen Schlafstörungen leiden und dass um die zehn Prozent der deutschen Bevölkerung keinen erholsamen Schlaf finden. Der amerikanische Schlafforscher Dement schätzt dagegen für die westliche Welt, dass insgesamt über 50 Prozent der Bevölkerung behandlungsnotwendige Schlafstörungen zeigen.

Bände. »Schlaf ist«, wie sie fast schon fanatisch feststellte, »reine Zeitverschwendung! Er ist völlig unproduktiv und ein Zeitfresser.« Selbst aus der einseitigen Sicht unserer Leistungsgesellschaft ist nach jeder Leistung eine Erholungsphase nötig. Machen wir uns nichts vor, wenn wir nie ruhen, sondern immer nur arbeiten, verblöden wir und werden dazu noch krank. Wir können nicht unserem Körper ein angemessenes Schlafbedürfnis abtrainieren. Und zu aller Verblüffung zeigt die Kreativitätsforschung, wie gerade in der »Inkubationsphase« des Schlafes die genialsten Leistungen ausgebrütet werden. Dabei sollten wir gleich mit einem Missverständnis aufräumen: Der Schlaf ist keineswegs derart passiv, wie er scheint. In ihm werden Probleme weiter verfolgt, das Immunsystem arbeitet im Akkord und durch Träume wird unsere innere Festplatte optimiert. Das alles geschieht jedoch ohne unser »Ich«, mit dem wir uns über die Maßen identifizieren. Mit Sigmund Freud (1856–1939) möchte ich feststellen: Nicht nur das Ich ist ein Arbeiter, sondern auch das Es (das Unbewusste), das allerdings diskreter seinen Dienst versieht.

Als Traumspezialist möchte ich mich in diesem Buch den Zusammenhängen von Schlaf und Traum zuwenden. Im herkömmlichen Wissenschaftsverständnis sind das zweierlei Bereiche. Der Schlafforscher arbeitet naturwissenschaftlich. Er misst und bildet Modelle von Reaktionszusammenhängen. Der Traumforscher ist nicht so sehr an der Form interessiert, die sich in Hormonausschüttungen, Gehirnwellen und dem galvanischen Hautwiderstand zeigt, er arbeitet geisteswissenschaftlich und möchte die Inhalte erkennen. Die einfältige Frage, die uns schon im Deutschunterricht beschäftigte, steht bei jeder Traumbetrachtung im Hintergrund: »Was will uns der Traum sagen?« Den Schlafforscher interessiert das weniger. Er möchte verstehen, wie dieser Traum zustande gekommen ist, und flirtet dabei kräftig mit der Physiologie. Haben Sie keine Angst, ich werde Sie nicht mit Neurotransmittern und Hormonen mit unaussprechlichen Namen traktieren – wenn es nicht unbedingt nötig ist (und es ist nur selten nötig!).

Da mich bei meinen Vorträgen die Hörerinnen und Hörer oft nach der praktischen Lösung von Schlafproblemen fragen, werde ich in diesem Buch die grundsätzlichen Theorien von Schlaf und Traum skizzieren, um desto ausführlicher Schlafstörungen, Tipps und Tricks für ihre Behandlung aufzuzeigen. Aber missverstehen Sie mich nicht, es geht mir nicht darum, überall Krankheiten und Störungen zu sehen. Alle in diesem Buch aufgeführten Störungen kommen wenige Male jährlich auch beim »gesunden« Menschen vor. Sie lösen sich am besten ohne Ihr Zutun wieder auf. Bedenkliche Schlafstörungen treten mehrmals die Woche über längere Zeiträume auf und sollten in einem Schlaflabor ärztlich untersucht werden. Die meisten Schlafstörungen sind jedoch nicht bedenklich, sondern auf zeitlich begrenzte Reaktionen, wie auf Stress, zurückzuführen. Aber Sie kennen es selbst, sich weniger Stress zu machen, wird Ihnen unter der Hand wieder zum Stress. Sie wissen ferner: Schlafstörungen sind weitgehend Anzeichen eines ungesunden Stresses. Aber wenn Sie so sind wie ich, befürchten Sie, dass Sie bei einem stressfreieren Leben in der Gosse landen würden, auf deren feuchten Steinen gewiss kein gemütlicher Schlaf zu finden ist. Seien wir also realistisch: Den Stress werden wir nie völlig beseitigen (was ich bei meinen Nachbarn sehe, die Rentner sind) und zur Milderung der unvermeidlichen Störungen werde ich Ihnen Wege zeigen, bei denen Sie nicht Ihr ganzes Leben umkrempeln müssen.

Dieses Buch über Schlaf und Traum handelt von Wohlbefinden und nicht von noch mehr Stress, den man sich bei der Bekämpfung der Stresssymptome macht. Ich führe Sie in meine Sicht von Schlaf und Traum ein, damit Sie sich besser fühlen und mehr aus Ihrem Leben machen können.

Im ersten Teil dieses Buchs werde ich Sie in einer zeitgemäßen Betrachtung des Schlafs mit einigen seiner geheimnisvollen Phänomene bekannt machen. Der zweite Teil dieses Buchs ist dem Traum gewidmet. Natürlich hängen Schlaf und Traum eng zusammen, das eine ist die Voraussetzung für das andere.

Viele freudige Entdeckungen beim Lesen wünsche ich Ihnen
und einen gesunden, erquickenden Schlaf

Cley next the Sea
Klausbernd Vollmar

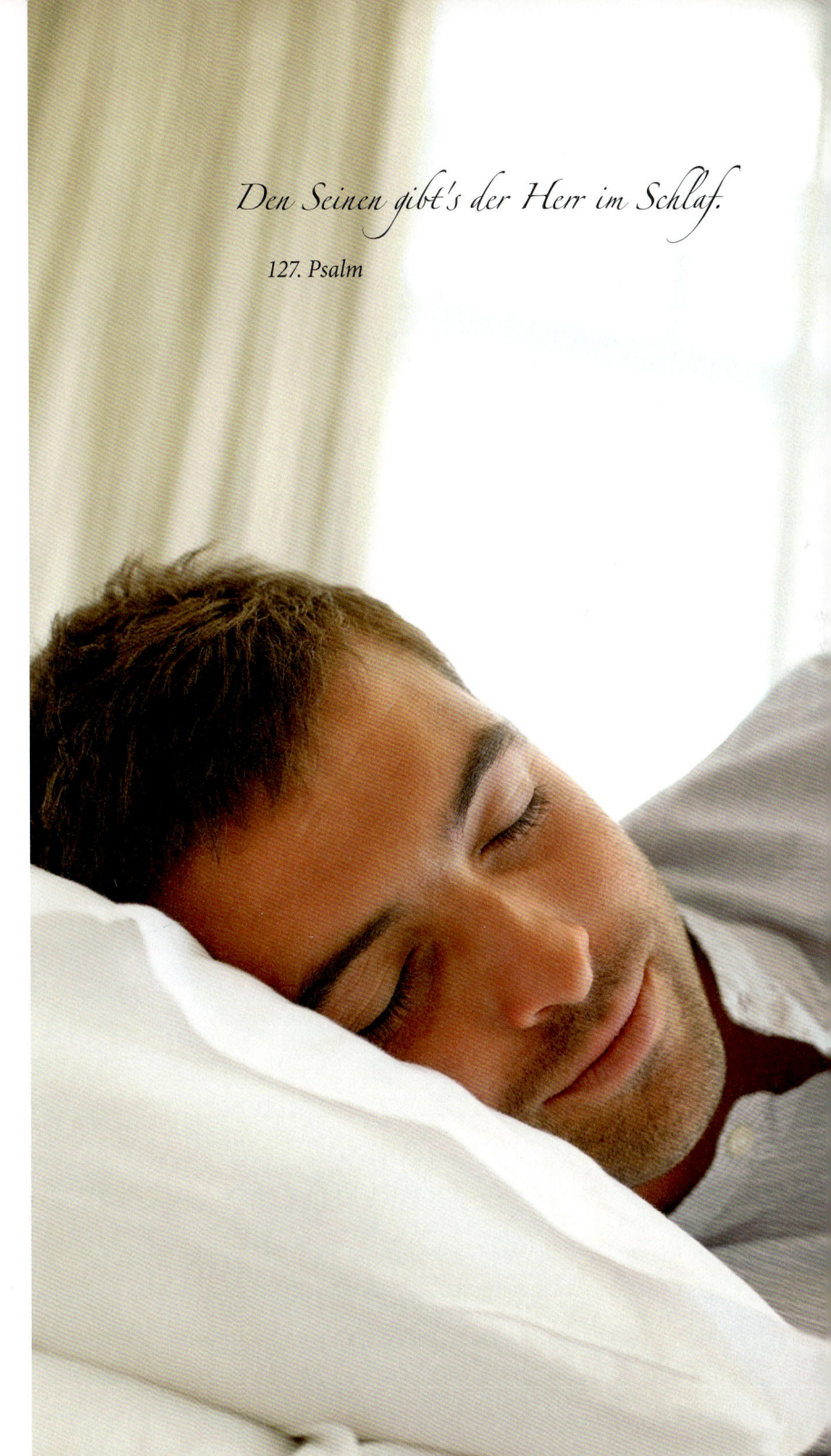

Den Seinen gibt's der Herr im Schlaf.

127. Psalm

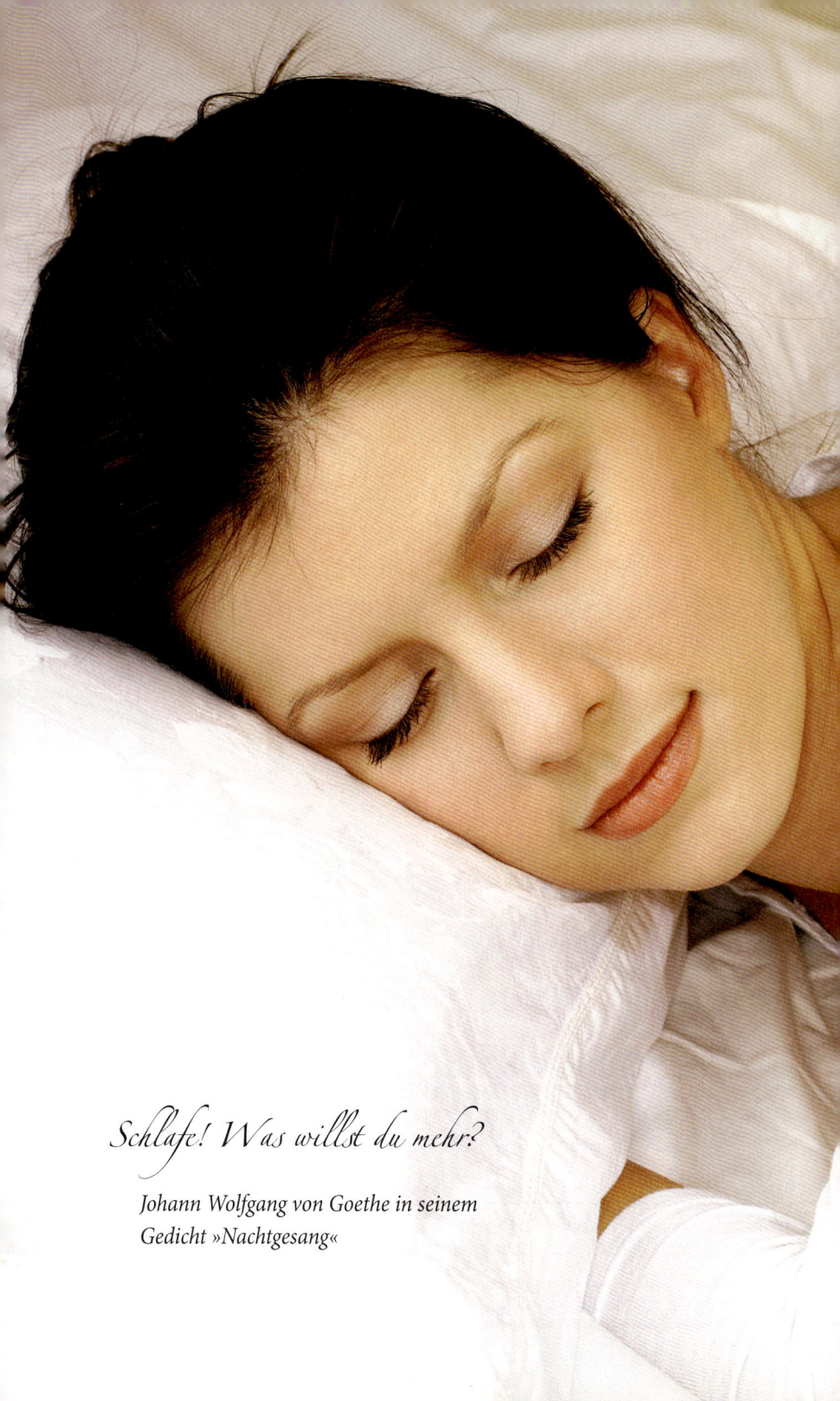

Schlafe! Was willst du mehr?

Johann Wolfgang von Goethe in seinem
Gedicht »Nachtgesang«

Der Schlaf

Gleich vorab die beiden wichtigsten Erkenntnisse der modernen Schlafforschung:

1. **Der Schlaf ist eine Aktivität des Gehirns.**
2. **Er ist ein Bewusstseinszustand.**

Noch zu Beginn des zwanzigsten Jahrhunderts waren Ärzte der Ansicht, dass ohne Schlaf der Mensch seinen Realitätskontakt verliert und auf die Dauer psychotisch wird. Obwohl dies schon Friedrich II. (1194–1250) vermutete, der wahrscheinlich dieses Gerücht als Erster verbreitete, konnte diese Aussage nicht wissenschaftlich bestätigt werden. Aber eines steht fest, ohne Schlaf wird die Leistungs- und Überlebensfähigkeit des Menschen gefährlich herabgesetzt. Versuchen Sie, mit wenig Schlaf kreativ eine Aufgabe zu lösen, werden Sie jämmerlich scheitern. Ausgeschlafen würden Sie mit Bravour die Lösung finden. Daraus folgt die einfache Gleichung:

Die Kreativität verhält sich direkt proportional zur Schlafmenge.

Das heißt: Wenig Schlaf erzeugt beschämend schwache kreative Leistungen, viel Schlaf fördert den kreativen Ausdruck. Besonders beim Schreiben bemerke ich häufig, wie ausgeschlafen das Schreiben fließt und zur Lust wird. Wenn man ausgeschlafen ist, hat man häufiger das Gefühl, Glück zu haben. Natürlich liegt es daran, dass einem Problemlösungen leichter fallen. Wenige Probleme bedeutet viel Glück zu haben.

Sie erinnern sich an die Frau auf der Party von der Einleitung, die sich das Schlafen abtrainieren wollte – sie heißt Gunilla. Sie meinte, als sie diese ersten Sätze zum Schlaf las: »Du schreibst ein Buch für Schlafmützen, denn du bist selber eine!« Stimmt, ich benötige fast neun Stunden Schlaf, um wirklich gut zu sein. Gerade da, wo »Performance« und Ausstrahlung gefragt sind, wie beim Lehren und bei Vorträgen, wirkt Schlafmangel niederschmetternd. Die Moral unserer Eltern spricht aus der Meinung, den Tag nicht verschlafen zu dürfen (wofür ich auch nicht bin). »Da kommt man auf dumme Gedanken« und jene »dummen« Gedanken sind natürlich sexueller Art. Das Bett ist der Ort der Verführung, den man flüchten muss, um heldenhaft in der Welt kulturelle Güter zu schaffen. Ganz im Sinne der protestantischen Arbeitsethik von Johannes Calvin (1509–1564) und Ulrich Zwingli (1484–1531) ist der Ausspruch: »Dem Frühen gehört die Welt.« Früh aufzustehen ist eine Tugend, die bestens in unser Wirtschaftssystem passt. »Der Frühaufsteher ist tüchtig« – auch wenn es sich um senile Bettflucht handelt?

Kurzum, wenig zu schlafen ist ein lustfeindliches Ideal, das wir aber (fast) alle verinnerlicht haben. Dass wenig zu schlafen zugleich ein leistungsfeindliches Ideal ist, steht ganz im Gegensatz zur Meinung seiner Anhänger.

Ausreichender Schlaf verhilft zu einem langen, gesunden und kreativen Leben und er macht schön. Für Fotomodelle ist zum Beispiel ausreichender Schlaf (um die acht Stunden mindestens) ein Muss.

Etwa ein Drittel unseres Lebens verbringen wir im Schlaf. Das ist insgesamt etwas mehr Zeit als die, die wir zum Arbeiten benötigen. Unser Leben ist also mehr vom Schlaf als von der Arbeit geprägt. Wenn wir es anders ausdrücken, wird die Aussage akzeptabler: Der Schlaf stellt die notwendige Grundlage für unsere Arbeit dar.

Schlaf ist einer der grundlegenden Rhythmen des Lebens, die auf dem Auf und Ab von Aktivität und Passivität beruhen. Wir Menschen sind polare Wesen, die ständig zwischen Tun und Nichtstun hin und her pendeln. Wachsein und Schlaf sind natürliche Rhythmen, die vom Licht abhängig sind. Dunkelheit lässt das Schlafhormon in unser Gehirn fließen und wir werden müde, Licht stoppt diese Hormonausschüttung, wir werden munter. Im Kapitel über die Schlafphasen (ab Seite 43) werden diese Rhythmen noch genauer betrachtet, die um 1920 von Henri Piéron entdeckt wurden, der auch als Erster formulierte, dass der Schlaf eine Aktivität des Gehirns

ist. Aber erst 1929 durch die Entwicklung des EEGs (Elektroenzephalo-
gramm, Gerät zur Aufzeichnung der vom Gehirn erzeugten elektrischen
Spannungsschwankungen) durch Hans Berger (1873–1941) konnten diese
Gehirnaktivitäten der einzelnen Schlafphasen genau gemessen und aufge-
zeichnet werden. Von diesem Zeitpunkt an wurde die Schlafforschung zunehmend von der Gehirnphysiologie geprägt. Heute ist Bergers EEG zum
Gehirn Diagramm (Brain Mapping) weiterentwickelt worden und gehört zu
den Hirnstromanalysemethoden. Damit wurde die Schlaf- und Traumforschung zunehmend naturwissenschaftlicher. Die Hirnphysiologie begann
von nun an die geisteswissenschaftlich ausgerichtete Schlafforschung zu
verdrängen, was Wolfgang Leuschner, der Leiter des Frankfurter Instituts
für Traumforschung, in einem Artikel der FAZ vom April 2006 als eine
Sackgasse aufzeigte.

Eine weitere wichtige Entwicklung bei der Erforschung des Schlafs war
1953 die Entdeckung und Messung der REM-Phasen durch Nathaniel Kleitman (der 1999 im Alter von 104 Jahren starb) und Eugene Aserinsky. Diese
»Rapid Eye Movements« (plötzliche Augenbewegungen) zeigen einem Beobachter, wann im Schlaf geträumt wird, nämlich dann, wenn sich unsere
geschlossenen Augen bewegen, als ob wir einen Film verfolgen würden.

Schlaf ist der natürliche und effektive Generator im Leben der Menschen. Er bringt den Gestörten physisch und psychisch in den Ausgleich.
Ärzte heilen seit den Zeiten des griechischen Heilgottes Asklepios (vor
etwa 2500 Jahren) mit Schlaf. Heute wird freilich der Heilschlaf medikamentös ausgelöst. Er ist ein künstliches Koma, das man bis vor gar nicht
so langer Zeit mit Insulin auslöste. Auch die Homöopathie heilt mit dem
Schlaf. Dass Sie das richtige Mittel genommen haben, können Sie nicht
nur an der unangenehmen Symptomverschlimmerung feststellen, sondern
ebenfalls an Ihrem Schlaf. Das für Sie passende Mittel lässt Sie wie in Abra-
hams Schoß schlafen und zugleich Ihre Träume mühelos erinnern.

Ich wohne in einer ländlichen Gegend, wo man bei Krankheit zum Ge-
sundheitszentrum geht. Hier wird man oft mit dem Rat entlassen, einige
Tage so viel zu schlafen, wie es geht.

Der Schlaf ist ein natürliches Heilmittel, da er in der Entspannung die
Selbstheilungskräfte unseres Körpers aktiviert.

Schlaf – die Definition

Obwohl es ein Kontinuum zwischen Wachbewusstsein und Schlaf gibt, kann dennoch der Schlaf eindeutig definiert werden. Er tritt an einem ganz bestimmten Punkt ein, als ob im Gehirn ein Schalter betätigt worden wäre, der alle Außeneinflüsse abschaltet (das zeigt sich durch das plötzliche Vorherrschen von Theta-Wellen im EEG).

Schlaf ist

➤ eine Wahrnehmungsblockade zwischen dem Schläfer oder der Schläferin und der Außenwelt
➤ jederzeit zu beenden
➤ ein natürlicher und periodischer Vorgang, bei dem
  • die Körpertemperatur sinkt
  • das Herz langsamer schlägt
  • die Atmung flacher wird
  • der Muskeltonus herabgesetzt wird
    (die Skelettmuskulatur erschlafft, wohingegen die glatte Muskulatur weiter wie im Wachzustand arbeitet)
➤ Ferner wird die Produktion von
  • Speichel
  • Urin
  • Tränenflüssigkeit vermindert.

Kurzum, viele Körperfunktionen werden gedrosselt. Dass der Körper auf Sparflamme läuft, scheint den Erholungsfaktor des Schlafs auszumachen.

Im Gegensatz zur landläufigen Meinung ist der Schlaf ein höchst aktiver Gehirnzustand, besonders während der Traumphasen (in der Traumphase ist unser Gehirn teilweise aktiver als am Tag).
Durch die Muskelentspannung im Schlaf (s. o. Herabsetzung des Muskeltonus) verhält sich das Gehirn anders als im Wachzustand. Es schafft sich eine eigene virtuelle Welt, die ihren Ausdruck im Traum findet.

Guter Schlaf zeigt sich an vier Punkten:

➤ man braucht 15-30 Min. zum Einschlafen
➤ man schläft problemlos durch
➤ man wacht ausgeschlafen auf
➤ man fühlt sich tagsüber fit

Der Schlaf ist eine eigene Welt, die von der zeitgleich ablaufenden Außenwelt des Schläfers oder der Schläferin getrennt ist. Er ist ein Wahrnehmungsloch in der Zeit. Im Schlaf und selbst im Traum wissen die Schläfer nicht, dass sie schlafen (mit Ausnahme des relativ seltenen luziden Traums, über den Sie noch später lesen werden). Im Gegensatz zur Narkose kann der Schlaf zu jedem Zeitpunkt unterbrochen werden.

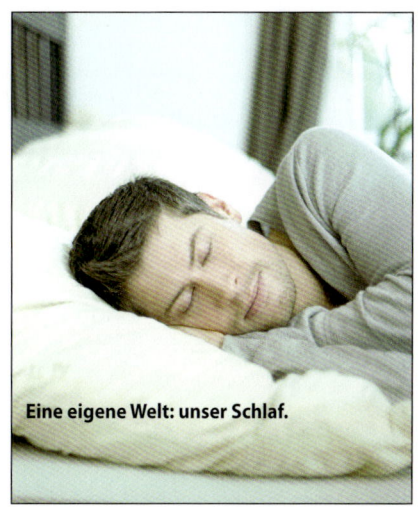

Eine eigene Welt: unser Schlaf.

Schlaf ist ein Kontinuum zwischen zwei Polen: Bewusstsein und Unbewusstes.

- ➤ Der Tiefschlaf (Nicht-REM) ist der Pol des Unbewussten – hier gibt es fast nur Unbewusstes und sehr wenig Bewusstsein
- ➤ Beim Traum-Schlaf (REM) ist der Anteil des Unbewussten größer als der des Bewussten
- ➤ Bei Tagtraum und Trance sind in etwa Bewusstes und Unbewusstes ausgeglichen
- ➤ Im Wachbewusstsein ist viel Bewusstsein und ein wenig Unbewusstes im Ideal vorhanden

Im Schlaf ist unser Bewusstsein nicht vollkommen abgeschaltet, sondern es verarbeitet im Hintergrund Gelerntes, um es besser zu behalten. Ferner überprüft es unsere Urteile. Mentale Prozesse werden im Schlaf neu geordnet, da neue Verknüpfungsmuster im Gehirn hergestellt werden. Daher empfiehlt es sich, wenn man etwas Schwieriges zu lernen oder zu verstehen hat, dieses vor dem Einschlafen zu tun. Es wird besser behalten. Mit dem Buch unter dem Kopfkissen zu schlafen nutzt dann, wenn man vorm Einschlafen in ihm liest, was der Volksglaube seit ewigen Zeiten wusste.

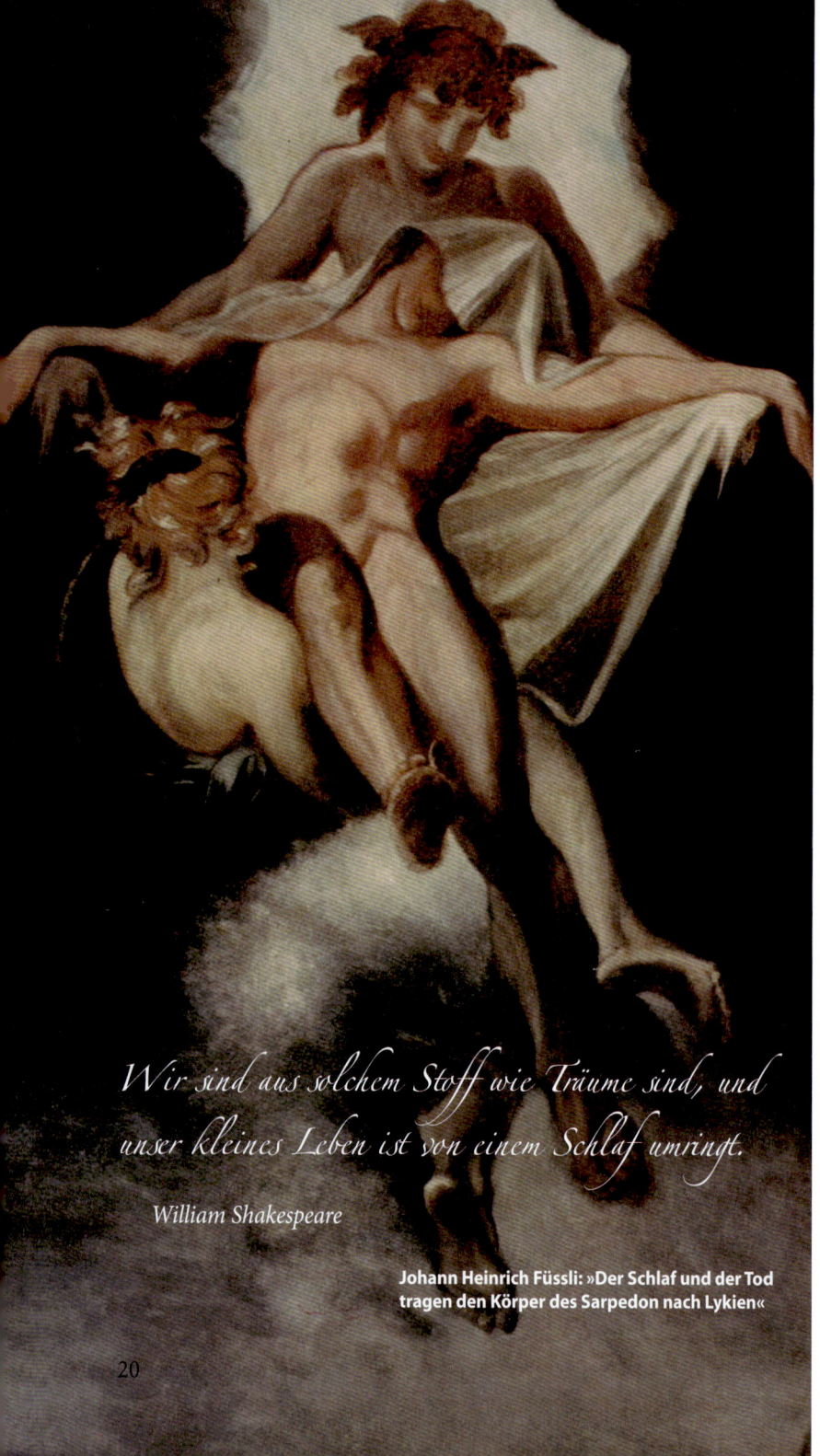

*Wir sind aus solchem Stoff wie Träume sind, und
unser kleines Leben ist von einem Schlaf umringt.*

William Shakespeare

**Johann Heinrich Füssli: »Der Schlaf und der Tod
tragen den Körper des Sarpedon nach Lykien«**

Mythologien um den Schlaf

Gerade diejenigen Bewusstseinszustände, die vom »normalen« Bewusstsein abweichen, haben stets mythologische Bilder gefunden, die sie fassbar zu machen suchen. Wir mythologisieren weitgehend das, was wir schwer oder gar nicht erfassen können. Schlaf und Traum sind schon deswegen so geheimnisvoll, da das Bewusstsein in diesen Zuständen weniger zu sagen hat als das Unbewusste. Mit den Abkömmlingen des Unbewussten tut sich zweifelsohne die Mythologie leichter als die Naturwissenschaft.

Griechische Klassik

Nyx – die Nacht – ist in der altgriechischen Bilderwelt ein aus dem Chaos entstandenes Urprinzip. Damit haftet der Nacht etwas Chaotisches an, das heißt, die Nacht bringt Ungeordnetes hervor – das der Schlaf zu ordnen versucht. Was sie gebiert, sind zwei Söhne: Hypnos – der Schlaf – und Thanatos – der Tod. Als Zwillinge einer chaotischen Mutter zeigen auch sie sich chaotisch. Vom Chaotischen sprechen wir immer dann, wenn unser Bewusstsein keine klare Struktur entdecken kann, wenn es sich hilflos fühlt. Zumindest für das Bewusstsein der Antike erschienen Schlaf und Tod als Chaosbrüder, die ihren eigenen Gesetzen folgen – eben denen einer Anderswelt.

Dass der Schlaf und der Tod Brüder sind, sieht man ihnen auf den ersten Blick an. Beide sind Naturburschen, die wenig vom Bewusstsein angekränkelt sind. Dabei ist freilich der Tod noch radikaler als der Schlaf, aus dem man wieder aufzuwachen hofft. Hypnos, der Schlaf, ist dagegen der Schönere der beiden, der meistens anmutig als geflügelter Jüngling dargestellt wird. So gibt sich der Schlaf als leicht und engelsgleich, vielleicht als etwas abgehoben, aber auf jeden Fall als beflügelnd. Wenn ich meine, dass der Schlaf uns inspiriert, stehe ich den antiken Vorstellungen verblüffend nahe, die annahmen, dass uns häufig im Schlaf die Muse küsst.

Auf Malereien kann man Hypnos bewundern, wie er aus seinem gedrehten Horn den Menschen Schlummersäfte einflößt. Bisweilen führt er auch den Schlaf herbei durch die Berührung der Stirn. Fast scheint es so, als ob er dort den Knopf des Denkens abschaltet. Hypnos ist das antike Sandmännchen, der Schlafbringer, aber auch der Schlaf selbst. Übrigens trat das Sandmännchen zum ersten Mal in Geschichten bei Ernst Theodor Amadeus Hoffmann (1776–1822) und Hans Christian Andersen (1805–1875) auf, als eine typisch romantische Figur.

Den beiden Chaosbrüdern stehen allerdings noch viel radikalere Schwestern zur Seite, die Keren. Diese hässlichen, schwarzen Töchter der Nacht wurden als Dämonen gefürchtet, die mehr strafend als belohnend durch die von ihnen gesandten Träume wirken. Die Keren machten sich unbeliebt, da sie für die Albträume und die Nachtangst (Pavor Nocturnus) verantwortlich sind. Zum Schlaf gehören die beängstigenden Erfahrungen des Unbewussten hinzu, in denen Irrationales aufsteigt, besagen diese Verwandtschaftsverhältnisse. Wie wichtig der Albtraum als erschütterndes Erlebnis der Nacht von den Griechen genommen wurde, zeigen die Moiren (Dreiergruppe von Schicksalsgöttinnen), die ewig alten Schwestern des Schlafs, die ebenfalls für Albträume zuständig waren.

Man kann Hypnos tief bedauern, dass er mit derartigen, fürchterlichen Schwestern geschlagen ist. Es scheint fast so, als ob der Schlaf stets ein Erschrecken mit sich führt. Vom Standpunkt des Rationalen her, ist diese Ansicht verständlich. Selbst Sigmund Freud (1856–1939) und Carl Gustav Jung (1875–1961) hielten den Traum als Kind des Schlafs für nie vollständig verstehbar – was für Wissenschaftler und speziell Naturwissenschaftler geradezu einer Kränkung gleichkommt.

Einen Lichtblick in der Familie der Nyx stellt jedoch Cupris dar, die Schwester des Schlafs, die Lust und Ekstase nächtens fördert. Allerdings Cupris schläft nicht, sie fördert das Zusammenschlafen. Als bewusstes Kind der Nacht gilt sie zugleich als das beliebteste, das zwar das Bewusstsein trübt, es aber nicht erschreckt.

So schildert uns um etwa 700 v. u. Z. Hesiod in seiner »Theogonie« die kinderreiche Nyx-Familie. Er zeigt damit anschaulich seinen Zeitgenossen, dass die Nacht mit dem Schlaf das Chaos hervorbringt, das als zutiefst Irrationales vom Bewusstsein gefürchtet wird. Das Chaos erscheint in dieser Mythologie dreifaltig als Schlaf, Sex und Tod – Grunderfahrungen des Menschen, denen man nicht ausweichen kann. In diesen drei Erfahrungen weicht unser Bewusstseinszustand von der »gesunden Normalität« ab. Der heutige Leser Hesiods sieht in dieser Dreierbande Hypnos, Cupris und Thanatos revolutionäre Urkräfte, die uns zwar unbewusst, aber radikal wie sublim verändern können.

Für die praktische Seite der Mythologie des Schlafes hatten die Griechen den Heilgott Asklepios (den Vorläufer des römischen Äskulapius). Er heilte mit Träumen, die sein Gehilfe der Zwerg Telesphoros dem Schläfer überbrachte. In diesem überaus beliebten Kult waren Traum und Schlaf unmittelbar miteinander verbunden. Die Klassik nahm damit die moderne Erkenntnis vorweg, dass die Gehirnaktivität während des Schlafs heilend wirkt – eine der Grundthesen dieses Buchs.

Jüdisch

Die jüdische Mythologie hat sich hauptsächlich mit den Träumen, weniger mit dem Schlaf auseinandergesetzt, was bis in die christlichen Überlieferungen hineinwirkt. In der Thora (die fünf Bücher Moses), im Neuen Testament und im Talmud finden wir einige Träume, aber fast keine Aussagen über den Schlaf.

Das Judentum kennt allerdings auch Nachtungeheuer wie die Keren und Moiren. Bei ihnen ist es Lilith, eine Randgestalt in der Bibel, eine Beflüglerin geiler Fantasien. Lilith bringt Lust- und Albträume während des Schlafs. Wer ihr verfällt, der ist für das Wachleben verloren. Das bedeutet wohl nicht anderes, als dass es unselig ist, dem Schlaf zu verfallen, Bewusstsein und Willen aufzugeben – eine Idee, die im zwanzigsten Jahrhundert der armenische Weisheitslehrer Georg Iwanowitsch Gurdjieff (1866–1949) als »Kampf gegen Schlaf« verbreitete.

Die Wesen des Schlafs bereiten denen Unbehagen, die als Ziel der menschlichen Entwicklung Bewusstseinsklarheit sehen. Das spiegelt sich in der Mythologie deutlich wider, die von hässlichen Wesen der Nacht bevölkert ist. Diese Dämonen sind ausnahmslos unbeschreiblich weiblich, womit das Wesen der Nacht treffend beschrieben wird. Im Schlaf herrscht der gefühlsgesteuerte weibliche Code, der dem Männlichen als chaotisch und bedrohlich erscheint, so wie Lilith und ihre Kolleginnen.

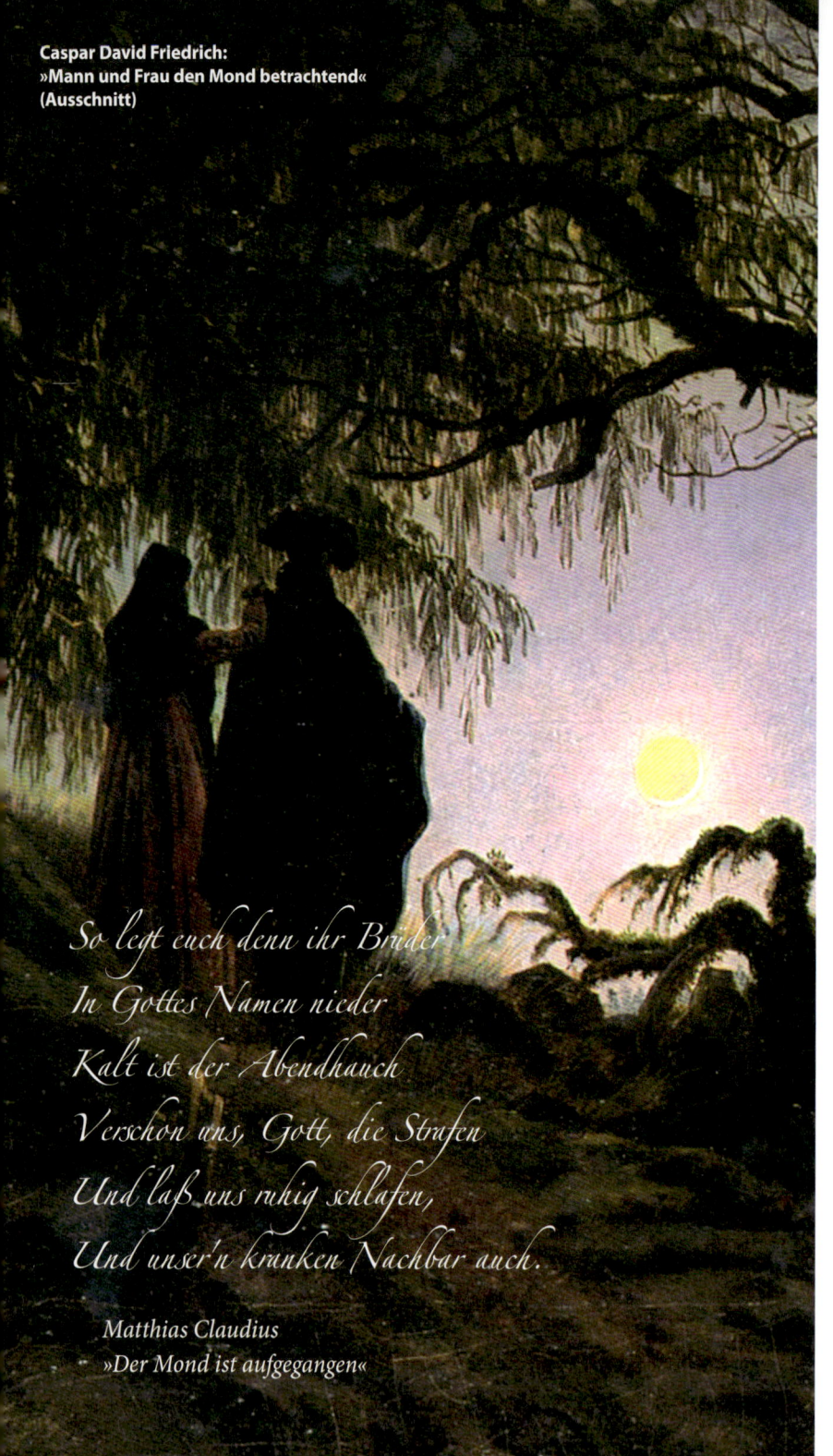

Caspar David Friedrich:
»Mann und Frau den Mond betrachtend«
(Ausschnitt)

So legt euch denn ihr Brüder

In Gottes Namen nieder

Kalt ist der Abendhauch

Verschon uns, Gott, die Strafen

Und laß uns ruhig schlafen,

Und unser'n kranken Nachbar auch.

Matthias Claudius
»Der Mond ist aufgegangen«

Schlafgewohnheiten

Jeder neigt zu bestimmten Schlafgewohnheiten. Aus diesem Grund werde ich mich unterstehen, Ihnen spezielle Schlafmuster als der Weisheit letzter Schluss anzubieten.

Wann Sie ins Bett gehen, wie lange und auf welcher Seite Sie schlafen, ist hochgradig individuell, wenn auch zu bestimmten Zeiten spezielle Schlafgewohnheiten empfohlen wurden. In England sagt man noch heute »early to bed, early to rise, makes the man healthy, wealthy and wise« (früh zu Bett und früh aufgestanden, macht einen gesund, wohlhabend und weise). Bei uns soll die Morgenstunde Gold im Munde haben und insgesamt steht der Idealbürger früh auf und geht früh ins Bett. Glauben Sie aber nicht, dass er damit besser fährt als derjenige, der meint »Morgenstund ist aller Laster Anfang« und spät zu Bett geht und es spät wieder verlässt. Grundsätzlich kann man sagen: Der Schlaf tut einem gut, der seinen Schlafgewohnheiten entspricht. Wie diese Schlafgewohnheiten aussehen, können Sie einfach im Urlaub feststellen. Wenn kein Wecker Sie weckt, wenn keine Verpflichtungen Sie bedrängen, wie schlafen Sie dann? Diese Art des Schlafens entspricht am ehesten *Ihren* natürlichen Schlafgewohnheiten.

Der chinesische Arzt und Philosoph Zhu Zhenheng (1281–1358) vertrat im 14. Jahrhundert die Ansicht, die Schlafgewohnheiten am besten von der Jahreszeit abhängig zu machen. Er empfahl, früh zu Bett zu gehen und früh aufzustehen für den Sommer und spätes Zubettgehen und Aufstehen für den Winter. Solche jahreszeitlich abhängigen Schlafmuster konnte ich noch heute in der Arktis erleben, wo man im Sommer sehr wenig und im Winter sehr viel schläft.

Sie sehen, Schlafgewohnheiten sind keine Konstanten, sondern sie sind änderbar. Man kann unterschiedliche Schlafgewohnheiten auch erlernen und zwar ganz einfach durch »Learning by Doing« (Lernen durch Tun). Ich als Nachteule, die stets bis zwei Uhr morgens gemütlich liest, verliebte mich einst in eine Frau, die für mich mitten in der Nacht erschreckend munter wurde. Für sie war das jene güldene Morgenstunde, die sie spätestens um sechs Uhr aus dem Bett lockte. Nach einem halben Jahr kam mir der frühe Morgen gar nicht mehr so garstig vor und mit Erschrecken merkte ich auf Reisen, dass ich nun ohne Ächzen um sechs Uhr morgens aufstand und mich am gähnend leeren Frühstücksbuffet im Hotel erfreute. Schlafgewohnheiten sind wie alles menschliche Verhalten anpassungsfähig. Auf welcher Seite Sie schlafen, wann Sie schlafen, das kann alles relativ unproblematisch verändert werden.

Allerdings bemerkte ich, wie sich ohne äußere Zwänge die Schlafgewohnheiten wieder auf meinen natürlichen Rhythmus einpendelten. Wenn ich meinen natürlichen Schlafgewohnheiten nachgehe, bin ich zufriedener und froher. Untersuchungen zu diesem Thema kamen zur Überzeugung, dass es viele sinnvolle Schlafgewohnheiten gibt, von denen keine besser als die andere ist.

Kehren wir zu meiner frühaufstehenden Freundin zurück, sehen Sie sogleich ein Problem, nämlich unterschiedliche Schlafgewohnheiten in der Partnerschaft. Unterschiedliche Gewohnheiten und speziell Schlafgewohnheiten können in der Partnerschaft fürchterlich nerven. Auch der Kompromiss, statt früh oder spät nun zu einer mittleren Zeit ins Bett zu gehen, macht keinen glücklich. Schlimmer wird es erst recht bei der Schlafhaltung, wenn einem vorgeworfen wird, dass man dem Partner stets seinen Rücken zeigt. In Krisenzeiten kann es einem schnell als Ablehnung verbittert vorgeworfen werden. Nach meiner Erfahrung passt sich ein Partner am besten den Schlafgewohnheiten des anderen an – und selbst die Wissenschaft gibt uns den Segen dazu. Sie besteht darauf, dass innerhalb sinnvoller Grenzen Schlafgewohnheiten ohne Nachteil verändert werden können. Diese Grenzen liegen hauptsächlich in der Schlafdauer. Gunilla, jene Frau vom Anfang des Kapitels, die sich das Schlafen abgewöhnen wollte, hat eindeutig die Grenze überschritten, die bei der Schlafdauer von fünf Stunden täglich liegt. Wen der Ehrgeiz packt, mit drei oder vier Stunden Schlaf täglich auszukommen, der schadet erheblich seiner Leistungsfähigkeit und seiner psychischen Stabilität.

Erstaunlicherweise kann man auch zu viel schlafen. Die Grenze liegt bei zehn Stunden täglich – mehr wäre weniger gut. Wer regelmäßig länger als zehn Stunden schläft, der bleibt häufig schlaftrunken und wenig leistungsfähig.

Bemerkenswert

Der Deutsche schläft im statistischen Mittel sieben Stunden und zehn Minuten. Er ging im Durchschnitt um 23.00 Uhr ins Bett.

Wer circa acht Stunden gesund schläft, macht doppelt so häufig Karriere wie derjenige, der kürzer schläft (nach William C. Dements, Stanford University, www.end-your-sleep-deprivation.com/dr-william-dement.html).

Lang- und Kurzschläfer

Vier Stunden schläft der Mann, fünf die Frau

und sechs ein Idiot.

Napoleon zugesprochen

Kurz- oder Langschläfer zu sein, ist ein Muster, das in der Kindheit erworben und meist lebenslang beibehalten wird. Heute nimmt man auch eine genetische Disposition zum langen oder kurzen Schlafen an. Ein Gen mit dem Namen HPER2 soll die Schlaflänge regulieren. Außerdem tendieren Frauen eher zum längeren Schlafen als Männer, was teilweise auf die längere Einschlafzeit von Frauen zurückzuführen ist (Frauen neigen auch eher zu Einschlafstörungen als Männer). Kurz vor ihrer Periode und am ersten Menstruationstag schlafen Frauen ebenfalls länger als Männer, zu Beginn einer Schwangerschaft verhält es sich ebenso.

Weder der kurze Schlaf noch der lange Schlaf sind Schlafstörungen, sondern individuelle Schlafmuster im Sinne einer Vorliebe. Sind keine äußeren Zwänge vorhanden, wird der Kurzschläfer kurz und der Langschläfer lang schlafen. Sie werden sich beide damit glücklich fühlen. Im Gegensatz zum Zeitpunkt, wann man schlafen geht, ist das kurze oder lange Schlafen weniger anpassungsfähig. Der Langschläfer mag zwar etwas kürzer schlafen können und der Kurzschläfer womöglich etwas länger, aber auf die Dauer werden sich die ursprünglichen Muster durchsetzen, sobald es möglich ist. Ein Langschläfer kann sich nur schwer daran gewöhnen, unter sieben Stunden auf die Dauer zu schlafen und dabei ein aktives Leben zu führen. In den Kurzschläfer kann ich mich nicht so gut hineinversetzen, aber ich hörte immer wieder von Kurzschlafenden, dass sie es schwer über acht Stunden im Bett aushalten würden.

Beide Schlaftypen bekommen die gleiche Menge erholsamen Schlaf. Dabei schläft der Kurzschläfer in Bezug auf den erholsamen Schlaf effektiver. Der Langschläfer dagegen schläft flacher und träumt mehr.

Sind Sie Kurzschläfer und Ihr Partner ein Langschläfer, halten Sie den Hausfrieden aufrecht, wenn jeder seinem Schlafmuster nachgehen kann. Aber glücklicherweise sind die meisten Menschen keine ausgeprägten Typen, die zu einer der beiden Richtungen tendieren. Die meisten Personen unterscheiden sich nur durch zwei Stunden Schlaflänge – der Kurzschläfer schläft etwas unter sieben Stunden, der Langschläfer schläft etwas unter neun Stunden. Bei diesen Verhältnissen kann man sich gut bei etwa acht Stunden Schlaf treffen, ohne den Morgen als Feind zu sehen.

Je intellektueller und kreativer das Alltagsleben ausgerichtet ist, desto mehr Schlaf wird benötigt. Bei einem intellektuellen Lebensstil macht sich der Schlafmangel relativ schnell und durchschlagend bemerkbar. Wer hauptsächlich klug sein muss, sollte sich, um leistungsfähig zu bleiben, circa acht Stunden Schlaf täglich gönnen – so macht man Karriere. Wer weitgehend körperlich arbeitet, kann mit einer kleineren Schlafmenge auskommen, ohne einen erheblichen Leistungsabfall zu spüren.

Wer unpässlich oder krank ist, sollte sich mehr Schlaf als gewöhnlich gönnen, sodass dies sein Abwehrsystem stärken möge und sich so die Genesung beschleunigt. Meistens schlafen Kranke schon von selbst etwas länger als Gesunde.

Wer einen schönen Körper haben möchte, sollte unbedingt auf genügend langen Schlaf achten. Wer weniger als normal schläft, weist eine ausgeprägte Tendenz zum Übergewicht auf. Dafür ist das Hormon Leptin verantwortlich, das während des Schlafs Hungergefühle unterdrückt. Sein Gegenspieler, das Hormon Ghrelin, lässt uns nach dem Erwachen hungrig werden. Wenig Schlaf lässt den Ghrelin-Spiegel im Blut ansteigen, sodass Unausgeschlafene häufiger Hunger haben als Ausgeschlafene. Von daher ist es verständlich, dass Fotomodelle und Bühnenstars darauf achten, täglich genügend Schlaf zu bekommen. Als schöne Beigabe werden dadurch auch noch die Falten geglättet.

Der Kurzschläfer – die Definition

Ein Kurzschläfer zeigt keinen Leistungsabfall bei etwa sechs Stunden Schlafdauer täglich. Fünf Stunden Schlaf sollten jedoch auf keinen Fall unterschritten werden. Wissenschaftlich definiert man einen Kurzschläfer als Person, die weniger als 75 Prozent ihrer altersbedingten Schlafdauer braucht, ohne davon psychisch oder physisch beeinträchtigt zu sein (siehe auch »Schlafphasen und Lebensalter«, Seite 55). Kurzschläfer sind oft sehr aktive, optimistische Menschen.

Es wird behauptet, dass Napoléon Bonaparte (1769–1821), Thomas Alva Edison (1847–1931), Adolf Hitler (1889–1945), Bill Clinton (* 1946) und Margaret Thatcher (* 1925) Kurzschläfer (gewesen) sind. Es ist jedoch fraglich. Das Besondere dieser Personen lag (liegt) darin, dass sie jederzeit in einen kurzen Schlaf verfallen konnten, was sie reichlich nutzten. Kurzschläfer holen sich bisweilen ihre Schlafmenge nicht in einem Stück, sondern teilen sie über den Tag auf. Langschläfer dagegen schlafen meistens in einem Stück. Sie brauchen kein Mittagsschläfchen oder Nickerchen.

Der Langschläfer – die Definition

Langschläfer benötigen normalerweise um neun Stunden Schlaf täglich. Sie sind entweder sehr kreative oder geniale Menschen (wie Einstein) beziehungsweise Menschen, die eher introvertiert sind.

Zu Langschläfern gehören George Walker Bush (* 1946), Johann Wolfgang von Goethe (1749–1832) und Albert Einstein (1879–1955). Entschuldigen Sie diese Zusammensetzung, die jedoch zeigt, dass Langschläfer keine Charaktereigenschaft ist, sondern nur eine gelernte Gewohnheit. Einige Untersuchungen der letzten Jahre legen nahe, dass solche Schlafmuster auch genetisch bedingt sind.

Forschungen der Universität Heidelberg aus dem Jahre 2006 ergaben, dass die Menschengruppe, die über neun Stunden täglich schläft, eine doppelt so hohe Sterberate aufweist wie diejenige Gruppe, die zwischen sieben und neun Stunden schläft (also die »normalen« Schläfer). Der Grund für diesen statistischen Zusammenhang ist jedoch nicht klar definiert.

Nachteulen und Lerchen

Wie gesagt, ob man spät zu Bett geht oder früh, ist im Vergleich zu kurzem und langem Schlaf leichter veränderbar. Im Laufe des Alters werden Nachteulen oftmals zu Lerchen. Sind Sie unter fünfzig, neigen Sie eher dazu, eine Nachteule zu sein. Sind Sie älter, entwickeln Sie sich wahrscheinlich allmählich zum Frühaufsteher. In Mitteleuropa sind ungefähr zehn Prozent der Jugendlichen Frühaufsteher, von den Rentnern dagegen die Mehrzahl.

Ob wir nun Früh- oder Spätaufsteher sind, ist oftmals nicht unsere Entscheidung. Ein Bäcker als Langschläfer ist ein Skandal. Der Beruf schreibt uns häufig unser Schlafmuster vor. Das beeinträchtigt uns dann wenig, wenn dieses Schlafmuster über lange Zeit nicht mehr gewechselt wird. Der Schlaf ist nämlich ein Gewohnheitstier, das auf jeden Wechsel des Gewohnten mit Verstimmung reagiert. Muss die Lerche als Nachteule leben, wird sie sich daran gewöhnen, wie jede Nachteule auch früh aufstehen kann, wenn sie entsprechend früh einschläft. Hinderlich ist jedoch, wenn das Nachteulen-Lerchen-Schema ständig wechselt. Schichtarbeit zum Beispiel tut einem gesunden Schlaf nicht gut. Je seltener Sie das Schema Ihres Schlafs verändern, desto geringer ist die Gefahr, dass Sie von Schlafstörungen heimgesucht werden. Schichtarbeiter leiden meist unter einer ständigen Müdigkeit nachts und Schlaflosigkeit am Tag. Dass dies auf die Dauer die Gesundheit schwächt, zeigt eine Studie des Schlafmedizinischen Zentrums der Berliner Charité. Alle Nachtarbeiter weisen die Tendenz auf, etwa zwei Stunden kürzer zu schlafen als die Tagarbeiter. Auf jeden Fall ist durch das besonders ausgeprägte Leistungstief bei Schichtarbeitern die Unfallhäufigkeit zwischen zwei und fünf Uhr morgens sehr hoch. Der Typ der Nachteule kann sich leichter auf Schichtarbeit oder Nachtarbeit umstellen als der Lerchentyp. Wenn Schichtpläne im Uhrzeigersinn verlaufen, kann sich der Eulentyp besonders gut darauf einstellen. Von der Tag- zur Abend- zur Nachtschicht kann man sich grundsätzlich besser einstellen als auf die umgekehrte Reihenfolge. Zu festen Zeiten zu schlafen, ist für jeden Schichtarbeiter hilfreich, auch im Urlaub und an arbeitsfreien Tagen. Wechselschichtarbeitern wird von Schlafphysiologen empfohlen, ihre Schlafzeiten Tage vor der neuen Schicht um etwa eine Stunde nach vorne zu verlegen. So stellt sich der Körper sanfter auf die neue Schicht ein.

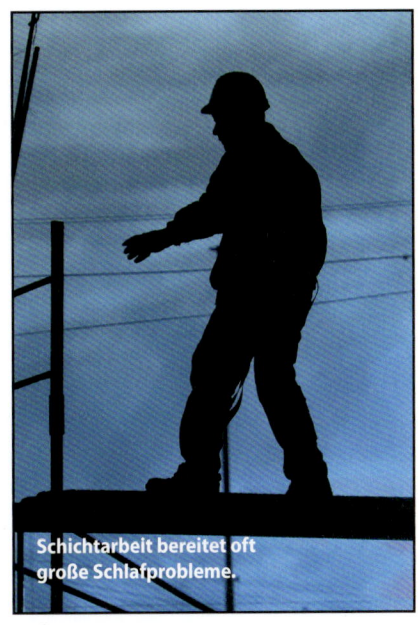

Schichtarbeit bereitet oft große Schlafprobleme.

Ein großes Problem ist das Verschlafen. Besonders bei vielen Schülern ist das morgendliche »Verpennen« fast normal. Um sieben Uhr morgens soll zwar die Welt noch in Ordnung sein; für die Nachteulen, zu denen die meisten Schüler gehören, ist jedoch zu dieser Morgenstunde die Welt alles andere als in Ordnung. Wissenschaftler setzen sich deswegen dafür ein, dass – wie in England – die Schule später beginnen sollte. Der Regensburger Schlafforscher Jürgen Zulley plädiert bereits seit

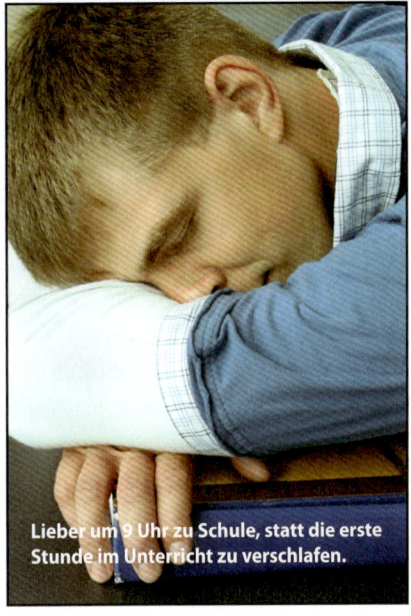

Lieber um 9 Uhr zu Schule, statt die erste Stunde im Unterricht zu verschlafen.

einiger Zeit dafür, die Schule um neun Uhr beginnen zu lassen. Das hat viele Vorteile: Die Aufmerksamkeit während des Unterrichts ist deutlich höher und der Unterrichtsbeginn um neun Uhr entspricht dem kindlichen Biorhythmus. In diese Richtung geht auch die Argumentation des deutschen Chronobiologen Till Roenneberg von der Universität München. Roenneberg als Spezialist für biologische Rhythmen betont, dass sich die Schlafzeit in unserer Gesellschaft spätestens seit dem zwanzigsten Jahrhundert zunehmend nach hinten verschiebt: Wir gehen grundsätzlich später ins Bett und stehen später auf, als es noch in der Generation unserer Eltern und der Großeltern üblich war. Den Grund dafür sehen die Chronobiologen in unserem völlig anderen Alltagsleben im Vergleich zu unseren Vorfahren. Da wir uns so viel Zeit wie niemals zuvor in Zimmern aufhalten – wir sind zu einer Generation der Stubenhocker geworden – bekommen wir signifikant weniger Tageslicht ab, wodurch der hormonelle Impuls zum Einschlafen später gegeben wird. Besonders haben darunter die Schüler zu leiden, da während der hormonellen Umstellung in der Pubertät bei ihnen dieser Effekt besonders durchschlagend wirkt. Aus diesem Grund setzen sich auch die Chronobiologen für einen Unterrichtsbeginn gegen neun Uhr ein. Diese Vorschläge scheitern jedoch an den Lehrern, die behaupten, ein Schulbeginn gegen neun Uhr sei nur in einer Ganztagsschule umsetzbar (so argumentiert zum Beispiel der deutsche Philologenverband).

Nachteulen wie mir scheint eine Statistik der Schlafgewohnheiten der europäischen Völker aus dem Jahre 2005 recht zu geben.[1] Bei mehr oder weniger gleicher Schlafdauer von etwas über sieben Stunden weisen die Spanier und Portugiesen mit Abstand die wenigsten Menschen auf, die unter Tagesmüdigkeit leiden. Sie gehen im Schnitt etwa eine Stunde später zu Bett als die Deutschen und stehen im Schnitt auch eine Stunde später auf. Bei den Deutschen klagen fast 25 Prozent über Tagesmüdigkeit, bei den Spaniern 3,5 Prozent und bei den Portugiesen 7,9 Prozent. Diese Tendenz spricht deutlich für ein späteres Aufstehen.

Einige Lerchen klagen über Schwierigkeiten, nach dem ersten Aufwachen im Bett liegen zu bleiben. Sie fühlen sich zwanghaft gedrängt, das Bett zu verlassen, was einer Nachteule unverständlich ist. Diese Bettflucht mag zwar im Sinne der protestantischen Arbeitsethik lobenswert sein, aber sie führt häufig zu einem Schlafmangel verbunden mit Müdigkeit am Tag. Viele Lerchen neigen nämlich dazu, zu früh gemäß ihres Schlafbedarfs aufzuwachen. Würden sie sich in ihrem Bett wieder umdrehen und weiterschlafen, wäre das kein Problem. Lerchen mit Bettfluchttendenz und Müdigkeit am Tag sollten entweder regelmäßig einen Mittagsschlaf halten oder diszipliniert dem Impuls des Aufstehens widerstehen.

Morgen- und Abendmenschen in der Partnerschaft verhalten sich wie Sonne und Mond. Morgens und abends werden ihre Unterschiede besonders deutlich. Die Lerche möchte beim Frühstück spannende Gespräche führen, während die Eule nicht ansprechbar ist. Die Eule kommt spät ins Bett und ist erstaunt, wie die Lerche schon schlafen kann.

Können nun Eulen und Lerchen nicht zusammenleben? Das ist keineswegs des Fall. Es gibt Wege aus dieser störenden Unterschiedlichkeit hinaus. Die Partner können sich zum Beispiel darüber austauschen, wann sie ihre Hoch- und Niedrigzeiten haben. Wo die Hochzeiten sich überlappen, dort werden gemeinsame Aktionen von Sex bis zu Gesprächen geplant. Außerdem kann ein unterschiedlicher Aktivitätsrhythmus auch gut von beiden Partnern genutzt werden. Für die Eule macht die Lerche das Frühstück, während für die Gestaltung des Abends die Eule zuständig ist. Der eine guckt, dass die Kinder in die Schule kommen, der andere bringt sie zu Bett. Und wenn die Lerche schon im Bett ist, hat die Eule ungestörte Zeit für sich. Unterschiedliche Aktivitätsmuster müssen also nicht zum Problem werden. Sie wachsen erst dann zu einem großen Problem, wenn man sie bewertet.

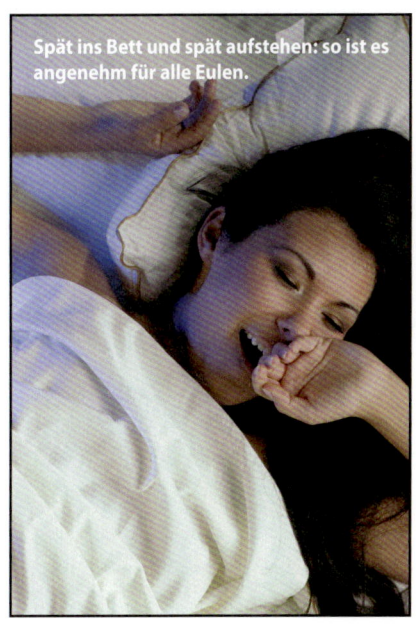

Spät ins Bett und spät aufstehen: so ist es angenehm für alle Eulen.

Der Schlaf vor Mitternacht

Kennen Sie die verbreitete Ansicht des Volksglaubens, dass der Schlaf vor Mitternacht »besonders wertvoll« ist? Er soll einen schön machen und erholsamer als der Schlaf nach Mitternacht sein. Kurzum, der Schlaf vor Mitternacht wird als der ideale Schlaf schlechthin propagiert. Ich hielt lange Zeit diese Ansicht für ideologisch, geprägt von der protestantischen Arbeitsethik nach dem Denken: Wer früh schläft, der steht früh auf. In Europa kam die Idee des gesunden Schlafs vor Mitternacht im Zeitalter der industriellen Revolution auf, als früh zu Bett zu gehen und aufzustehen mit Produktivität gleichgesetzt wurde. Die herrschende Ideologie stand auf dem Standpunkt, wer morgens lange schläft, ist faul. Henry Ford (1863–1947) vertrat dies fanatisch. Er war überzeugt davon, dass langes Schlafen die Produktionsabläufe stört.

Allerdings konnten trotz vieler Untersuchungen keinerlei Beweise für einen Vorteil des Schlafs vor Mitternacht von westlichen Schlafforschern und Chronobiologen gefunden werden. Sie stehen auf dem Standpunkt, dass ein gesunder Schlaf gemäß eines individuell ausgeprägten Zeitmusters stattfindet. Wer also gewohnt ist, um zwei Uhr nachts ins Bett zu gehen, schläft am gesündesten von 2.00 Uhr bis 9.30 Uhr.

Mit meiner Freundin kann ich mich immer wieder über dieses Thema ereifern. Christine Ackermann ist Heilpraktikerin in Berlin und Spezialistin für chinesische Heilkunst (TCM: Traditionelle Chinesische Medizin). Aus der Sicht ihrer Fachrichtung befürwortet sie den Schlaf vor Mitternacht. Dabei argumentiert sie mit der Organuhr, die selbstverständlich die wissenschaftlichen Untersuchungen ignoriert. Sie geht davon aus, dass bestimmte Organe bestimmte Zeiten haben, in denen sie sich am besten entspannen und somit regenerieren. Zwischen 22 Uhr und Mitternacht nimmt der *Dreifache Erwärmer* Energie auf. Schläft man vor Mitternacht, kann er mehr Energie auftanken und damit steht einem am folgenden Tag mehr Energie zur Verfügung. Will man diese »Kraft«, sollte man den *Dreifachen Erwärmer* als Quelle der Lebensenergie begreifen, tief entspannen und so am besten vor Mitternacht schlafen. Ich sehe das ein – aber dennoch scheint mir die Schlafdauer wichtiger für einen gesunden und entspannenden Schlaf als die Zeit, in der man einschläft. Wie die Statistik der Schlafgewohnheiten der Deutschen auf Seite 27 zeigt, schlafen die meisten eher gegen Mitternacht.

Wann man gewöhnlich schläft, hängt nach europäischer Sicht von einem Zusammenwirken der inneren Uhr (zirkadianen Uhr) und der Ausschüttung des Wachstumshormons STH (Somatotropin), auch HGH genannt (Human Growth Hormone), ab. HGH wird ab Erreichen der Tiefschlafphase bis etwa drei Uhr morgens ausgeschüttet. Es regelt die Reparatur der Zellen beim Erwachsenen. Dieser wissenschaftlichen Erkenntnis folgend, täten Sie

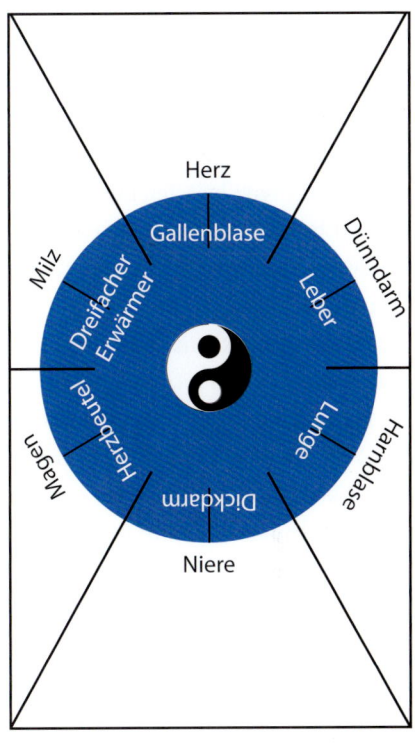

**Organuhr nach der TCM
(blaues Feld = Nachtstunden)**

sich Gutes, wenn Sie gegen Mitternacht einschlafen, denn dann haben die Hormone noch fast drei Stunden Zeit Ihre Körperzellen zu reparieren – das sollte genügen. Nachdem ich diese Forschungsberichte kürzlich studierte, gewöhne ich mir gerade an, nicht später als ein Uhr morgens zu schlafen, was mir jedoch nicht leicht fällt.

Für das Beenden der Ausschüttung von STH ist das Hormon Kortisol zuständig, das ein Gegenspieler zum erholsamen Schlaf ist – es beginnt uns aufzuwecken und die Schlaftiefe zunehmend ab drei Uhr morgens zu verringern. Neueste Forschungen zeigen jedoch, dass bei Nachteulen die Ausschüttung des weckenden Kortisols sich bis vier oder fünf Uhr morgens verschieben kann, so dass auch eine ausgeprägte Eule genügend erholsamen Schlaf erhält.

Einschlafgewohnheiten

Jeder weiß es: Am besten geht man entspannt zu Bett. Wer aufgeregt und voller Gedanken ans Geschäft ins Bett steigt, wird erst einige Zeit benötigen, um zur Ruhe zu kommen. Und mit der Ruhe kommt der Schlaf. Wenn Sie Sorgen belasten oder Sie mit Ihrer Arbeit oder Beziehung noch im Bett beschäftigt sind, fällt das Einschlafen schwer. Dagegen hilft, sich etwas Schönes vorzustellen. Angenehme bewegte Bilder wie von einem Strandspaziergang können schnell Störgedanken verdrängen. Allerdings scheint das Schäfchenzählen nicht so effektiv zu sein, da es zu simpel ist und man sich dabei nicht selbst als direkter Beteiligter erlebt.

Das Erstaunliche ist, dass man den Schlaf nicht herbeizwingen kann. Der Schlaf entzieht sich dem Willen – oder können Sie schlafen wollen? Schlaf kommt mit dem Loslassen, deswegen ist er mit Sex und Tod verwandt. Zum Schlafen muss das Ego entspannt abdanken können. Dies fällt in einer von Kontrollzwängen besessenen Gesellschaft schwer.

Das Einschlafen ist unproblematisch, wenn Sie es willenlos geschehen lassen und sich nicht dazu zwingen. Zwang vertreibt den Schlaf. Den meisten Menschen hilft es, zum Einschlafen ein paar Seiten zu lesen. Lesen Sie keine Fachliteratur, sondern zur Freude. Mit Ihrem Beruf sollten Sie sich nicht im Bett beschäftigen. Lesen Sie in einem Roman und vergessen Sie Ihre Sorgen. Es wird oft vor aufregender Literatur vor dem Einschlafen gewarnt. Dieser Rat gilt nur für äußerst zart besaitete Seelchen. Es spricht nichts dagegen, wie Mimi mit dem Krimi einzuschlafen. Sind Sie besonders angespannt und können gar nicht abschalten, dann empfehle ich Ihnen, Autogenes Training oder ähnliche Entspannungsübungen im Bett zu praktizieren.

Können Sie einmal partout nicht einschlafen, dann vergessen Sie das Schäfchen zählen. Die Devise lautet: Raus aus dem Bett! Stehen Sie auf und beschäftigen Sie sich so lange mit etwas, bis Sie richtig müde sind. Erst dann gehen Sie wieder ins Bett. Ganz falsch wäre es, Sie würden im Bett bleiben und dort unruhig hin und her rollen. Das stört nur den Partner und verscheucht den Schlaf. Außerdem konditionieren Sie damit auf die Dauer Ihr Bett auf Schlafschwierigkeiten. Wann immer man aufwacht und nicht mehr einschlafen kann, sollten Sie ohne langes Zögern das Bett verlassen, um erst wieder zurückzukehren, wenn Ihnen schon die Augen zufallen.

Aufwachgewohnheiten

Die Aufwachgewohnheiten sind in unserer Gesellschaft standardisiert. Sie kennen es: Der Wecker zerstört den süßen Schlummer, Zeit zum Aufstehen. An dieser Situation ist wenig zu rütteln, wenn einem auch der Wecker den ganzen Schlaf vermiesen kann. Müssen Sie allerdings täglich zur gleichen Zeit aufstehen, ist es nicht schwierig, seinen inneren Wecker zu stellen. Es ist meiner Beobachtung nach viel angenehmer, selbst aufzuwachen, als wach geklingelt zu werden. Wie Sie das genau machen können, dafür müssen Sie sich noch bis zum Kapitel über die zirkadiane Weckfunktion gedulden – aber eins verspreche ich Ihnen schon jetzt: Es geht ganz einfach.

Wen der Wecker ruft, der sollte dennoch nicht sogleich aus dem Bett springen, was nicht nur die Träume verscheucht, sondern auch die Wohltat des Schlafs verringert. Aber Achtung! Nicht wieder einschlafen.

Für den Morgenmuffel stellt nicht nur das Aufwachen, sondern auch noch mindestens die nächste halbe Stunde danach nicht gerade seine beste Zeit dar. Er oder sie sind ungenießbar und wollen gar nicht angesprochen werden. Gehören Sie zu diesem Menschentyp oder sind Sie ein Partner eines solchen Morgenmuffels, rate ich Ihnen, sich beim Frühstück auf keinen Fall am Tisch gegenüber zu setzen. Beim Morgenmuffel löst das ein schlechtes Gewissen aus, nicht mit dem Partner (wie es sich gehört) zu kommunizieren. Dessen Partner wird sogleich davor geschützt, nicht von der muffeligen Stimmung des anderen infiziert zu werden. Wie wäre es damit, sich über Eck zu setzen, so dass der andere nicht im Blickfeld ist?

Wachen Sie in der Nacht auf, drehen Sie sich am besten um und schlafen wieder ein. Gelingt Ihnen das nicht, sollten Sie auf keinen Fall im Bett liegen bleiben, sondern es verlassen und sich mit irgendetwas Monotonem beschäftigen, ehe Sie völlig müde ins Bett zurückkehren können. Dort: Augen zu und schlafen.

Die Gefahr beim nächtlichen Aufwachen im Bett besteht im Grübeln. Es ist erstaunlich, wie viel einem in morgiger Nacht einfällt, das man falsch gemacht hat und was alles Fürchterliches geschehen kann. Morgens um vier sieht sich so mancher ruiniert, der sechs Stunden später unbeschwert sein Leben genießt. Lassen Sie sich dieses Grübeln keinesfalls zur Gewohnheit werden. Es eignet sich nur für Masochisten.

Sie wachen übrigens jede Nacht bis zu 28 Mal aus dem Schlaf auf, allerdings ohne es zu bemerken.

Dass man einige Tage im Jahr schlecht einschläft oder häufiger aufwacht, als einem lieb ist, ist unvermeidbar und harmlos. Werden allerdings Einschlaf- und Aufwachprobleme zur Gewohnheit, sollten Sie diese Gewohnheit brechen. Was in diesen Fällen zu tun ist, finden Sie weiter hinten im Kapitel zu Schlafstörungen.

Schlafhaltung

Schlaflage

Wie man beim Schlafen liegt, ist individuell bedingt. Ihr psychologisches Muster drückt sich in Ihrer Schlaflage aus. Der in Berlin lebende amerikanische Bestsellerautor Jeffrey Eugenides (*1960) hat Schläfer genau betrachtet. Er berichtet in seinem Roman »Middlesex«: Rückenschläfer sind »Führungsnaturen, geborene Selbstdarsteller oder Exhibitionisten.« Bauchschläfer dagegen ziehen sich »vor der Realität zurück, neigen zu Grübeleien und meditativen Künsten.«[2] Genau das ist es: Die Schlaflage ist psychisch bedingt. Deswegen ist sie bewusst nur schwer zu ändern. Dennoch verändert sie sich im Laufe des Lebens meistens von der Bauchlage bei Kleinkindern zu der Seitenlage bei Erwachsenen und der Rückenlage im Alter.

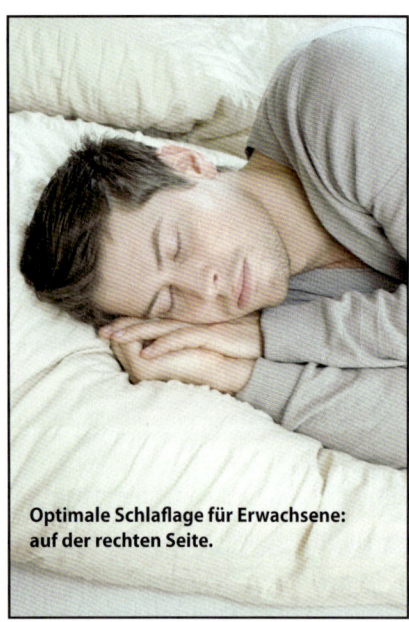

Optimale Schlaflage für Erwachsene: auf der rechten Seite.

Die wenigsten schlafen jedoch auf dem Bauch oder Rücken. Die meisten Erwachsenen Mitteleuropas liegen auf ihrer rechten Seite. Dies ist weniger psychisch bedingt, als es darauf zurückgeht, dass in dieser Lage der Raum, den das Herz zum Pumpen benötigt, wenig eingeschränkt wird. Da diese Einschränkung jedoch gering ist, gibt es auch einige Linksschläfer. Vom Standpunkt der Entgiftung her ist ein Schlafen auf der rechten Seite zu empfehlen, da so das Blut vorzüglich in die Leber geleitet wird.

Schlaflagen

Bauchlage:	großes Schutzbedürfnis oder besonders korrekte Menschen
Embryohaltung:	Geborgenheitsbedürfnis, Gefühlsmenschen
Seitenlage:	Offenheit, häufig wenn man sich in innerer Harmonie befindet
Rechte Seite:	hauptsächliche Schlaflage, da bequem und entgiftend
Linke Seite:	seltenere Schlaflage, da das Herz leicht beeinträchtigt wird
Rückenlage:	Wille, Selbstbewusstsein
Sich ändernde Lagen:	Unsicherheit, psychische Belastungen

Auf welcher Seite man schläft, ist nicht einzig eine Frage der Physiologie, sondern auch des Standortes des Betts. Schutzbedürftige Erwachsene suchen stets mit ihrem Rücken zur Wand zu schlafen oder so, dass sie bei ihrer Schlafhaltung die Tür im Blickfeld haben.

Da die meisten Menschen mit einem Partner ihr Bett teilen, ist es wesentlich, ob man dem Partner zu- oder abgewandt schläft. Als Sie verliebt waren, sind Sie sicher Ihrem Partner zugewandt eingeschlafen, in leichter Umarmung oder der Löffelchenstellung (wobei der Mann meist hinten liegt). Im »reiferen« Liebesstadium dreht man oft seinem Partner den Rücken zu. Man möchte den Raum des Schlafs für sich, berührt sich aber leicht am Po und / oder den Füßen, was ein Zusammengehörigkeitsgefühl signalisiert.

Alle Personen mit Einlassproblemen neigen dazu, mit dem Rücken zum Partner ohne jeden Körperkontakt zu schlafen. Jeder schläft für sich und braucht die räumliche Distanz zum anderen.

Wenn ich mit meiner Freundin in ein Hotelzimmer komme, wo das Doppelbett an einer Wand steht, stellt sich gleich die Frage:»Schläfst du innen oder außen?« Seiner Beschützerrolle folgend, schläft der Mann selbstverständlich außen. Mit dieser Position im Bett können Sie fröhlich spielen. Verändern Sie doch einmal Ihre gewohnte Bettposition: Spielen Sie die Beschützerin. Er darf der Beschützte sein. Sind Sie nicht atemberaubend unsicher, macht es Ihnen wenig aus, ob Sie außen oder innen im Bett liegen, Ihre Schlafqualität wird das nicht verändern. Ob Sie allerdings dem Partner zu oder abgewandt schlafen, werden Sie schwerlich kontrollieren können. Beim Einschlafen setzt sich unser Unbewusstes durch – und gegen diesen trickreichen Gegner sind Sie machtlos. Würden Sie gegen Ihre Gewohnheit versuchen, Ihrem Partner zugewandt schlafen zu wollen, können Sie damit Einschlafstörungen hervorrufen – und völlig kontraproduktiv Aggressionen auf Ihren Partner.

Schlafrichtung

Unter der Schlafrichtung verstehe ich, wie man zur Windrose ausgerichtet schläft. In Feng Shui- und Geomantie-Ratgebern wird betont, dass die Lage des Schlafenden im Gitternetz der Erde für einen gesunden Schlaf einen beachtlichen Faktor darstellt. Da die Begründungen, sofern welche aufgeführt wurden, aus einer Mischung von »Schöner Wohnen« und spirituellen Prinzipien bestand, war ich zunächst skeptisch – auch weil ich mein Bett in der völlig falschen Ost-West-Richtung stehen habe. Da es in meinem Schlafzimmer aber ohne größere Umbauten nicht anders schön zu stellen ist, musste ich um des ruhigen Schlafs willen Gegenargumente suchen. Ich wandte mich fragend an die Wissenschaft und wurde still. Untersuchungen legen nämlich nahe, dass die Nord-Süd-Richtung die günstige Schlafrichtung bietet – also wenn der Kopf nach Norden zeigt. Nach Untersuchungen des Max-Planck-Instituts für Biochemie in München verlängert die Nord-Süd-Richtung die erste Tiefschlafphase, sie lässt einen schneller einschlafen und erzeugt leicht längere REM-Phasen.

Wenn Sie es können, richten Sie Ihr Bett genau Nord-Süd mit dem Kompass aus. Lässt Ihre Schlafzimmerarchitektur das nicht zu, wählen Sie die genaue West-Ost-Richtung. Lerchen lieben es, wenn das Morgenlicht aus dem Ostfenster des Schlafzimmers sie weckt. Für Nachteulen empfehle ich Westfenster im Schlafzimmer, damit der Kuss des Morgenlichts nicht zu erschreckend kommt. Nachteulen und Lerchen, wohnen sie in den nördlichen Gefilden Europas, ist auch das vormittägliche Licht eines Südfensters sehr angenehm.

Da das den Schlaf regelnde Hormon Melatonin lichtempfindlich reagiert, können Sie über die Wahl der Fensterrichtung Ihr natürliches Aufwachen steuern. Licht verringert die Melatonin-Ausschüttung und das aktiviert Sie. Wenn Sie also früh natürlich geweckt werden wollen, hilft ein Ostfenster im Schlafzimmer, etwas später erreicht das Licht ein Südfenster und Nord und Westfenster sind in unseren Breiten etwas für Langschläfer.

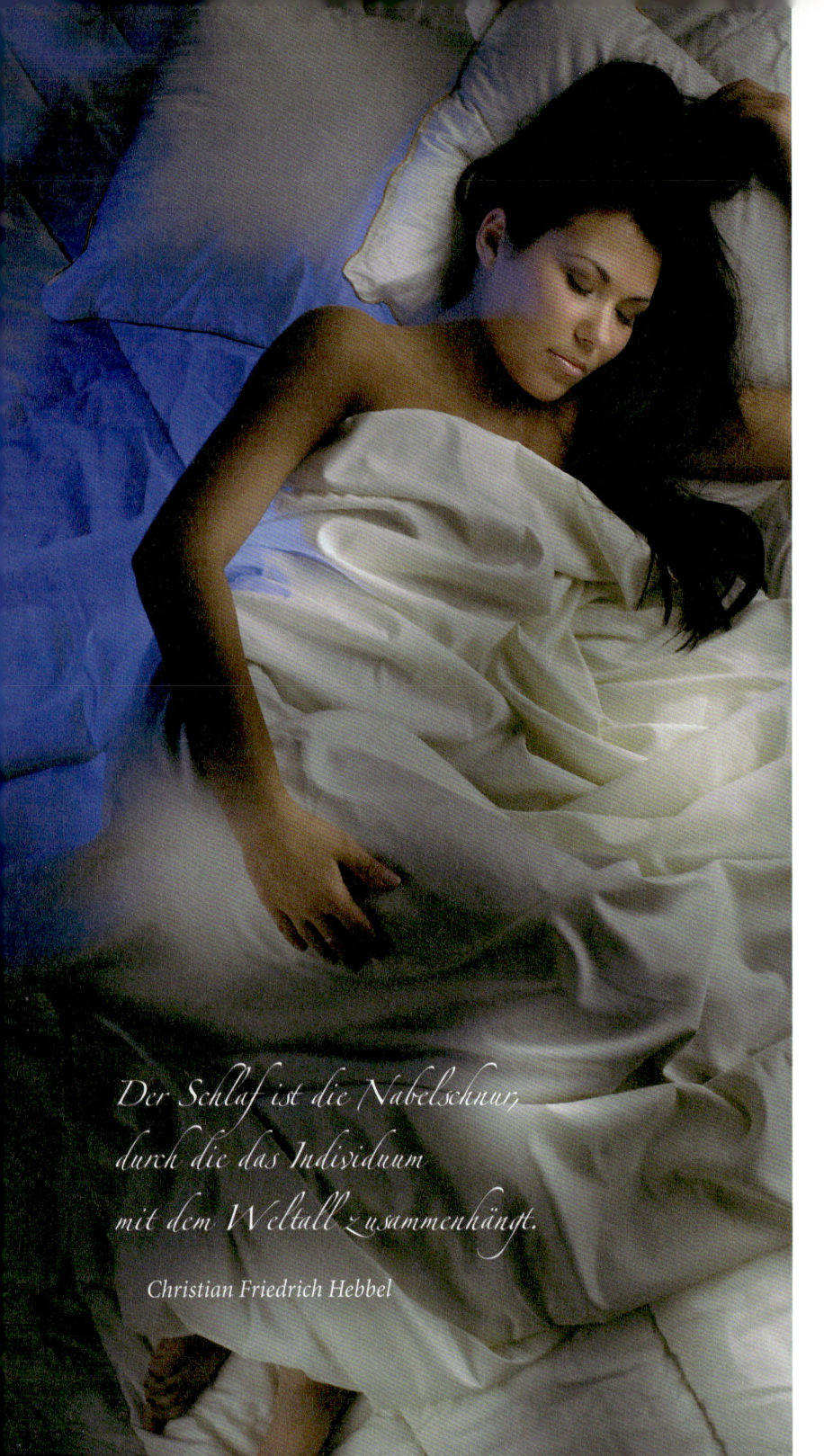

Der Schlaf ist die Nabelschnur,
durch die das Individuum
mit dem Weltall zusammenhängt.

Christian Friedrich Hebbel

Schlafphasen

Während die Schlafgewohnheiten individuell ausgeprägt sind, sind die Schlafphasen bei allen gesunden Menschen gleich. Es gibt unterschiedliche Schlafphasen, die allnächtlich von jedem durchlaufen werden. Grob kann man die Einschlafphasen, die Tiefschlafphasen und die Traumschlafphasen von einander unterscheiden. Dabei dominiert der Tiefschlaf. Die erste Tiefschlafphase der Nacht dauert etwa 90 bis 120 Minuten. Darauf folgt ein maximal zehnminütiger REM-Schlaf, aus dem der Träumer nur schwer zu wecken ist. Nach dieser REM-Phase fällt der Schläfer oder die Schläferin wieder in den Tiefschlaf und durchläuft diesen Zyklus immer wieder, bis er aufwacht. In den folgenden Schlafzyklen nimmt die Tiefschlafphase kontinuierlich ab. Die REM-Phasen nehmen an Länge zu, wodurch wir gegen Morgen am lebhaftesten und längsten träumen.

Die Tiefschlafphasen tragen wesentlicher zur Schlafqualität bei als die Länge des Schlafs. »Wenn Sie also nur wenig schlafen können, dann schlafen Sie einfach umso tiefer«, aber dieser Rat nützt nichts, denn die Schlaftiefe entzieht sich dem Willen. Da ist es wieder, was für einige den Schlaf ablehnen lässt, er entzieht sich weitgehend dem Willen. Genauer gesagt, entzieht er sich dem bewussten Willen, wohingegen er sich dem Willen des Wunsches nicht nur im Traum weit öffnet. Bei allen Phänomenen des Schlafs gilt eins:

Nicht allein mit Willenskraft sind produktive Veränderungen zu bewirken.

Sie können sich zwar vornehmen, die nächtliche Regeneration Ihres Körpers durch ideale Tiefschlafphasen zu steigern, aber Sie werden das nicht willentlich herbeiführen können. Nehmen Sie sich vor, tiefer zu schlafen, hilft einzig und allein, dass Sie gut entspannt zu Bett gehen. Dazu allerdings können Sie willentlich und wesentlich beitragen. Schließen Sie zum Beispiel diszipliniert regelmäßig vor dem Einschlafen den Tag ab. Persönliche Rituale helfen dabei wie ein Gang nach draußen oder der berühmte Nightcap der Engländer, der Schlummertrunk – mit und ohne Alkohol.

Praktizieren Sie ein paar Entspannungsübungen, wozu bereits genügt, sich zu sagen:»Ich schlafe jetzt entspannt und tief«. Wenn es irgendwo noch im Körper zwicken oder ziehen sollte, spannen Sie diese Stelle kurz an und lassen Sie sie wieder plötzlich los. Das ist alles und Ihr Tiefschlaf wird an Ihrer Regeneration allnächtlich wacker arbeiten.

Betrachten wir nun die einzelnen Schlafphasen genauer, zeigt uns das EEG-Wellenmuster am deutlichsten an, in welcher Schlafphase wir uns befinden. Die Einschlafphase können wir noch bewusst als zunehmende Ruhe bei sich langsam vermindernder geistiger Klarheit spüren. Wir hören alle Geräusche um uns herum, aber sie stören uns nicht. Über die weiteren Phasen bis auf die Traumphase ist kein Bewusstsein mehr vorhanden.

EEG-Wellenmuster

Beta-Wellen	13 bis 30 Hz:	Wachzustand und teilweise im REM-Schlaf
Alpha-Wellen	8 bis 12 Hz:	tiefe Entspannung, Einschlafen und teilweise im REM-Schlaf
Theta-Wellen	4 bis 7 Hz:	Nicht-REM-Schlaf (leichter Tiefschlaf)
Delta-Wellen	1 bis 3 Hz:	Nicht-REM-Schlaf (tiefer Tiefschlaf)

Einschlafphase

Leider schon zwei Stunden bevor Sie einschlafen, sollten Sie alle auf- und anregenden Aktivitäten vermeiden. Die gute Nachricht: Sex ist förderlich – auch für die spätere Tiefe des Schlafs. Während der Einschlafphase selbst sollte man sich nicht auf Probleme konzentrieren (es sei denn, man will einen Traum dazu hervorrufen – aber das Thema kommt erst weiter hinten dran). Im Grunde sollte man gar nicht klügeln oder denken. Aber Ihnen fällt wahrscheinlich auch das Nichtdenken weitaus schwerer als das Denken. Also lassen Sie Ihr Denken in den Hintergrund treten. Sehen Sie es als eine kleine Nachtmusik Ihres Gehirns an. Das erzeugt schnell die erwünschten Alpha-Wellen, die ein zutiefst angenehmes Gefühl vermitteln, dem Sie sich rückhaltlos hingeben sollten.

Wenn Ihr innerer Monolog noch beim Einschlafen rattert, dann probieren Sie folgende kleine Übung aus: Denken Sie sich irgendein Wort aus, das keinen Sinn macht – zum Beispiel »olu«. Bei geschlossenen Augen sagen Sie monoton lautlos dieses Wort vor sich hin. Ihr monotones »Mantra« (Instrument des Denkens) wird Sie schnell schlafbereit machen. Gefällt es Ihnen nicht, ein sinnloses Wort zu repetieren, dann versuchen Sie es mit Augenakrobatik: Sie schließen Ihre Augen, blicken nach oben, als wollten Sie sich Ihr Gehirn betrachten. Diese Augenbewegung gleicht jener, die wir natürlich beim Einschlafen zeigen. Sie aktiviert den Alpha-Wellen-Zustand im Gehirn.

Jeder erwachsene Schläfer, der häufiger (als 14 Tage etwa) nicht einschlafen kann, sollte einen Grund dafür angeben können. Solche Gründe sind meistens unter dem Oberbegriff Stress zu erfassen. Zu dieser großen Familie gehören Sorgen, Krankheiten, Trauer, aber auch Euphorie und Ängste. Zum Glück handelt es sich meistens »nur« um einen kurzfristigen Stress, bei dem die oben vorgeschlagenen Entspannungsübungen Wunder bewirken können. Wem regelmäßige Entspannungsübungen

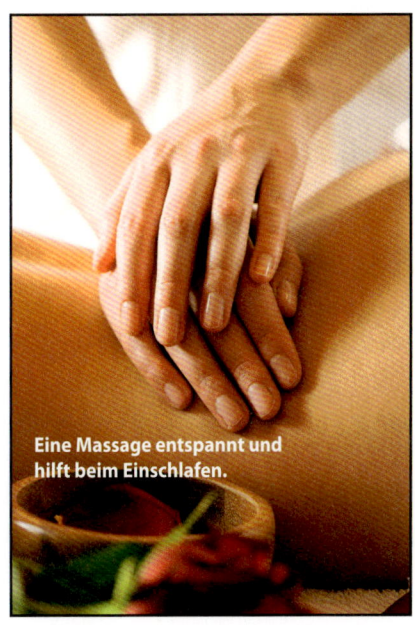

Eine Massage entspannt und hilft beim Einschlafen.

auch wieder zum Stressfaktor werden, der kann sich mit Akupunktur und Akupressur schnell wirksam behandeln lassen. Auch Massagen, bei denen so mancher einschläft, verscheuchen oft sofort jedes Einschlafproblem.

Finden Sie keinen Grund für Ihr gestörtes Einschlafen, sollten Sie Ihre Schlafzeiten überprüfen. Die erste Frage: Fühlen Sie sich überhaupt müde? Der Glückliche, der an keinem Schlafmangel leidet, sollte bei Einschlafstörungen ein kleines Schlafdefizit aufbauen. Er könnte später zu Bett gehen und kürzer schlafen. Auch wenn eine Nachteule mit einer Lerche ins Bett geht, kann sie mit Einschlafstörungen rechnen. Will sie sich dem Lerchenrhythmus anpassen, geht die kluge Eule schrittweise vor: Jede Woche kommt sie eine Viertelstunde früher ins Bett, bis sie bei der Einschlafzeit der Lerche angekommen ist.

Einschlafphase – die Definition

Unter der Einschlafphase versteht man den Zeitraum, der mit dem Finden der Einschlafposition im Bett beginnt bis zur regelmäßigen Atmung und den Symptomen starker Muskelentschlaffung. Im EEG wird deutlich sichtbar die Amplitude der Gehirnwellen geringer – von den Beta-Wellen des Wachzustands treten bruchhaft plötzlich Alphawellen auf, die in Theta-Wellen übergehen.

Während der Einschlafphase werden beide Gehirnhemisphären (Großhirnhälften) synchronisiert, wobei zugleich die Aktivität der rechten Gehirnhemisphäre hoch und die der linken heruntergeschaltet wird.

Bei einem Erwachsenen ist eine Einschlafphase von 15 bis 20 Minuten die Norm. Wenn Sie innerhalb der ersten zehn Minuten einschlafen, zeigt das einen großen Schlafmangel an. Sie sollten unbedingt mehr schlafen. Sind Sie nach zwanzig Minuten noch nicht eingeschlafen, liegt eine Einschlafstörung vor. Neben den psychischen Problemen liegen die meisten Gründe für Einschlafprobleme in fehlender Müdigkeit oder einem unpassenden Schlafrhythmus. Beides kann bewusst und unaufwändig geändert werden.

Wenn Sie sehr übermüdet sind, fällt die Einschlafphase völlig weg. Sie landen sogleich im seligen Tiefschlaf. Wenn Ihnen das häufiger geschieht, ist Ihr Schlafmangel gefährlich hoch. Nur sofortige längere Schlafzeiten können Ihnen aus der Misere helfen. Diese Maßnahme ist bitterernst, denn Sie sind unfallgefährdet (speziell beim Autofahren oder beim Operieren mit gefährlichen Maschinen wie Schneide- und Stanzmaschinen).

Oft werde ich bei Vorträgen nach Muskelzuckungen beim Einschlafen gefragt. Seien Sie unbesorgt, die sind normal. Mit zunehmender Entspannung können sich auch Synapsen an den Nerven der Muskeln unkontrolliert entladen, was auf der Ebene der Motorik eine kurze kleine Anspannung hervorruft. Auf dieses Muskelzucken können Sie stolz sein. Es zeigt, dass Sie körperlich gut entspannen können. Ihr Gehirn schaltet von Alpha- zu Thetawellen unproblematisch um.

Die kurze Phase vor dem Einschlafen, wo der Willen ausgeschaltet ist und die Gedankenbilder frei und schnell durchs Bewusstsein ziehen, nennt man hypnagogen Zustand. Er bezeichnet die Phase der möglichen Muskelzuckungen zwischen Wachen und Schlafen sowohl beim Einschlafen als auch beim Aufwachen. Diesen Zustand prägen die Alpha-Wellen.

Der britische Schriftsteller Arthur Koestler (1905–1983) sah als die fruchtbarste Region des Geistes jenes »Grenzland zwischen Traum und Wachen – in dem die Spielregeln des geschulten Denkens zwar schon in Kraft sind, aber noch nicht genügend Autorität besitzen, um dem traumhaften Überschäumen der Vorstellungskraft entgegenzuwirken«.[3]

Nicht-REM

Dieser Teil des Schlafes wird auch als NON-REM oder NREM bezeichnet. Alle Schlafphasen außer der Traumphase werden als Nicht-REM-Schlaf bezeichnet. Dazu gehören hauptsächlich der Tiefschlaf und die Einschlafphase, wobei der Tiefschlaf den Bärenanteil am Nicht-REM-Schlaf besitzt (weswegen meistens die Begriffe Tiefschlaf und Nicht-REM-Schlaf von Laien synonym benutzt werden).

Nicht-REM-Schlaf und REM-Schlaf sind so unterschiedlich wie Schlaf und Wachbewusstsein, wobei der REM-Schlaf der Träume dem Wachbewusstsein ähnelt. Beim normalen Schlaf kommt stets erst die Nicht-REM-Phase, bevor die REM-Phase eintritt. Wir schlafen nicht ein und träumen sogleich, außer dass wir kurz vor dem Schlaf während des hypnagogen Zustandes häufig schnell bewegte Bilder halbbewusst wahrnehmen – aber hier befinden wir uns noch in der Welt der beruhigenden Alpha-Wellen, nicht im von Theta- und Delta-Wellen geprägten Tiefschlaf.

Der typisch unruhige REM-Schlaf (von Alpha- und Betawellen geprägt) ist in ruhige Nicht-REM-Schlafphasen (von Theta- und Delta-Wellen geprägt) eingebettet, in denen unter anderem das Immunsystem gestärkt wird. Man konnte allerdings bislang nicht feststellen, ob der Tiefschlaf das Immunsystem steuert, oder ob das Immunsystem unseren Tiefschlaf steuert. Wenn ich allerdings vom unruhigen REM- beziehungsweise Traumschlaf und vom ruhigen Nicht-REM-Schlaf spreche, bezieht sich das auf die Hirnströme des Schläfers und keineswegs auf seine Bewegungen im Bett. Ruhiger Tiefschlaf weist sparsame Körperbewegungen des Schläfers nur in der ersten Nachthälfte (bis etwa drei Uhr morgens) auf. In der zweiten Nachthälfte wird der Nicht-REM-Schlaf unruhig, man dreht sich häufiger um und verändert seine Lage im Bett. Der unruhige REM-Schlaf, bei dem außer bei den Augen eine Schlaflähmung eintritt, ist grundsätzlich bewegungsarm. Diese Schlaflähmung ist eigentlich keine Lähmung, sondern eine Bewegungsunfähigkeit durch tiefe Entspannung. Dass der REM-Schlaf dennoch äußerlich unruhig wirkt, liegt an den kurzen Aufwachphasen, in denen sich Schläferinnen und Schläfer kurz ausgiebig bewegen. In der zweiten Nachthälfte werden die Träume dramatischer und wir bewegen uns auch im Traum, teilweise heftig.

Wie der Fahrplan durch den Tiefschlaf aussieht, betrachten wir uns nun genauer.

➤ **Nicht-REM-Schlaf erstes Stadium**
Einschlafphase
Wenn wir den ruhigen»Gerade-noch-wach-Bereich« der Alphawellen durchschritten haben, bestimmen die Thetawellen das erste Schlafstadium. Der Schläfer oder die Schläferin sind von Außenimpulsen weitgehend abgeschirmt, das heißt, die Sinnesorgane sind heruntergeschaltet. Dennoch ist diese erste Schlafphase von einem leichten Schlaf geprägt, aus dem der Schläfer leicht geweckt werden kann. Diese Phase dauert beim nicht-übermüdeten Schläfer fünf bis zehn Minuten (bei Menschen mit Schlafentzug wird sie schneller durchlaufen).
In dieser Phase verlangsamt sich die Atem- und Pulsfrequenz.

Ferner bekommt der geistig Aktive in dieser Einschlafphase oft Ideen für kreative Problemlösungen (ähnlich wie in der Meditation) oder er erinnert sich plötzlich an Vergessenes.

➤ Nicht-REM-Schlaf zweites Stadium

In der zweiten Schlafphase treten nun die für den Schlaf typischen sogenannten Schlafspindeln und K-Komplexe auf. Beides sind formale Eigentümlichkeiten des Musters der Gehirnwellenkurve – die eine gleicht grafisch einer alten Spindel, die andere zeigt sich als plötzlich herausfallender hoher Ausschlag. Erst in dieser Phase meint der Schläfer, dass er schläft. In diesem Stadium befindet sich ein gesunder Schläfer um die zehn Minuten.

Typisch sind nun die langsam rollenden Augenbewegungen bei geschlossenen Augen, ansonsten zeigen Schläfer und Schläferin wenig Körperbewegungen und einen geringen Muskeltonus.

Aus dieser Schlafphase stammen häufig Geistesblitze, die im Glücksfall am Morgen erinnert werden.

➤ Nicht-REM-Schlaf drittes Stadium
Tiefschlaf 1

Danach kommt als dritte Schlafphase – der Tiefschlaf. Lange regelmäßige Delta-Wellen prägen die Gehirnaktivität des Schläfers, Schlafspindeln und K-Komplexe sind verschwunden. Aus diesem Stadium kann der Schläfer nur schwerer aufgeweckt werden. Diese Phase vermag bei gesunden und jungen Menschen bis zu einer Stunde anzudauern.

In dieser Phase wird das Wachstumshormon ausgeschüttet, das für Zellreparaturen zuständig ist. Gegen drei Uhr nachts wird die Ausschüttung des Wachstumshormons beendet.

In der ersten Nachthälfte verbringen wir mehr Zeit in der Tiefschlafphase.

In dieser Phase wird das Immunsystem gestärkt und Zellreparaturen werden durchgeführt – das ist der »gesunde Schlaf«.

➤ **Nicht-REM-Schlaf viertes Stadium**
Tiefschlaf 2

Dieses Schlafstadium stellt die tiefst mögliche Form des Schlafes dar. Es ähnelt – außer mit dieser größeren Tiefe und damit verbundenen schwereren Erweckbarkeit – dem Nicht-REM-Schlaf des dritten Stadiums. Es ist noch ein Rätsel, warum dieses Tiefschlafstadium nur im ersten Drittel der Nacht beziehungsweise in den ersten ein bis zwei Schlafphasen auftritt, in den folgenden nicht mehr.
In dieser Schlafphase treten gehäuft Schlafwandeln und Bettnässen auf. An Vorgänge aus dieser Schlafphase gibt es keine Erinnerungen.

In den Tiefschlafphasen wird vor allem intellektuell Gelerntes verarbeitet und im Langzeitgedächtnis abgespeichert. Deswegen empfiehlt der Neurologe und Schlafforscher Terrence Sejnowski, wichtigen Lernstoff wie zum Beispiel vor Prüfungen sich noch einmal kurz vor dem Einschlafen anzuschauen. So wird das Gelernte weitaus besser abgespeichert und damit auch behalten. Dieser Effekt wird noch dadurch verstärkt, wenn Sie sich kurz nach dem Aufwachen das Gelernte abermals kurz betrachten.

REM

Der REM-Schlaf produziert unsere Träume. Er ist fast schon Wachheit. Betawellen, die das Wachbewusstsein charakterisieren, durchziehen ihn. Etwa ein Viertel der gesamten Schlafzeit macht er aus. Allerdings wäre es falsch, anzunehmen, dass nur der REM-Schlaf Träume produzieren würde. Träume werden in allen Schlafphasen erzeugt, denn in allen Schlafstadien laufen geistige Aktivitäten ab. Aber man kann die Ansicht vom REM-Schlaf als Traumschlaf retten, wenn wir mit Traum die bildhaften, irrealen Welten meinen, an denen wir uns des Morgens verwundert erinnern. Die verdanken wir dem REM-Schlaf. Die Nicht-REM-Phasen erzeugen kein Kino für uns, sondern sie verarbeiten eher abstrakt Denkinhalte. Wenn wir uns an einen solchen »Traum« erinnern, dann wirkt er wie der Kuss der Muse am Morgen. Wir haben plötzlich etwas verstanden, wie Daniel Düsentrieb ist uns ein Licht aufgegangen. Die Träume der Nicht-REM-

Phase sind auch bedeutend kürzer als die der REM-Phase (meist unter einer Sekunde).

Während der REM-Phase arbeitet unser Gehirn intensiv. Es stimuliert sich selbst, um sich zu schulen. Wissenschaftler wie Francis Crick (1916–2004) nehmen an, dass der REM-Schlaf wichtig für die Evolution des Gehirns und die Entwicklung des Gedächtnisses ist. Der Hippocampus (das Seepferdchen) trainiert das Gedächtnis in den REM-Phasen. (Wer es genau wissen möchte: Der Hippocampus ist eine Struktur des limbischen Systems (Funktionseinheit des Gehirns), das für die Gefühlsverarbeitung zuständig ist. Von ihm geht eine Nervenverbindung, der Fornix (lateinisch: Wölbung), zum Hypothalamus (kleiner Bereich im Zwischenhirn), der unter anderem unser Schlaf-Wach-Verhalten regelt.)

➤ REM-Schlaf

Nach den vier oder drei Nicht-REM-Phasen steigt das Bewusstsein in den REM-Schlaf oder Traumschlaf auf. Das EEG zeigt Theta-Wellen, die von Alpha- und Beta-Wellen gestört werden. Eigentlich müsste der Träumer bisweilen wach sein. Er wird sich aber daran nicht erinnern können trotz seiner starken Gehirnaktivität. Die Ähnlichkeiten zwischen den Gehirnwellen im Wachzustand und denen im REM-Schlaf ist erstaunlich groß.

Die erste REM-Phase dauert maximal zehn Minuten. Eine gemeinsame Untersuchung der beiden Koryphäen der amerikanischen Traumforschung von William C. Dement und Nathaniel Kleitman (1895–1999) zeigt, dass wir unsere Träume in Echtzeit wahrnehmen und nicht, wie aller Orten behauptet, dass wir sie um einiges länger wahrnehmen, als sie sind.[4]

Jede weitere REM-Phase dieser Nacht wird zunehmend länger. Die letzte REM-Phase kann bis über eine halbe Stunde andauern (im Schnitt sind es zwanzig Minuten).

Durch Schlafentzug oder Schlafmangel (da REM-Entzug) erzeugen Sie längere und häufigere REM-Perioden. In solchen Situationen steigt zumindest statistisch die Wahrscheinlichkeit, sich einer seiner Träume zu erinnern.

Eine Besonderheit ist der sleep-onset-REM-Schlaf (englisch: vorzeitiger REM-Schlaf), bei dem die REM-Phase sogleich nach dem Einschlafen erreicht wird. Das tritt bei Neugeborenen und Menschen mit gefährlich starkem Schlafentzug auf. In der zweiten Nachthälfte verbringen wir mehr Zeit im REM-Schlaf und in leichteren Schlafzuständen.

Vier bis fünf Schlafphasen etwa alle neunzig Minuten sind normal. Mit diesem Wissen kann man seine Schlafzeit einstellen. Es zeigt sich, dass fünfeinhalb, sieben oder achteinhalb Stunden Schlaf weitaus günstiger sind als zum Beispiel sechseinhalb, acht oder neun Stunden Schlaf. Wenn Sie sich maximal ausgeschlafen fühlen möchten, sollten Sie nämlich nach Abschluss des Neunzig-Minuten-Rhythmus erwachen. Geschieht das nicht, laufen Sie Gefahr, aus Ihrem Tiefschlaf geweckt zu werden, was Ihnen das Wachwerden weitaus bitterer und länger werden lässt. Wenn Sie morgens mit sich kämpfen müssen, um aufzustehen, obwohl Sie genügend geschlafen haben, dann hat Sie der Wecker gerade im Tiefschlaf erwischt. Achten Sie beim nächsten Stellen Ihres Weckers darauf, dass Sie immer nach einer Schlafzeit geweckt werden, die durch neunzig Minuten teilbar ist.

Sie berechnen Ihre günstige Weckzeit wie folgt:
Sie müssen z.B. um sieben Uhr aufstehen und gehen davon aus, dass Sie sieben Stunden Schlaf benötigen. Bei dieser Schlafzeit können Sie mit vier REM-Phasen rechnen (alle 90 Minuten), die durchschnittlich zehn Minuten andauern und mit einer Einschlafphase von etwa zwanzig Minuten. Das ergibt zusammen eine Stunde.

4 x 90 min.	= 6 Std.
4 REM-Phasen + Einschlafen	= 1 Std.
Gesamtzeit	= 7 Std.

Also gehen Sie um Null Uhr ins Bett und stellen Ihren Wecker auf sieben Uhr und Sie werden zu einer günstigen Zeit geweckt werden. Neunzig Minuten später um halb neun läge wieder eine günstige Weckzeit oder neunzig Minuten früher um halb sechs.

Benötigen Sie acht Stunden Schlaf, werden Sie in dieser Zeit wahrscheinlich fünf REM-Phasen alle eineinhalb Stunden erleben, die etwa zehn Minuten dauern, und werden circa 15 Minuten zum Einschlafen benötigen.

5 x 90 min.	= 7,5 Std.
5 REM-Phasen + Einschlafen	= etwas über eine 1 Std.
Gesamtzeit	= etwa 8,5 Std.

Daraus folgt:

Weckzeiten	günstige Einschlafzeit
5 Uhr oder 6:30 Uhr	22 Uhr
6 Uhr oder 7:30 Uhr	23 Uhr
7 Uhr oder 8:30 Uhr	0 Uhr
8 Uhr oder 9:30 Uhr	1 Uhr

Wenn Ihnen die Rechnung zu mühselig ist, brauchen Sie sich nur merken, dass die günstigsten Weckzeiten bei sieben und achteinhalb Stunden nach dem Zubettgehen liegen.

Für einen gesunden Schlaf ist der Zeitpunkt des Aufwachens wesentlich. Werden Sie von Ihrem Wecker mitten aus der Tiefschlafphase gerissen, fühlen Sie sich den ganzen Tag müde und schlapp. Um das zu umgehen, können Sie sich zur idealen Aufwachzeit durch den *aXbo-Wecker,* durch *Sleepsmart* oder *Sleeptracker* wecken lassen. Diese Wecker melden sich, wenn Sie sich in leichten Schlafphasen befinden.

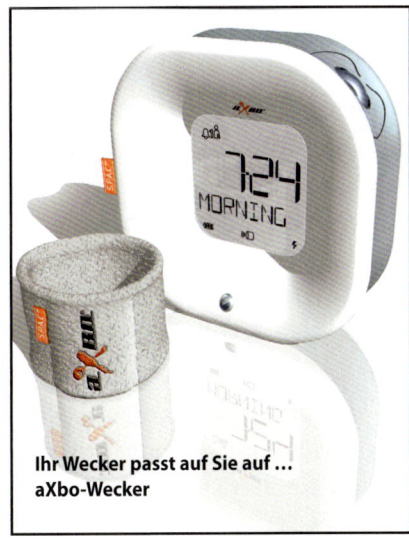

**Ihr Wecker passt auf Sie auf ...
aXbo-Wecker**

Der aXbo-Wecker stellt das an Ihren Bewegungen fest, die während dieser Schlafphasen besonders ausgeprägt sind (durch einen Sensor am Handgelenk). Der Wecker weckt Sie im physiologisch günstigsten Moment, aber höchstens eine halbe Stunde vor der eingestellten Weckzeit. Als Weckzeit stellen Sie keinen Zeitpunkt, sondern einen Zeitraum ein, z.b. zwischen sechs und sieben Uhr morgens. Sie können sich durch Vogelstimmen oder Musik wecken lassen. Einen weiteren Schlafphasen-Wecker hat Herr Dr. Blau von der Berliner Charitè im Rahmen seiner Schlafforschungen entwickelt.

Sind Ihnen Schlafphasen-Wecker unsympathisch, mag Ihnen vielleicht ein Wecker für »schonendes Wachmachen« gefallen. Die neueste Entwicklung des Weckermarkts ist die *Bodyclock*, die verblüffender Weise lautlos weckt. Die eingebaute Lampe ahmt den Sonnenaufgang und dann das Sonnenlicht nach. Neunzig Minuten vor dem geplanten Weckzeitpunkt simuliert der Wecker den Tagesanbruch bis zur Helligkeit eines Sonnentags. So reagiert das lichtempfindliche »Schlafhormon« Melatonin und beendet die Ruhephase des Körpers. Aus Sicherheitsgründen gibt es als Backup-System einen konventionellen Wecker, der Sie unsanft weckt, falls das Licht Sie nicht schon aufwachen ließ.

Obwohl der Wecker nicht gerade der Freund des Menschen ist, haben sich aber paradoxer Weise schon die klassischen Philosophen mit Ideen zur Konstruktion eines Weckers beschäftigt. Platon und Aristoteles funktionierten Wasseruhren um, die aus einem Becken bestanden, in das es regelmäßig tropfte, bis ein bestimmtes Maß erreicht war, worauf das Becken sich automatisch leerte und dabei laute Töne erzeugte. Wenn die Antike das Wasser zum Wecken nutzte, so versuchte es das Mittelalter mit Feuer, indem in Klöstern unterschiedliche Kerzenwecker erfunden wurden. Aber bis ins 13. Jahrhundert konnte man nur Zeiträume wie sechs, sieben oder acht Stunden einstellen, aber keinen Zeitpunkt, wie wir es heute gewohnt sind. Das wurde erst mit dem Aufkommen der mechanischen Räderuhren möglich und führte dazu, dass 1900 dank der Schwarzwälder Firma Junghans fast jeder Haushalt einen Wecker besaß. Die folgenden Jahre verwundern durch freilich exzentrische Weckerideen. Möchten Sie dadurch geweckt werden, dass der Wecker Ihnen die Bettdecke wegzieht? Der

Münsteraner Bernhard Birkenfeld ließ diese Idee 1909 patentieren. Aber es kommt noch schlimmer. Der Rostocker Andreas Baumann ließ sich eine Weckvorrichtung patentieren, die ins Bett eingebaut ist und zur Weckzeit abrupt das Kopfende hochschnellen lässt, dass der eben noch Schlafende erschreckt senkrecht im Bett sitzend aufwacht.

Im Gegensatz zum Nicht-REM-Schlaf werden im REM-Schlaf hauptsächlich körperliche Fähigkeiten abgespeichert, die man bewusst oder unbewusst erlernte. Wenn Sie bestimmte Körperübungen oder Bewegungsabläufe im Sport schnell und langanhaltend lernen wollen, führen Sie diese am besten abends aus. Im Traumschlaf werden die Bewegungsabläufe gut verankert.

Bemerkenswert

Die Funktion des Nicht-REM-Schlafs ist anabolisch, das heißt sie baut Geschwächtes oder Geschädigtes auf der Ebene der Zellen wieder auf. Der Nicht-REM-Schlaf macht gesund und schön.

Der REM-Schlaf dagegen stärkt unsere Psyche, indem er die Systeme regeneriert, die für unsere **Aufmerksamkeitsausrichtung,** für unser **Gedächtnis,** unsere **Stimmung,** unsere **gefühlsmäßige Anpassung an unsere Umwelt** wichtig sind.

Schlafphasen und Lebensalter

Nichts bleibt gleich im Leben und so verändert sich auch das Verhältnis von REM-Schlaf und Nicht-REM-Schlaf mit dem Lebensalter – und zwar drastisch. Wenn Sie heute noch so schlafen würden, wie Sie es als Baby taten, wären Sie nicht gesellschaftsfähig, geschweige denn arbeitsfähig. Wenn ein Baby Ihre heutige Schlafweise übernähme, wäre es nicht nur eine fürchterliche Nervensäge, sondern es würde auch zu einem gestörten Erwachsenen heranwachsen.

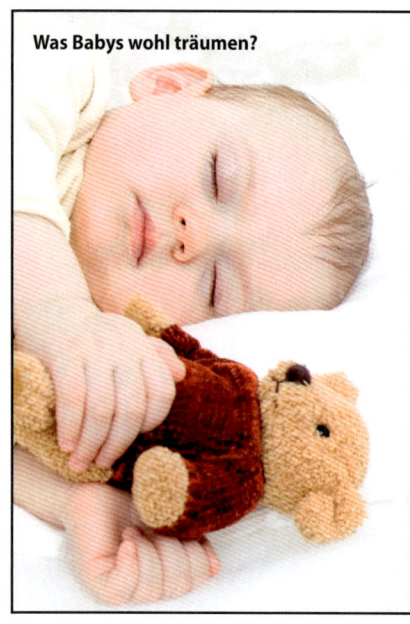

Was Babys wohl träumen?

Babys

Bei Babys, Säuglingen und sehr kleinen Kindern gibt es nur aktiven REM-Schlaf und ruhigen Nicht-REM-Schlaf. Wie gesagt beherrschen Babys den Trick, vom Wachsein direkt in die spannende REM-Phase überzugehen, ohne zuvor in langweiligen Nicht-REM-Phasen zu verweilen. Babys gehen direkt aufs Wichtigste. Der REM-Schlaf ist für sie besonders wichtig, da in ihm gelernt wird – und zwar Umweltanpassung und Gehirntraining. Säuglinge befinden sich etwa während der Hälfte ihrer nicht unerheblichen Schlafzeit in der REM-Phase. Sie schlafen aber nicht wie Sie in einem Stück, sondern fragmentiert – meist nach dem elternfreundlichen Muster acht Stunden nachts und zusätzlich vier Tagesschläfchen. Dabei kommen sie meistens auf traumhafte 16 bis 20 Stunden Schlaf an einem Tag. Die Aufwachzeiten können im Gegensatz zum mit Gewohnheiten geschlagenen Erwachsenen täglich wechseln.

Zum Ende des zweiten Lebensmonats hat sich fast immer ein Schlafmuster ergeben, da die einzelnen fragmentierten Schlafzeiten zusammen wachsen. Das Baby hat gelernt. Allerdings gibt es Säuglinge, die sofort durchschlafen und welche, bei denen es ein halbes Jahr und länger dauert, bis sich ihr Schlafmuster festigt. Das sind individuelle Besonderheiten, bei denen die Eltern nicht gleich in Panik geraten sollten, da solch ein Verhalten vom Baby aufgeschnappt wird und die Bildung des Schlafmusters gerade verhindert. Also auch wenn Ihr Kind erst nach sieben Monaten an einem Stück schläft, ist das nicht pathologisch (krankhaft).

Im ersten Lebensjahr bis etwa zum zwanzigsten Lebensjahr nimmt der Anteil der REM-Phasen am Schlaf kontinuierlich ab – das wird auch so bis zu Ihrem Tod weitergehen. Würden Sie über hundert werden, dann könnten Sie gut und gerne mit einer Stunde traumlosen Nickerchens auskommen.

»Soll man weinende Kinder sogleich trösten, wenn sie keinen Schlaf finden?«, fragen sich seit eh und je viele Eltern. Der Bostoner Kinderarzt Dr. Richard Ferber wurde geradezu sprichwörtlich mit seinem »ferberizing«. Ferberisieren bedeutet, dass Sie Ihrem Baby zunehmend weniger Zeit beim Einschlafen widmen. Wenn es schreit, wird es liebevoll und konsequent dazu gebracht zu lernen, wie es selber einschläft. Schlafforscher wie William C. Dement (dessen Schüler Ferber war) geben Ferber Recht. Sie argumentieren, der Mensch müsse lernen, alleine einzuschlafen. Bei vielen Babys wirkt diese Methode innerhalb von drei Nächten. Allerdings können wenige Erstmütter das konsequente Ferberisieren aushalten: Ihr Baby schreit so herzerweichend (ein gemeines, aber sinnvolles biologisches Programm), dass sie nicht widerstehen können, es dennoch aller grauen Theorie zum Trotz auf ihren Arm zu nehmen. Damit ist die Ferberisierung zunichte gemacht und das Baby wurde fein für sein Schreien belohnt. So konditionieren Sie Ihr Baby zum pflegeaufwändigen Kind.

Ferberisieren ist allerdings erst bei Kindern nach dem sechsten Lebensmonat anzuwenden. Zuvor ist die Zuwendung beim Schreien unverzichtbar.

Kinder

Haben Sie schon von kleinen Kindern gehört, die nie Schlafprobleme hatten? Wenn ja, stimmt da etwas nicht – wahrscheinlich trübt der Stolz der Eltern deren Blick. Bei kleinen Kindern sind Schlafprobleme so normal, dass sie zum Charakteristikum des kindlichen Schlafs gerechnet werden. Schlafprobleme begleiten die ersten drei Kindheitsjahre mit Albträumen, *Pavor nocturnus* (der ängstliche Schrecken, von dem Sie mehr im Kapitel über Träume lesen), unüblichen Aufwachzeiten, Bettnässen und Einschlafschwierigkeiten. Einige dieser Symptome können Kind und Eltern bis zum sechsten Lebensjahr irritieren, um dann im siebten Lebensjahr endlich zu verschwinden. Mit Einschlafritualen steuern einfühlsame Eltern bei solcher Problematik meist erfolgreich gegen. Das Schlaflied, die Gute-Nacht-Geschichte oder auch das Beten vor dem Einschlafen sind traditionelle Rituale, die Schlafprobleme mindern.

Vom siebten bis zum zwölften Lebensjahr sind Kinder die idealen Schläfer, die lehrbuchartig einen gesunden Schlaf zeigen. Das selig schlafende Engelchen, in das man sich auf der Stelle verliebt, prägt das Bild dieser Periode. Treten während dieser Zeit Schlafstörungen auf, sollte der Rat eines Spezialisten (Psychologe, Heilpraktiker oder Arzt) eingeholt werden – was jedoch nicht heißt, dass große Probleme behandelt werden müssen.

Einschlafunwilligkeit ist weiterhin noch weit verbreitet. Am besten wirkt gegen sie ein festes Ritual, das allabendlich gleich abläuft:

➤ Vor dem Abendessen werden alle Probleme mit Hausaufgaben und Schulprobleme gelöst

➤ Abendessen

➤ Alles für den nächsten Morgen bereit legen

➤ Ausziehen

➤ Zähnputzen und Waschen

➤ Schlaflied, Gute-Nacht-Geschichte, eventuell Gebet

➤ Licht aus.

Dieser starre Ablauf bewährt sich bestens, wenn man wilde Spiele vor dem Einschlafen verhindern möchte.

Bis zur Pubertät brauchen Kinder etwa zehn Stunden Schlaf und immer noch viel REM-Schlaf. Teenager bauen oft einen großen Schlafmangel auf, da sie ihre zehn Stunden Schlaf selten bekommen. Das Leben ist noch spannender als der Traum und besonders das Nachtleben ist in. So geht man möglichst spät zu Bett, muss aber wegen der Schule früh wieder raus. Der Schlaf kommt zu kurz. Um nicht einen gefährlichen Schlafmangel aufzubauen, sollten Teenager einen Mittagsschlaf halten. Mit diesem Vorschlag machen Sie sich jedoch fürchterlich unbeliebt oder Sie werden nichts sagen und Ihr Teenager wird zu Hause wie auch in der Schule oft müde sein. Vom sechzehnten bis zwanzigsten Lebensjahr kann man so zwar nicht optimal, aber doch gut leben. Man sollte ihnen jedoch durch einige Tricks das

Leben erleichtern. Ihr Teenager sollte am Tag schlafen, wenn er sich müde fühlt, speziell vor Klassenarbeiten oder anderen Prüfungen sollte er mindestens drei Tage vorher circa zehn Stunden schlafen. Das ist machbar, vereinfacht das Leben sofort und ausgeschlafener wirkt er auch viel attraktiver.

Noch in der Pubertät wie auch die gesamte Teenie-Zeit hindurch verschieben sich die Schlafphasen dahin, dass wir abends länger aufbleiben und am liebsten morgens länger schlafen würden. Bis zum letzten Lebensdrittel wird das so bleiben, es sei denn, Sie sind eine ausgeprägte Lerche.

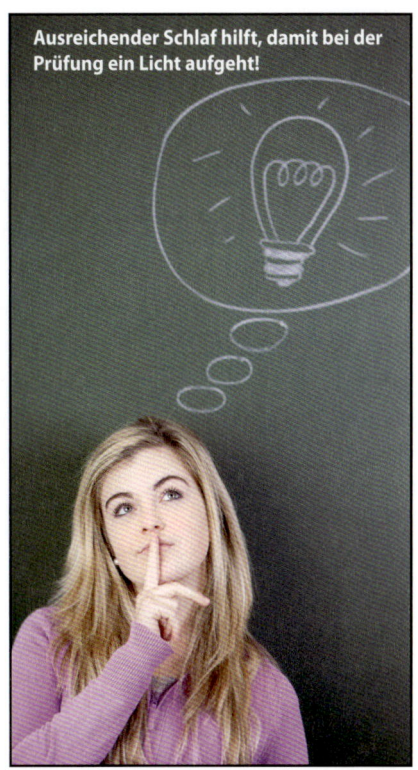

Ausreichender Schlaf hilft, damit bei der Prüfung ein Licht aufgeht!

Erwachsene

Vom Erwachsenenalter an nimmt die benötigte Schlafmenge ständig ab. Diese Altersgruppe verweilt nur noch 20 bis 25 Prozent in der REM-Phase. Sie haben das meiste bereits gelernt, und ökonomisch wie die Biologie ist, teilt sie Ihnen nicht mehr so viel REM-Schlaf zu.

Die Vierzig- bis Sechzigjährigen brauchen etwa sieben Stunden Schlaf, um kreativ und ausgeglichen zu sein. Bis zum Alter von siebzig Jahren fällt die benötigte Schlafzeit auf sechs Stunden herab, um sich bis zum Tod bei vier bis fünf Stunden einzupendeln. Der Schlaf der Greisinnen und Greise ist häufig von *micro-arousals* (Mini-Aufregungen) gekennzeichnet, das sind nicht erinnerte Aufwachphasen von unter drei Sekunden Länge. Sie mindern nicht die benötigte Schlafmenge und man ist sich ihrer meist nicht bewusst.

Mit dem Alter etwa ab fünfzig beginnen selbst die Nachteulen ständig früher aufzustehen. Die Tendenz, spät ins Bett zu gehen und länger zu schlafen (als man darf), kehrt sich nun um. Warum man im Alter dazu neigt, früher aufzustehen und weniger zu schlafen, ist der Forschung noch ein Rätsel.

Für Erwachsene ist zehn Stunden Schlaf am Tag die absolute Obergrenze, die Albert Einstein (1879–1955) täglich zu nutzen suchte. Wird der Schlaf länger ausgedehnt, erfrischt er nicht mehr und kann negative Auswirkungen zeigen, da der Schlafdruck zu gering ist, um am nächsten Abend problemlos einschlafen zu können. Wer als Erwachsener regelmäßig mehr als zehn Stunden am Tag schläft, schafft sich damit unweigerlich Schlafprobleme, die allerdings wiederum auf die Dauer ein Schlafdefizit schaffen und somit den notwendigen Schlafdruck wieder herstellen. Sie sehen, wie die Natur den Schlaf als ein sich selbst regelndes System eingerichtet hat.

Alter

Im Alter haben Sie mit zunehmend unregelmäßigerem Schlaf zu rechnen. Es tritt eine Zersplitterung des Schlafs etwa ab dem 65. Lebensjahr ein, die Ähnlichkeiten mit dem Schlaf des Säuglings hat, bloß dass die Alten nur die Hälfte der Zeit im Schlaf verbringen, die ein Säugling schläft.

Der Schlaf des späten Alters weist weniger REM-Schlaf auf als je zuvor im Leben des Schläfers oder der Schläferin. Dieser Schlaf ist ferner leicht und somit bleibt man ständig unschwer weckbar. Damit wird ein ruhiges Schlafzimmer immer wichtiger und dennoch werden die nächtlichen Wachperioden zunehmen. In dieser Zeit des Wachens heißt es raus aus dem Bett und lesen, stopfen, abwaschen oder Schuhe putzen, egal was, aber tun Sie etwas, bis Sie sich wieder müde fühlen. Gerade im Alter ist der zuvor genannte nächtliche Hang zum Grübeln besonders stark, deswegen bleiben Sie nicht verzweifelt im Bett liegen.

Im hohen Alter fragmentiert sich das Schlafmuster. Alte Menschen schlafen portionsweise über Tag und Nacht verteilt. Je älter sie werden, desto mehr, aber auch kürzere Phasen gestehen sie sich zu.

Gymnastik hilft im Alter Schlafstörungen zu vermeiden oder zu mindern, auch Bewegung im Freien. Erstaunlicherweise scheinen soziale Kontakte besonders wichtig zu sein oder auch einer geliebten Tätigkeit nachzugehen. Alten Menschen ist auf jeden Fall zum Mittagsschlaf zu raten.

Bei Senioren fortgeschrittenen Alters tritt die senile Bettflucht auf. Das Bett wird zum unattraktiven Ort, in dem man stirbt oder krank wird.

REM-Anteile der verschiedenen Altersstufen

Ungeborene	90 % (Schlaf entwickelt sich beim Fötus ab der 36. Woche)	
Frühgeborene	75 %	
Neugeborene/Babys	50 %	bei 16 bis 17 Std. Schlaf
Säuglinge	40 %	bei etwa 15 Std. Schlaf
Kinder (1.–3. Jahr)	35 %	bei 13 bis 14 Std. Schlaf
Kinder (nach 3. Jahr)	29 %	bei etwa 10 Std. Schlaf
Jugendliche (13.–20. Jahr)	um 27 %	bei etwa 9 Std. Schlaf
Erwachsene (20.–50. Jahr)	25 %	bei etwa 7 bis 8 Std. Schlaf
Erwachsene (50.–70. Jahr)	20 %	bei etwa 7 bis 8 Std. Schlaf
Alter (über 70)	fällt auf 10 %	fällt auf unter 6 Std. Schlaf

Unsere innere Uhr

Neben unserer Armbanduhr tragen wir alle auch eine innere Uhr mit uns. Diese innere Uhr ist der Taktgeber für die Rhythmen unseres Körpers, zu denen unter anderem der Schlaf-Wach-Rhythmus, die Rhythmen der Träume und des Tiefschlafs gehören. Nicht nur der weibliche Körper weist seine Periode auf, sondern alle menschlichen Körper sind von Perioden geprägt. Die physiologischen Vorgänge des menschlichen Körpers verlaufen rhythmisch. Den Zeitpunkt dieser Rhythmen regelt unsere innere Uhr. Sich auf sie zu verlassen, um die Frühstückseier gerade richtig zu kochen, sollten Sie nicht tun, aber wie spät es in etwa ist, das kann Ihnen Ihre innere Uhr schon ziemlich genau sagen. Je mehr Sie sich auf diese innere Uhr verlassen, desto genauer wird Sie Ihnen die Zeit mitteilen. Probieren Sie es aus!

Die innere Uhr sitzt im suprachiasmatischen Nukleus (eine Hirnregion über der Kreuzung des Sehnervs, auf der Höhe des Nasenrückens, die fachsprachlich kurz SCN genannt wird). Ihr Funktionieren ist genetisch gesteuert, was erst Mitte 2005 entdeckt wurde. Genau genommen gibt es nicht eine innere Uhr in uns, sondern erstaunlich viele, welche die Arbeit unserer Organe individuell regeln. Der SCN stellt sozusagen die Ober-Uhr dar, die wiederum das Arbeiten der anderen inneren Uhren regelt und koordiniert. Im Gegensatz zu unserer Armbanduhr besitzt unsere innere Uhr die segensreiche Möglichkeit, sich an die Außenbedingungen anzupassen – wie zum Beispiel beim Überfliegen mehrerer Zeitzonen.

SCN steuert die Ausschüttung der Hormone Melatonin und Somatotropin, wobei Melatonin den Rhythmus von aktiven und passiven Phasen bestimmt. Beim Menschen wie bei allen Wirbeltieren blockiert das Sonnenlicht die Melatoninproduktion. Melatonin setzt ferner Reparaturmechanismen in Gang (die Zellen teilen sich nachts achtmal schneller als tagsüber). Außerdem fängt es die berüchtigten freien Radikale und dient damit als Herz- und Antikrebsschutz.

Das Wachstumshormon Somatotropin baut Körperzellen auf und um. Es glättet die Haut und lässt die Haut alte Hornschüppchen abstoßen, weswegen es volkstümlich als»Schönheitshormon« bezeichnet wird.

Die *zirkadiane Zeitfunktion,* wie unsere innere Uhr wissenschaftlich genannt wird, bestimmt die Leistungshöhen und -tiefen an einem Tag. Chronobiologen (Wissenschaftler, die sich mit unseren inneren Abläufen beschäftigen) fanden heraus, dass die innere Uhr bei allen Menschen nach einem ähnlichen Rhythmus tickt.

Beim Versuch von guten Leistungen zahlt es sich aus, wenn Sie im Einklang mit diesem Zeitgeber ihre Leistung angehen. Die zirkadiane Uhr weckt uns gegen Morgen zunehmend stärker auf. Das Herz schlägt kräftiger, das Blut fließt schneller (ab sechs Uhr steigend bis zwischen acht und neun Uhr morgens). Allerdings fallen besonders die Frühaufsteher gegen neun Uhr in ihr erstes Tagestief. Um diese Zeit geschehen die meisten Arbeitsunfälle, es unterlaufen einem leicht Fehler. Die Energie steigt wieder, aber fast jeder fällt gegen 13:00 Uhr in sein zweites Tagestief, wobei ab etwa 15:00 Uhr die Energie wieder anzusteigen beginnt, um sich bis etwa 22:00 Uhr zu steigern. Gegen Mitternacht fällt sie wieder stark ab. Der absolute

Tiefpunkt, das Nachttief, stellt sich dann gegen drei Uhr nachts ein. Bei der Nachtarbeit steigt zu dieser Zeit das Risiko für Unfälle.

Bei Morgenmenschen und Nachteulen können sich diese Zeiten um ein bis maximal zwei Sunden nach vorn (Frühaufsteher) oder hinten (Nachteule) verschieben. Ein Leistungshoch liegt also zwischen zehn Uhr und mittags, ein zweites etwa zwischen 15 bis 22 Uhr (bei Nachteulen zwischen 17 Uhr bis Mitternacht). Die Chronohygiene (Verhältnis von Umwelt und Gesundheit), ein Fachgebiet der Medizin, betont die Wichtigkeit einer rhythmusgerechten Lebensweise für die Gesunderhaltung des Menschen. Auch hier gilt – wie bei allen Schlafproblemen –: Je konstanter Sie Ihren alltäglichen Rhythmus einhalten, desto problemloser läuft er ab.

Kennt man seine zirkadianen Rhythmen, das heißt die Zeiten seiner beiden Leistungshochs und seines Leistungstiefs, kann man dieses Wissen bei wichtigen Arbeiten und Verhandlungen anwenden und den Jetlag mildern, indem man Aktivitäten in der vom Jetlag betroffenen Zeit möglichst in Zeiten des Leistungshochs am Ausgangsort verlegt (dazu finden Sie weitere Hinweise am Anfang des Abschnitts über Schlafkrisen im Kapitel über Schlafstörungen).

Haben Sie zu wenig geschlafen, ist Ihre innere Uhr deutlicher spürbar, da die Leistungstiefs nachmittags sogleich zur Schläfrigkeit, wenn nicht sogar zum Wegdösen führen. In dieser Zeit sollten Sie nicht Autofahren oder anderen gefährlichen Aktivitäten nachgehen. Kreative Arbeit wird Ihnen nur schwer gelingen. Am besten nutzen Sie dieses Leistungstief durch einen Kurzschlaf, der auch Ihren Schlafmangel vermindert.

Das Licht beeinflusst unsere innere Uhr, da es auf die Melatonin-Produktion wirkt, die unsere Wachheit und Müdigkeit steuert. Dieses schon einige Male erwähnte Melatonin (Abkürzung: MCH) ist ein Hormon der Zirbeldrüse, das bei Dunkelheit stärker als bei Helligkeit ausgeschüttet wird. Wird Melatonin ausgeschüttet, werden wir müde, wird die Ausschüttung verringert, wachen wir auf. Daraus folgt, dass Sie bei Schlafstörungen auf die Verdunkelung Ihres Schlafzimmers achten sollten. Wenn Sie zum Beispiel im Sommer zu früh aufwachen und nicht mehr einschlafen können, liegt das häufig daran, dass das Schlafzimmer zu hell ist und der Melatonin-Entzug Sie weckt. Speziell Nachteulen sollten im künstlich verdunkelten Zimmer schlafen, um genug Schlaf zu bekommen.

Falls Sie nicht gerade ein Stubenhocker sind, können Sie leicht die Batterien Ihrer inneren Uhr dadurch aufladen, indem Sie sich viel im Freien aufhalten (was an der direkten Lichteinstrahlung liegt). Wenn Sie jedoch die Lebensmitte hinter sich haben, hilft alles nichts, Ihre innere Uhr beginnt zunehmend schwächer zu werden. Der Grund hierfür ist bislang unbekannt (wie übrigens noch einiges in der Schlafforschung).

Hochphasen

Kreativität und Denken	8.00 bis 11.00 Uhr
Langzeitgedächtnis und Lernen	15.00 bis 21.00 Uhr
Sinnlichkeit	19.00 bis 0.00 Uhr

Bei Nachteulen gibt es ein zusätzliches Hoch für Kreativität und Denken von etwa 19.00 Uhr bis Mitternacht.

Unsere innere Uhr wird gestärkt durch:
- häufigen Aufenthalt im Freien
- konstanten Rhythmus von Wachen und Schlafen
- insgesamt eine regelmäßige Lebensführung

Der Wecker ist der Feind unserer inneren Uhr. Er zwingt uns zum Aufstehen, wenn wir uns schlafend erholen wollen. Durch den Wecker wird die Nacht verkürzt, somit ein Schlafdefizit aufgebaut. Zu bestimmten Zeiten aufzustehen, darum kommen wir in unserer Gesellschaft nicht herum. Da hilft kein Hadern. Aber um die Brutalität des Weckers zu mildern, können wir unsere zirkadiane Uhr einsetzen. Der Übergang zwischen Schlaf und Wachbewusstsein wird sanfter verlaufen. Sie werden mit besserer Laune aufstehen. Da ich mir selbst nie so recht trauen kann, stelle ich mir zur Sicherheit doch noch den Wecker (fünf Minuten später als ich mich zirkadian zu wecken gedenke).

Sich selbst zu wecken, gelingt besonders gut, wenn wir meistens zur gleichen Zeit aufstehen müssen. Sagen wir, Sie müssen jeden Werktag um sieben Uhr aufstehen. Sie nehmen sich also vor, um sieben Uhr morgens aufzuwachen. Es wird Sie verblüffen, Sie werden wahrscheinlich um diese Zeit aufwachen. Sie müssen sich nur tags zuvor öfter innerlich versichern, dass Sie morgens um sieben froh und munter aufwachen. Versuchen Sie es – und nicht vergessen, dennoch den Wecker zu stellen. Mir gibt der gestellte Wecker die Sicherheit, wirklich entspannt meiner inneren Uhr zu vertrauen. Stelle ich den Wecker nicht, dann wache ich meistens zu früh auf und bin alles andere als froh und munter.

Wer ein geringes Schlafdefizit aufweist, den sollte seine innere Uhr leicht wecken. Ist das nicht der Fall, braucht man mehr Schlaf oder man ist ein Greis oder eine Greisin.

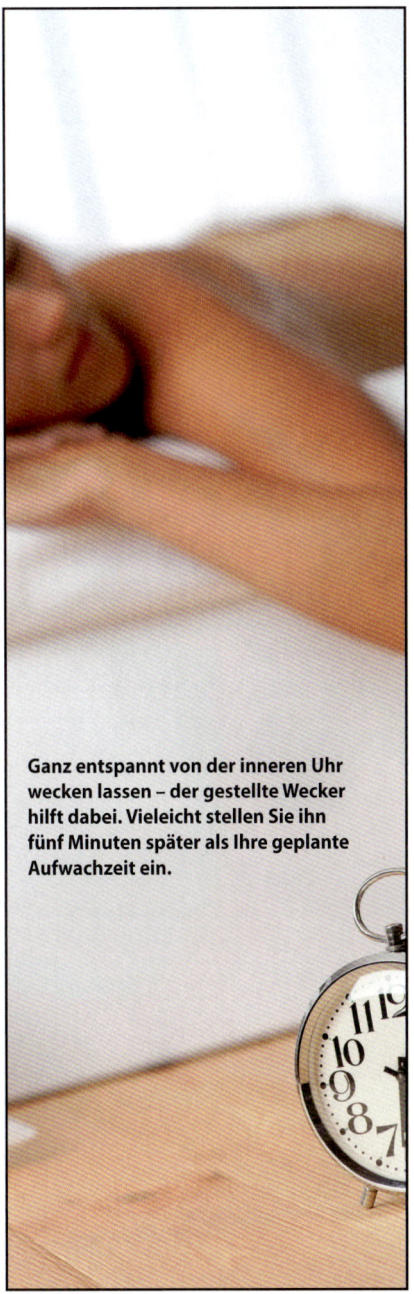

Ganz entspannt von der inneren Uhr wecken lassen – der gestellte Wecker hilft dabei. Vieleicht stellen Sie ihn fünf Minuten später als Ihre geplante Aufwachzeit ein.

Gebt den Leuten mehr Schlaf —
sie werden wacher sein, wenn sie wach sind.

Kurt Tucholsky

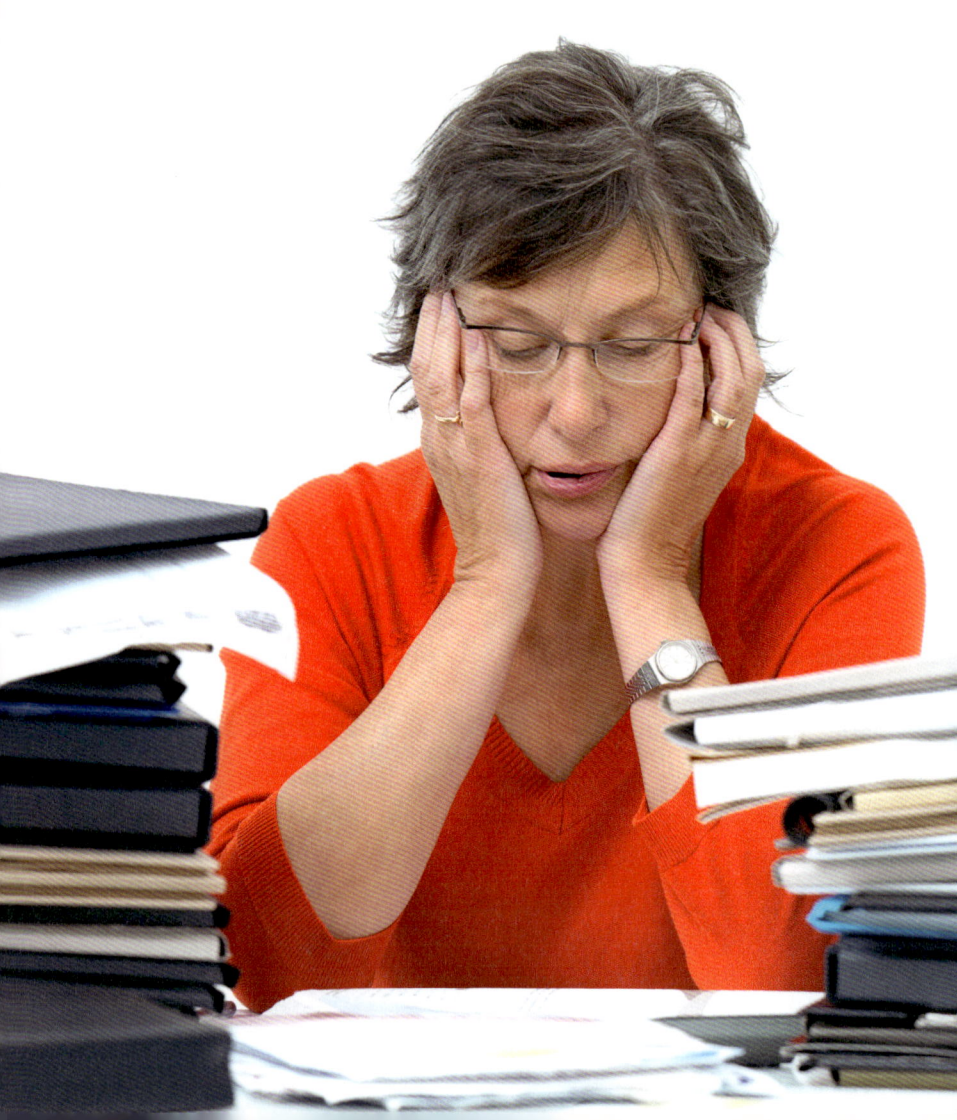

Die Schläfrigkeit

Schläfrigkeit und Müdigkeit werden häufig umgangssprachlich im gleichen Sinn gebraucht. Es ist aber zweckmäßig zwischen beiden Zuständen wie der Wissenschaftler zu unterscheiden. Die Müdigkeit ist die Vorstufe der Schläfrigkeit. Es ist ganz logisch: zuerst ist man müde, dann schläft man ein. Sind Sie müde, lässt die Konzentration insgesamt und auch die intellektuelle Leistungsfähigkeit nach. Sie mögen auch unverbindlicher werden oder zumindest weniger charmant, aber Sie haben sich noch voll im Griff. Bei der Schläfrigkeit ist das anders, deswegen kann sie gefährlich werden. Sie mögen sie fatalerweise für Müdigkeit halten, wie es vielen Schläfrigen geschieht, aber Sie haben sich gar nicht mehr unter Kontrolle. Jeden Moment können Sie einschlafen und je nachdem, was Sie gerade tun, kann das lebensgefährlich sein. Sie sind die leichte Beute der Hypersomnien, wie die Schlafanfälle während des Tages genannt werden, denen Sie nicht widerstehen können.

Müdigkeit als Warnung vor der Schläfrigkeit ist ein Signal, möglichst bald ein drängendes Schlafdefizit abzubauen. Wenn Sie das nächste Mal müde sind, nehmen Sie sich also vor, bald etwas mehr als gewöhnlich zu schlafen. So werden Sie nicht mehr in Gefahr geraten, in der Schläfrigkeit zu landen. Übergehen Sie jedoch als disziplinierter Zwangscharakter Ihre Müdigkeit, kann sie jederzeit in Schläfrigkeit münden. Und wehe, Ihnen fallen dann die Augen zu, Sie werden dem Schlaf unweigerlich erliegen. Die Übergänge zwischen Müdigkeit und Schläfrigkeit sind derart fließend, dass der ungeübte Betrachter sie nicht erkennt. Wenn Sie bereits müde sind, sind Sie sowieso kein genauer Betrachter Ihres Verhaltens mehr und neigen dazu, Ihre Schläfrigkeit als Müdigkeit zu verharmlosen.

Eine etwas vage Abgrenzung von Müdigkeit und Schläfrigkeit besagt, dass bei Müdigkeit Einschlafstörungen auftreten können, sie bei der Schläfrigkeit aber niemals auftreten, da man sogleich einschläft. Allerdings wissen Sie ja auch, dass bei der Müdigkeit meistens keine Einschlafstörungen auftreten. Dem pflichtet auch die Schlafforschung bei: Etwas Schlafdruck (wir nennen das »Müdigkeit«) fördert das Einschlafen und den gesunden Schlaf. Der einzige Unterschied scheint mir der: bei Müdigkeit kann man noch sicher – wenn auch nicht stets bestens – agieren, bei Schläfrigkeit nicht mehr.*

Müdigkeit – Schläfrigkeit

Müdigkeit ist die Vorstufe zur Schläfrigkeit, wenn nicht zuvor geschlafen wird.

Müdigkeit erzeugt:

➤ Konzentrationsschwächen,

➤ Schwierigkeiten bei intellektuellen Aufgaben,

➤ psychische Unausgeglichenheit.

Schläfrigkeit erzeugt:

➤ alle Symptome der Müdigkeit im stärkeren Maße,

➤ die unweigerliche Gefahr des Einschlafens,

➤ die Unfähigkeit, seinen Zustand realistisch zu beurteilen,

➤ zwanghaftes Zufallen der Augen.

Müdigkeit

Müdigkeit ist das Ergebnis eines Mangels an Schlaf oder einer (sich anbahnenden) Krankheit. Die wohlbekannten Zeichen sind das reflektorische Gähnen wegen des Sauerstoffmangels im Gehirn und der Ermüdung des Nervensystems. Ferner treten Konzentrationsschwierigkeiten auf, die sich im typischen Abschweifen der Gedanken zeigen. Allerdings fallen Ihnen in diesem Vorstadium zur Schläfrigkeit nicht zwanghaft die Augen zu. Meistens hängt die Müdigkeit mit einem Lebensstil zusammen, der einem zu wenig Zeit zum Schlafen lässt. Es gibt nur ein Mittel der Wahl gegen Müdigkeit, das ist der Schlaf.

---

* Jürgen Zulley grenzt Müdigkeit und Schläfrigkeit dadurch voneinander ab, dass er die Schläfrigkeit als angenehme innere Bereitschaft loszulassen definiert und Müdigkeit als Erschöpfung mit reduzierter Leistungsfähigkeit, die ganz und gar nicht als angenehm empfunden wird (siehe Zulley, Jürgen: »Mein Buch vom guten Schlaf«, a.a.O., S. 87).

Alkohol erzeugt Müdigkeit, da er Ihr zentrales Nervensystem dämpft. Schon geringer Konsum wirkt wie ein Beruhigungsmittel. Wenn Sie sowieso schon müde sind, steigert er Ihre Müdigkeit noch mehr und kann diese peinlich schnell in Schläfrigkeit übergehen lassen. Wenn man sich müde fühlt, sollte man den Alkohol meiden, es sei denn, Sie wollen sich danach ausschlafen. Auch ein voller Magen lässt leicht Müdigkeit aufkommen. Seine Müdigkeit mit Essen überwinden zu wollen – eine häufige Strategie speziell bei Frauen – ist falsch. Die Verdauung entzieht Ihrem Gehirn Blut und somit Sauerstoff, sodass Sie noch mehr Müdigkeit empfinden. Deswegen sagt der Volksmund figurruinierend: »Nach dem Essen sollst du ruhen.«

Haben Sie genug geschlafen und fühlen sich dennoch tagsüber müde, kann dies ein Hinweis auf das Anfangsstadium einer Krankheit sein. Das hört sich schlimmer an, als es häufig ist. Im Anfangsstadium einer Erkältung fühlen Sie sich zum Beispiel häufig müde. Mit mehr Schlaf können Sie den Ausbruch der Krankheit oft verhindern. Ihr Körper sagt Ihnen, was er braucht und wohl dem, der sich danach verhält.

Müdigkeit wird verstärkt durch

➤ Alkoholgenuss
➤ Essen
➤ jede monotone Arbeit
➤ jede als langweilig empfundene Situation

Leichte Müdigkeit kann durch ätherische Öle vertrieben werden, die in eine Duftlampe gegeben werden.

Gegen Müdigkeit wirken:

➤ Rosmarin
➤ Zitrone
➤ Orange
➤ Grapefruit (Pampelmuse)

Die Müdigkeit wird oft als Feindin gesehen, die einen stört, seine Arbeit froh zu verrichten. Wie wäre es denn damit, die Müdigkeit als Freundin zu betrachten? Sie sagt Ihnen, wann Schluss mit der Arbeit sein sollte, wann Sie zu Bett gehen und wie lange Sie schlafen sollten. Wenn Sie nicht Ihrem Körper folgen, dann macht Sie die Müdigkeit auf dessen notwendige Regeneration aufmerksam. So sollten Sie Ihre Müdigkeit nicht mit Kaffee wegputschen (was nur kurzfristig gelingt) oder ignorieren, sondern gleich ins Bett gehen.

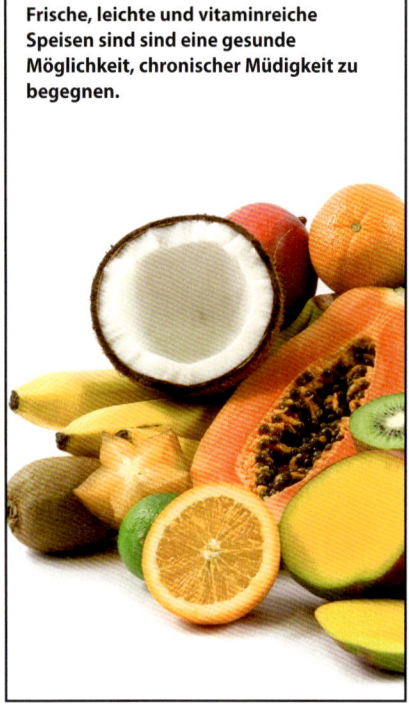

Frische, leichte und vitaminreiche Speisen sind sind eine gesunde Möglichkeit, chronischer Müdigkeit zu begegnen.

Die Schweizer Ernährungsspezialistin und Vitalstofftherapeutin Margit Sulzberger schlägt vor, chronischer Müdigkeit, über die viele Menschen klagen, mit der richtigen Ernährung zu begegnen. Dabei ist besonders darauf zu achten, dass die Ernährung viele Vitalstoffe enthält. So hilft eine Ernährung mit viel frischem Gemüse, Obst und leichten Speisen häufig relativ schnell, länger andauernde Müdigkeit zu verscheuchen oder gar nicht erst entstehen zu lassen.

Tipp

Sie erholen sich am besten bei Müdigkeit, wenn Sie sich am geöffneten Fenster dehnen und strecken oder wenn Sie sich Zeit für einen kleinen Spaziergang nehmen. Das allerbeste Mittel ist jedoch der Mittagsschlaf.

Schläfrigkeit

Als ein tagaktives Tier muss der Mensch nachts schlafen. Die Nacht war gefährlich, da versteckte man sich am besten in der Höhle oder Hütte und stellte sich schlafend tot. Das war auch gang und gäbe bis zur Einführung der künstlichen Beleuchtung – erst durch die augenverderbenden Kerzen und Öl, später durch Gas. Aber erst das elektrische Licht brachte die vollständige Kolonisierung der Nacht. Endlich konnte man wie tagsüber bei guter Beleuchtung lesen und arbeiten. Selbst die beleuchteten nächtlichen Straßen verloren an Gefährlichkeit. Der ursprüngliche Schlafrhythmus vom Sonnenuntergang bis zum Sonnenaufgang war keineswegs mehr zwingend. Mit diesem Sieg des Lichtes über die Nacht begannen auch Müdigkeit und besonders die Schläfrigkeit zum modernen Leben dazu zu gehören. Vorher war jeder fast immer ausgeschlafen und Schläfrigkeit war ein höchst seltener Zustand.

Heute leben wir in einem immerwährenden künstlichen Sommer mit langen Tagen und kurzen Nächten – dank des elektrischen Lichts und unserer Heizung. Unsere Schlafzeit hat sich seit der Mitte des 19. Jahrhunderts um fast 25 Prozent verkürzt, wodurch viele Menschen häufig tagsüber übermüdet sind.

Schläfrigkeit – die Definition

Schläfrigkeit ist ein Zustand, der einen wegen eines hohen Schlafmangels in die Gefahr bringt, am Tage einzuschlafen. Sie ist ein Warnsignal. Möglichst sofort sollte die Schläfrigkeit durch Schlafen abgestellt werden. Sie zeigt sich häufig durch schwere Augenlider, die eine Tendenz besitzen, beim Lesen, Fernsehen und allen monotonen Tätigkeiten zuzufallen.

Der amerikanische Schlafforscher William C. Dement erkannte als Erster die Gefahren der Schläfrigkeit in unserer hochtechnisierten Gesellschaft. Er begann eine großangelegte Kampagne gegen sie. Einen großen Teil von tödlichen Unfällen, bei denen man vom menschlichen Versagen spricht, führt er auf Schläfrigkeit zurück. Denkbar ist das, aber schwer zu beweisen. Auf jeden Fall sieht jeder ein, dass Schläfrigkeit auf der Autobahn katastrophale Folgen haben kann. Dass wir unsere Schläfrigkeit als besiegbare Müdigkeit ansehen, liegt an der Blindheit des Menschen für seine Einschlafwahrscheinlichkeit. Diese wird fast immer gefährlich unterschätzt, wodurch es nicht häufig zum ungewollten Einschlafen kommt. Die Schläfrigkeit kann nämlich jeden Augenblick unaufhaltbar in Schlaf umschlagen. Sie ist ein Notsignal, auf das sofort zumindest mit einem Nickerchen reagiert werden sollte. Machen Sie sich klar, wenn Ihnen einmal die Augen zugefallen sind und Sie reißen sie nicht sofort wieder auf, werden Sie unweigerlich einschlafen. Je nachdem wo Sie einschlafen, ist das Aufwachen fraglich.

Fallen Sie aus der Schläfrigkeit in den Schlaf, kann es sein, dass Sie direkt in einer REM-Phase landen – je schläfriger Sie waren, desto größer ist diese Wahrscheinlichkeit. Es scheint nahe zu liegen, dass der wichtigste Schlafbestandteil jener des Traumschlafs ist, denn unser biologisches System holt sich stets als Erstes das, woran es den größten Mangel leidet.

Schlafdefizit

Bedenken Sie eins: zu wenig Schlaf macht dumm. Im Schlaf wird nämlich Erlerntes im Gedächtnis gesichtet und dann entsprechend abgespeichert.

Die meisten Menschen in unserer Gesellschaft weisen einen Schlafmangel auf. Schlafdefizite ergeben sich hauptsächlich aus einer zeitgeistigen Sucht, nach der Devise »Zeit ist Geld« Zeit zu sparen. »Wer weniger schläft, hat mehr Zeit«, lautet der Kurzschluss, der nicht die Qualität betrachtet, mit der wir die gewonnene Zeit zu nutzen in der Lage sind. Wenn Sie beispielsweise eine Nacht nicht schlafen, was ein gesunder Mensch in jedem Alter gut verkraften kann, werden Sie zur Zeit Ihres Mittagstiefs oder spätestens am folgenden Abend ungewöhnlich müde. Sie verhalten sich, als ob Sie etwa ein Promille Alkohol im Blut haben. Das Gefährliche dabei ist Ihre Selbstüberschätzung. Sie fühlen sich zwar müde, meinen aber mehr zu können, als Sie wirklich in der Lage sind. In solchen Zuständen heißt es ins Bett zu gehen. Bei Tätigkeiten werden Sie äußerst Unfall gefährdet sein. Beim Autofahren endet eine derartige falsche Disziplin leicht tödlich. Da ein zu großes Schlafdefizit eine häufige Ursache für Unfälle ist, arbeiten einige Autohersteller daran, Geräte zu entwickeln, die den Fahrer vor Übermüdung und der daraus resultierenden Schläfrigkeit warnen. Schläfrigkeit sowie Schlaftrunkenheit sind nämlich an den Pupillen und dem Zucken der Augenlider ablesbar, was solche Geräte erkennen können (unter dem Namen *Drowsy Driver Warning* sind sie auf dem Markt).

Ein geringer Schlafmangel hat auch sein Gutes: Menschen mit einem geringen Schlafmangel schlafen effektiver, da sie schneller einschlafen und weniger aufwachen. Ihr Schlaf ist tiefer. Steigt aber Ihr Schlafmangel-Konto auf über zehn Stunden an, fühlen Sie sich müde und nicht mehr voll leistungsfähig. Steigt es auf fünfzig Stunden und mehr an, dann können Sie jederzeit von der Schläfrigkeit gepackt werden. Da sich Schlafmangel akkumuliert (anhäuft), ist ein Defizit von fünfzig Stunden keine Seltenheit.

Schlafdefizit – die Definition

Das Schlafdefizit gibt die Differenz aus notwendigem Schlaf und real gehabten Schlaf an. In der Schlafforschung wird es an der Einschlafzeit gemessen. Null bis zehn Minuten Einschlafzeit weisen auf ein größeres Schlafdefizit hin. Wer acht Stunden Schlaf täglich braucht, aber im Schnitt nur sieben bekommt, baut in jeder Woche sieben Stunden Schlafdefizit auf – die Werte vergrößern sich durch Addition (akkumulierend). Es ist schwer bis unmöglich, ein größeres Schlafdefizit auf einmal abzubauen.

Es scheint so, dass jedes Schlafdefizit exakt zurückgezahlt werden muss. Es baut sich sonst auf und entwickelt sich zur chronischen Müdigkeit und wird schnell zur Schläfrigkeit. Wer in einer Nacht drei Stunden verliert, muss den nächsten Tag acht Stunden (normale Schlafzeit) plus drei Stunden, also elf Stunden schlafen. Unsere innere Uhr behindert jedoch meistens solch ein langes Schlafen, so dass wir Tage brauchen, um nur schon alleine dieses Schlafdefizit abzubauen.

Allerdings zeigt sich auch, dass Schlafdefizite durch längeren und speziell viel tieferen Schlaf schneller abgebaut als aufgebaut werden können. Der Rekordhalter im freiwilligen Wachbleiben, der Amerikaner Randy

Gardner stellte bereits 1965 (im Alter von 17 Jahren) den noch heute gültigen Rekord auf, nämlich 11 Tage und 12 Minuten wachzubleiben. Danach schlief er 14 Stunden und 40 Minuten und fühlte sich bereits äußerst erholt. Er schlief besonders tief.

Die chronische Müdigkeit wird als CFS (Chronic Fatique Syndrom – Symptom chronischer Müdigkeit) bezeichnet oder auch Burnout Syndrom genannt. Sie ist eine Folge des akkumulierten Schlafdefizits, das zu einem rapiden Leistungsabfall bis hin zur Leistungsunfähigkeit führt.

Wer ein Schlafdefizit über zehn Stunden aufweist:

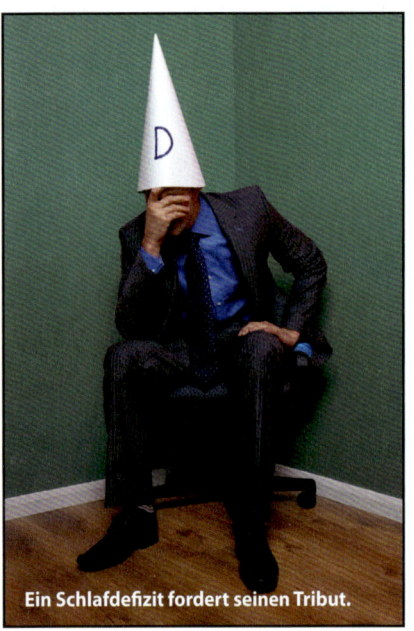

Ein Schlafdefizit fordert seinen Tribut.

- ➤ macht schneller Fehler
- ➤ kann sich nicht länger als ein paar Minuten konzentrieren
- ➤ distanziert sich vom Mitmenschen
- ➤ verringert seine Motivation und seinen Antrieb
- ➤ verliert seine Wachsamkeit
- ➤ reagiert langsamer
- ➤ ist gleichgültiger
- ➤ wird entscheidungsschwach
- ➤ verliert sein analytisches Denken
- ➤ verliert die Fähigkeit zu lernen
- ➤ vermindert seine körperliche Bewegungskontrolle
- ➤ wird oft missmutig und negativ emotional gestimmt (man fühlt sich unglücklich), denn Schlaf versorgt das Gehirn mit aufheiternden Neurotransmittern

Man kann auch sagen: »Mit einem Schlafdefizit wird man dumm und faul.«

Einschlafwahrscheinlichkeit – die Definition

Unsere Einschlafwahrscheinlichkeit errechnet sich aus der Differenz von Schlafdefizit und Wachsamkeitsgrad.

Sind wir erregt, ist der Wachsamkeitsgrad hoch. Trotz eines Schlafdefizits fühlen wir uns in der Situation nicht müde. Ist das Schlafdefizit hoch in einer langweiligen Umgebung, in welcher der Wachsamkeitsgrad sinkt, schlafen wir ein.

Große Schlafdefizite kombiniert mit Alkohol oder Essen erhöhen drastisch die Einschlafwahrscheinlichkeit.

Schlafdefizit heißt »mehr Schlaf wird benötigt«. Viele Menschen fühlen sich jedoch nach längerer Schlafzeit zunächst einmal müder als zuvor. Das vergeht nach ein paar Tagen. Es liegt daran, dass bei größerem Ausgeruhtsein das Schlafdefizit erst deutlich spürbar wird.

Eine innere Abwehr gegen monotone Arbeiten kann einen Zustand erzeugen, der dem eines Schlafmangels erstaunlich ähnelt. Als ich für eine neue Auflage meines Handbuchs der Traumsymbole mechanisch Synonyme für jedes Stichwort heraussuchen musste, überfiel mich täglich nach einer halben Stunde Arbeit bleierne Müdigkeit, die gar in Schläfrigkeit überging. Ich hatte keineswegs zu wenig geschlafen, aber meine Abwehr gegen diese stupide Arbeit erschlug mich mit Müdigkeit bis hin zur Schläfrigkeit. In diesem Fall hätte mehr zu schlafen nicht genutzt.

Abbau des Schlafdefizits

Schlafmangel kann einem das Leben versauern. Sein Abbau beginnt mit der Einschätzung des aktuellen Schlafbedarfs. Dazu schätzen Sie zunächst die Dauer Ihrer benötigten Schlafzeit, die wahrscheinlich um die acht Stunden liegen wird. Nun schlafen Sie genauso lange und schauen Sie nach zwei bis drei Tagen an, wie schnell Sie einschlafen. Geschieht das nach einer Viertelstunde bis zwanzig Minuten, ist kein großes Schlafdefizit vorhanden und der Schlafbedarf wurde richtig ermittelt. Wenn Sie in einer Zeit bis zu fünf Minuten nach dem Finden Ihrer Schlafposition einschlafen, zeigt das ein großes Schlafdefizit an. Bis zu zehn Minuten Einschlafzeit zeigt ein störendes Schlafdefizit, das jedoch schnell abgebaut werden kann. Wenn Sie nur täglich 15 bis 30 Minuten länger oder mehr schlafen, ist dieses Defizit schnell abzubauen.

Einschlafzeiten

15 bis 20 Minuten: kein störendes Schlafdefizit
6 bis 10 Minuten: störendes Schlafdefizit, das schnell behoben werden kann
Sofort bis 5 Minuten: gefährliches Schlafdefizit, das systematisch abgebaut werden muss

---

Die Einschlafzeit kann man durch einen Beobachter messen lassen. Die untrüglichen Einschlafzeichen sind:

➤ tiefes, langsames Atmen
➤ oft leichtes Schnarchen
➤ geringes Öffnen der Lippen

Zu Beginn des zwanzigsten Jahrhunderts benutzte man dazu die sogenannte Löffel-Methode. Diese verblüffende Methode besitzt den Vorteil, dass Sie mit ihr als Alleinschläfer Ihre Einschlafzeit messen können. Sie gehen zu Bett und nehmen einen Teelöffel in die Hand, den Sie so locker wie möglich halten. Unter dem Teelöffel stellen Sie einen Teller. Schauen Sie nun auf Ihre Uhr und schlafen Sie ein. Genau dann, wenn Sie einschlafen, wird der Löffel auf den Teller fallen und Sie wecken. Sie können auf Ihrer Uhr jetzt Ihre Einschlafzeit ablesen. So einfach diese Methode ist, mit der die moderne wissenschaftliche Schlafforschung begann, so ärgerlich ist sie auch. Im Moment des Einschlafens werden Sie geweckt, was nicht nur unfreundlich ist, sondern auch, wenn man diese Methode oft anwendet, Einschlafstörungen konditionieren kann. Allerdings, wenn Sie diese Methode nur ab und an anwenden, wird sie keine negativen Effekte zeigen.

Zum Abbau Ihres Schlafdefizits sollten Sie ferner über Ihre Leistungshoch- und -tiefpunkte am Tag Bescheid wissen. Fühlen Sie sich schläfrig zu Zeiten Ihres Leistungstiefs, zeigt das einen zu großen Schlafmangel an. Auch wenn man beim Lesen, Fernsehen oder monotonen Veranstaltungen leicht einnickt, ist ein großes Schlafdefizit vorhanden. Grundsätzlich ist jede störende Tagesmüdigkeit das Symptom eines Schlafdefizits. Wenn Sie also am Tag bisweilen mit Müdigkeit kämpfen müssen, dann hilft wieder das Zaubermittel gegen zu wenig Schlaf: Schlafen Sie mindestens zwei Wochen lang täglich um die dreißig Minuten länger als gewöhnlich. Das sollte Ihr Schlafdefizit abbauen. Ob Sie erfolgreich waren, sehen Sie daran, dass Sie zu Zeiten Ihres Leistungstiefs am frühen Nachmittag sich nicht mehr müde fühlen. Sollte dies jedoch nicht der Fall sein, dann hat sich ein derart großes Schlafdefizit aufgebaut, dass Sie zusätzlich zu der um eine halbe Stunde verlängerten Schlafzeit, möglichst noch zur Zeit Ihres Leistungstiefs, einen Mittagsschlaf einlegen sollten. Nun sollte Ihr Schlafdefizit nach spätestens einer Woche verschwunden sein. Falls das nicht der Fall ist, liegt eine Schlafstörung vor, die ärztlich oder heilpraktisch untersucht werden sollte.

Schlafpausen

Der Mittagsschlaf

Ich fand als Kind den Mittagsschlaf, zu dem ich nach dem Essen gezwungen wurde, ganz und gar grausig und unehrenhaft. »Nur Babys brauchen einen Mittagsschlaf, doch nicht Jungen wie ich!«, protestierte ich lautstark. Auch heute ist mir der Mittagsschlaf noch suspekt. Dummerweise habe ich den Mittagsschlaf negativ zu besetzen gelernt. Denn eigentlich ist der Mittagsschlaf ein Segen, der noch in südlichen Ländern mit ihrer Siesta voll ausgekostet wird. Es ist sinnvoll zur Zeit seines Leistungstiefs am frühen Nachmittag zu schlafen – da schafft man sowieso keine großen Werke und bei Routinen neigt man dazu schläfrig zu werden. Die meisten Arbeitsverhältnisse lassen diesen Luxus nicht zu. Aber es bleiben noch die Wochenenden und die Ferien. Zumindest da sollten Sie sich ein Mittagsschläfchen leisten. Schlafen Sie allerdings nicht zu lange, denn damit verderben Sie sich den Nachmittag mit impertinenter Müdigkeit. Der Mittagsschlaf ist erquickend, wenn man wieder vor den beiden Tiefschlafphasen (Nicht-

REM-Schlafphase 3 und 4) aufwacht. Wacht man während der Tiefschlafphasen auf, rächt sich das durch eine lang anhaltende Schlaftrunkenheit. Schlafen Sie also nicht länger als zwanzig Minuten. Dieser Schlaf wird Sie erstaunlich erquicken und Ihr Schlafdefizit effektiv verringern. Probieren Sie es aus. Das hohe Lob des regelmäßigen Mittagsschlafs singen die Schlafmediziner. Nach ihren Untersuchungen stabilisiert der Mittagsschlaf den Schlafrhythmus. Er führt so zu einem gesunden Schlafmuster, bei dem sich keine größeren Schlafdefizite aufbauen. Heute ist der Mittagsschlaf wieder in. Designer entdeckten ihn im Jahr 2000 und eröffneten Siesta-Salons, in denen spezielle Schlummerstühle vermietet werden, auf denen der Gestresste mittags zwanzig Minuten schlummern kann. In New York und London geht man in der Mittagspause in den Siesta-Salon und ahmt so Thomas Mann (1875–1955) nach, der ebenso wie André Gide (1869–1951) ein regelmäßiger Mittagsschläfer war.[5] Es ist auffallend, wie beliebt das Mittagsschläfchen bei Schriftstellern und auch bei Lehrern ist.

Obwohl der Mittagsschlaf sehr zu empfehlen ist, sollten Sie sich nicht der Illusion hingeben, dass er an Regenerationskraft dem nächtlichen Schlaf gleich käme. Der nächtliche Schlaf ist grundsätzlich erholsamer als der Schlaf tagsüber.

Das Nickerchen

Der Kurzschlaf am Tag wird umgangssprachlich »Nickerchen« genannt. Grundsätzlich gilt für ihn das Gleiche wie für den Mittagsschlaf. Er sollte nicht länger als zwanzig Minuten andauern, da man sonst Gefahr läuft, aus der Tiefschlafphase geweckt zu werden und danach ein bis zwei Stunden wie ein Zombie herumzulaufen.

Schlafforscher betonen, dass ein Nickerchen von einer Viertelstunde bis zu maximal 20 Minuten ideal für Ihre Regeneration ist. Mehr wäre weniger, denn Untersuchungen zeigen, dass Sie mit über einer halben Stunde Schlaf oder gar einer Stunde sich weniger regenerieren. Also ein Nickerchen von einer Viertelstunde wirkt Wunder.

Wann dieses Nickerchen stattfindet, ist unerheblich, wichtig ist, dass es stattfindet. Ich bewundere stets diejenigen, die im Flugzeug, im Zug oder Bus sofort für ein paar Minuten einnicken können. Genau das ist die Vorbeugung gegen einen störenden oder sehr gefährlichen Schlafmangel. Meister des Kurzschlafs sind die Japaner, die selbst in öffentlichen Situationen wie im Büro für ein paar Minuten schlafen. Im Gegensatz zu den Europäern haben sie die Moral auf ihrer Seite: In Japan gilt der Büroschlaf keineswegs als verachtenswert, sondern eher als produktiv.

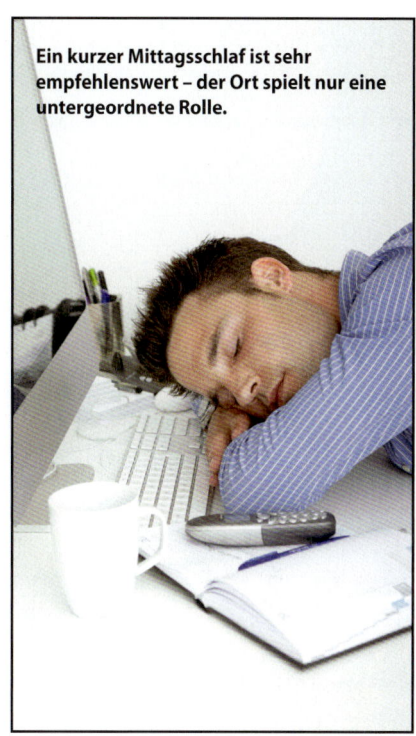

Ein kurzer Mittagsschlaf ist sehr empfehlenswert – der Ort spielt nur eine untergeordnete Rolle.

Tipp

Trinken Sie vor Ihrem Nickerchen einen doppelten Espresso (ein Kaffee genügt auch). Die weckende Wirkung des Koffeins setzt erst nach 30 Minuten ein, also genau dann, wenn Sie wieder wach sein sollten.

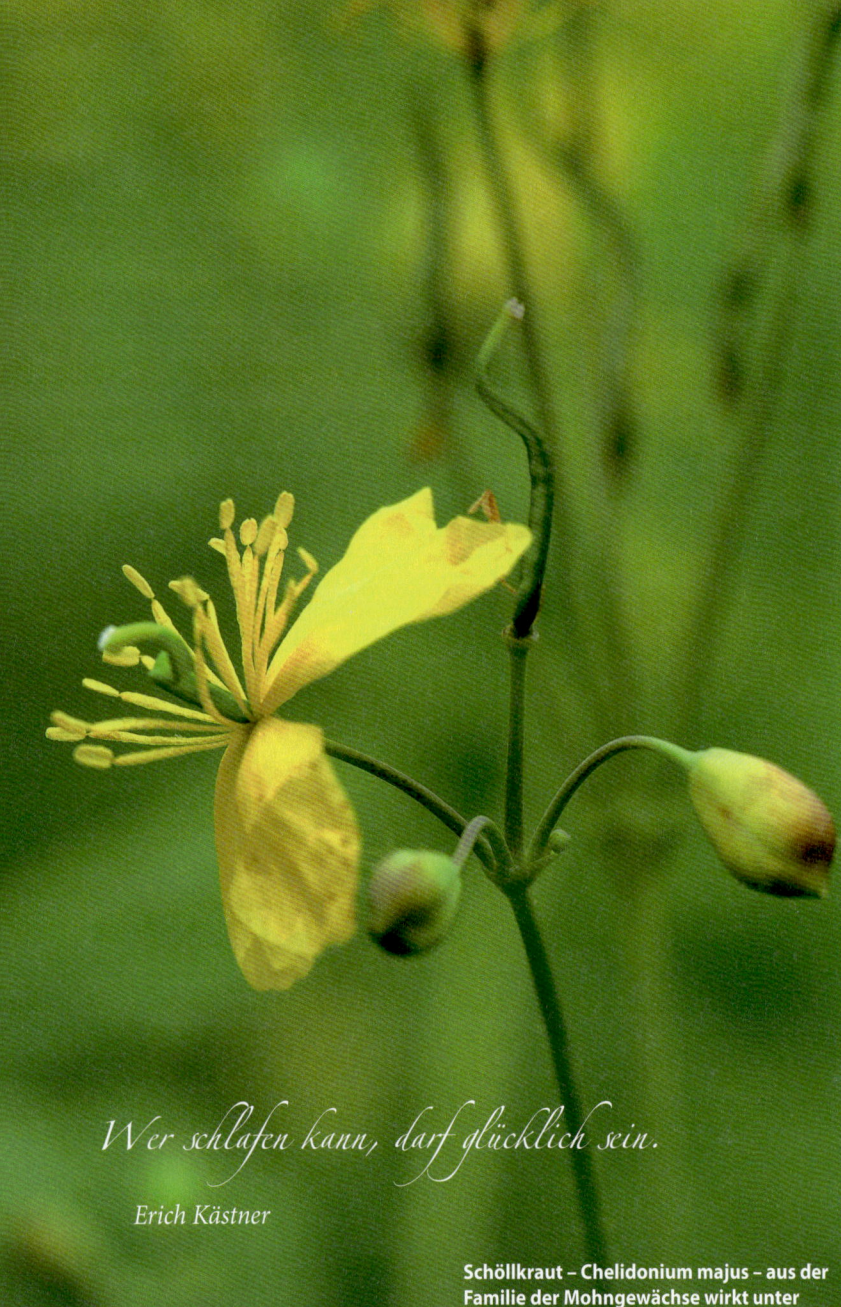

Wer schlafen kann, darf glücklich sein.

Erich Kästner

Schöllkraut – Chelidonium majus – aus der Familie der Mohngewächse wirkt unter anderem beruhigend und entkrampfend.

Die Schlafstörungen

Schlafstörungen werden oft darauf zurückgeführt, dass man nicht seinen natürlichen Rhythmus lebt, der Hoch- und Tiefphasen besitzt. Wenn man sich zwingt, in Tiefphasen trotz Müdigkeit zu arbeiten, führt das auf die Dauer zu Störungen des Schlafs.

Alle Schlafstörungen sind einerseits auf den verinnerlichten Leistungsdruck unserer Gesellschaft zurückzuführen und andererseits psychologisch gesehen wie Orgasmusstörungen: Sie gehen auf die Angst zurück, man könnte sich verlieren – allerdings sehnt man sich zugleich nach diesem Verlieren. Aber die Angst vor dem Ich-Verlust setzt sich in den Schlafproblemen durch. Wenn wir einschlafen, verändert sich unser Bewusstsein radikal. Das kontrollierende Ich ist plötzlich nicht mehr da. Das wirkt auf manch einen furchterregend.

Beim Schlafen wird jeder narzisstisch: Er lässt die Anhaftungen an die äußere Welt los. Nur noch die eigene Welt spielt eine Rolle. Davor fürchten sich manche Menschen. Machen Sie sich klar, dass Sie Ihren natürlichen nächtlichen Narzissmus genießen können und dürfen.

Dass der verinnerlichte Leistungsdruck und Stress einen großen Anteil an den Schlafstörungen besitzen, zeigt, dass Großstädter wesentlich häufiger nicht schlafen können als Menschen, die in ländlicher Umgebung leben. In Deutschland treten zum Beispiel die meisten Schlafstörungen prozentual gesehen in Berlin auf, worauf Ingo Fietze (Schlafmediziner an der Charité in Berlin) aufmerksam macht.

Es gibt übrigens die beachtliche Zahl von 88 unterschiedlichen Formen der Schlafstörungen. Ich werde ausführlich nur auf die sogenannten primären Insomnien eingehen. Das sind Einschlaf- und Durchschlafstörungen, denen keine organische oder psychische Krankheit zugrunde liegt.

Schlafstörungen verursachen auf die Dauer das gefürchtete Burn-out-Syndrom und volkswirtschaftliche Schäden in Millionenhöhe. Gerade in einer auf Leistung ausgerichteten Gesellschaft wie der unsrigen ist ein erholsamer Schlaf zur Regeneration besonders wichtig. Spätestens wenn Sie bemerken, dass Sie selbst am Wochenende nicht mehr tief und erholsam schlafen können, sollten Sie einen Schlafspezialisten aufsuchen.

Die meisten Schlafstörungen sind allerdings selbstproduziert. Der typische Fall verläuft so: Jeder weist ab und an in seinem Leben eine normalerweise vorübergehende Schlafstörung durch negativen Stress oder Krankheit auf. Wenn sich derjenige jedoch auf diese Schlafstörung konzentriert, sie gar zum Mittelpunkt seines Lebens macht, schafft er die beste Voraussetzung dafür, dass die ursprünglich harmlose Störung zur chronischen Schlafstörung wird. Der Regensburger Schlafforscher Jürgen Zulley (*1945) schätzt, dass neunzig Prozent dieser chronischen Schlafstörungen dadurch behoben werden können, dass die Betroffenen lernen, mit relativ harmlosen Schlafstörungen in Krisenzeiten lässig umzugehen und sich in Geduld zu üben. Mit dieser Haltung wird sie sich nach Zeiten der Belastung schnell wieder auflösen. Wer bei kurzfristigen Schlafstörungen sogleich die Geduld verliert, sich über sie ärgert, verschlimmert sie dadurch erheblich. Erst wenn eine Schlafstörung über drei Wochen anhält und die Konzentrationsfähigkeit an jedem dieser Tage erheblich stört, benötigt der Betroffene professionelle Hilfe.

Aus Bequemlichkeit fassen Mediziner viele Schlafstörungen häufig unter dem lateinischen Lehnwort *Insomnia* zusammen. Das heißt zwar Schlaflosigkeit, aber Insomnia muss keineswegs bedeuten, dass man von gar keinem Quäntchen Schlaf umfangen wurde. Insomnia besagt, dass man weniger schlafen kann, als man gerne möchte und benötigt. Diese Schlafstörungen führen zur chronischen Müdigkeit und zur Schläfrigkeit. Dass Sie an zwei Tagen hintereinander überhaupt nicht schlafen, kommt äußerst selten vor. Auch wenn Sie sich im Bett herumwälzen und meinen, kein Auge zuzutun, haben Sie doch – allerdings unbemerkt – etwas geschlafen.

Die Insomnia ist ein Symptom und keine Krankheit, als die sie oft fälschlich betrachtet wird. Schlaflosigkeit kann viele Ursachen haben, sie kann ein Symptom von Krankheiten oder Belastungen sein. Die häufigste dieser Ursachen ist der Stress, der augenscheinlich in unserer Gesellschaft für alles herhalten muss. Genauer betrachtet, ist es nur der ungesunde Dauerstress. Auf Grund des häufig berufsbedingten Dauerstresses treten lang anhaltende Insomnien gehäuft im Erwachsenenalter auf. Aber auch die

Altersgruppe der Zehn- bis Zwanzigjährigen ist stark betroffen, bei der fast 50 Prozent an Schlafstörungen leiden. Außerdem leiden signifikant mehr Frauen als Männer an Schlafstörungen. Insgesamt klagen etwa zwanzig Millionen Deutsche bei ihren Hausärzten über Schlafstörungen.

Leider ist es schwierig, bei Schlafstörungen die entsprechende medizinische oder psychologische Hilfe zu bekommen. Suchen Sie einen Arzt, Heilpraktiker, Diplompsychologen oder Psychotherapeuten auf, sollten Sie sogleich ausdrücklich darauf hinweisen, dass Sie aufgrund von Schlafproblemen behandelt werden möchten. Die meisten dieser Therapeuten sind nämlich (leider) nicht dazu ausgebildet worden, sich mit Schlafstörungen zu beschäftigen und verschreiben in ihrer Hilflosigkeit oft Schlafmittel.

Es gibt auch Selbsthilfegruppen für Schlafgestörte, die Sie im Netz finden. Geben Sie in Ihre Suchmaschine »Schlafstörung und Therapie« ein, werden Sie schnell fündig werden.

Insomnia – die Definition

Insomnia (Latein) heißt fehlender Schlaf.

Als Schlaflosigkeit werden landläufig
- Einschlafschwierigkeiten
- Durchschlafschwierigkeiten
- Aufwachschwierigkeiten (zum Beispiel zu früh zu erwachen)
verstanden.

Wenn die Hälfte der Bevölkerung der westlichen Welt an Insomnia leidet, so ist das in diesem Sinn gemeint.

Bisweilen hat jeder eine dieser Schlafschwierigkeiten für zwei oder fünf Nächte im Jahr. Das ist normal. Nicht mehr normal, sondern höchst bedenklich sind solche Störungen, die tagelang anhalten und nach kurzer Pause wiederkehren. Schlafstörungen mehrere Nächte hintereinander sind gefährlich. Sie sollten abgestellt werden, bevor sie chronisch werden.

Schlaflosigkeit, welcher Art auch immer, führt schnellstens zu einem so großen Schlafmangel, dass man Tage oder gar Wochen braucht, ihn wieder durch zusätzlichen Schlaf abzubauen.

Schlaf

Die heute verbreitete Schlaflosigkeit sahen viele Kritiker des Zeitgeistes als klassisches Symptom einer ruhelosen Zeit. Umso ruheloser unser Alltag ist, umso eher werden wir schlaflos. Das beste Mittel gegen diese Schlaflosigkeit ist ein regelmäßiger Lebensstil. Versuchen Sie über drei Monate zur gleichen Tageszeit

> einzuschlafen
> aufzuwachen
> zu arbeiten
> sich zu erholen

Auf solch ein geregeltes und routiniertes Leben tagsüber folgt leichter der nächtliche Schlaf.

Der deutsche Arzt Ruediger Dahlke (*1951) geht davon aus, dass sich in der Schlaflosigkeit eine unbewusste Ablehnung der weiblichen Qualität zeigt, die Carl Gustav Jung (1875–1961) die »Anima« nennt. Man kann sicher sagen, wer weibliche Werte lebt, wird eher weniger Probleme mit der Schlaflosigkeit haben. Allerdings werden Frauen in unseren westlichen Gesellschaften signifikant öfter von Schlafstörungen geplagt als Männer.

Der sonderbarste Tipp gegen die Schlaflosigkeit wurde mir per Mail zugesandt. Dort wurde empfohlen, vor dem Einschlafen ein Glas Wasser zu trinken und danach etwas Salz auf die Zunge zu nehmen. Dabei darf das Salz nicht heruntergeschluckt werden. So sollen Sie schnell einschlafen, da das Salz angeblich die Stärke der elektrischen Entladung im Gehirn so verändert, dass Sie sogleich müde werden. Vielleicht wirkt es bei Ihnen.

Falls es mit dem Salz nicht gelingen will, dann wenden Sie sich an die Siebenschläfer, die 195 Jahre lang geschlafen haben sollen, als der römische Kaiser Decius sie im dritten Jahrhundert einmauern ließ. Diese Siebenschläfer ruft man als Heilige bei Schlafstörungen an. Ihr Tag ist der 27. Juni, da sie der Legende nach am 27.6.446 aus ihrer Einmauerung befreit wurden. Leider hat die katholische Kirche die Siebenschläfer aus dem Katalog ihrer Heiligen gestrichen, jedoch sollte das keinen hindern, sie dennoch bei Schlafstörungen um Beistand anzurufen.

Wenn der Schlaf nicht gelingt

Wenn man über Krankheiten oder auch nur Störungen schreibt, muss man höllisch aufpassen, keine »Hysterien« auszulösen. Leicht geht es dem Leser wie dem Medizinstudenten, der plötzlich die Symptome der schlimmsten Krankheiten an sich entdeckt, über die er gerade las. Wenn Sie Schlafstörungen haben, sind es wahrscheinlich nur kurzfristige, situationsbedingte Störungen, mit denen Sie allein fertig werden können. Was Sie tun können, finden Sie im Folgenden bei jeder Schlafstörung angeführt.

Die Tendenz geht heute dahin, dass ein großer Teil an Aktivitäten in die Abend- oder gar Nachtstunden verlagert wird. Internet, die Arbeit am Computer und das Nonstop-Fernsehen stehen dem gesunden Schlaf im Wege. Es ist sicher nicht übertrieben, den modernen Lebensstil für die meisten unserer Schlafstörungen verantwortlich zu machen. Ob man es nun gutheißt oder nicht: Der altmodische Lebensstil unserer Vorfahren war dem Schlaf weitaus zuträglicher.

Allgemeine Schlafstörungen

Es war kein Geringerer als Thomas Mann, der in seinem Roman »Die Buddenbrooks« anschaulich die Symptome allgemeiner Schlafstörungen beschreibt. Der Niedergang des Hauses Buddenbrook zeigt sich unübersehbar in den Schlafstörungen der Hauptpersonen. Speziell der Senator Thomas Buddenbrook wird beschrieben, wie er statt einzuschlafen in dunkle Grübeleien gerät, die ihm völlig den Schlaf rauben. Hier finden wir die für die meisten Schlafstörungen typische Unruhe dargestellt, bei der man sich von einer auf die andere Seite wälzt in der vergeblichen Hoffnung, dort Schlaf zu finden. Auch die fruchtlosen Grübeleien sind typisch für die vielen Schlafstörungen, wie auch die schlechte Laune am nächsten Morgen, da man nicht genügend Schlaf bekommen hat.

In der zweiten Hälfte des Romans stellt Thomas Mann genau beobachtend die Wirkungen der Psyche auf Schlaf und Traum dar. Dabei ist es kein Zufall, dass Thomas Mann »Die Buddenbrooks« (erschienen 1901) und Sigmund Freud (1856–1939) »Die Traumdeutung« (erschienen im November 1899, aber auf 1900 datiert) zur gleichen Zeit schrieben (kurz vor 1900).

Tipp

Gegen alle Schlafstörungen hilft es zu meditieren. Dadurch wird die Konzentration der Stresshormone Adrenalin und Kortisol im Blut verringert. Es steigt die Anzahl der Alpha- und Delta-Wellen im Gehirn, die Schlaf und tiefe Entspannung charakterisieren. So stellte erstaunlicherweise die Stiftung Warentest 2006 fest, dass Meditation therapeutisch wirksam bei Schlafstörungen ist.

Einschlafstörungen

Etwa 21 Prozent der deutschen Bevölkerung leiden unter Einschlafstörungen, das ist mehr als jeder fünfte. Bei dieser Schlafstörung will sich die Wachheit partout nicht dem Schlaf ergeben. Im Klammergriff von Stress und Sorgen schläft man nur ein, wenn man nicht darauf gefasst ist.

Diese Einschlafstörung haben auch Sie sicher schon oftmals erlebt. Wenn sie um die zehn Mal jährlich vorkommt, gibt es keinen Anlass zur Besorgnis. Dennoch ist sie hinderlich, speziell wenn am nächsten Tag wichtige Termine anliegen. Glücklicherweise können Sie sich in einer solchen Situation leicht selbst helfen. Das Einfachste ist, ein richtig langweiliges Buch zu lesen (versuchen Sie es doch einmal mit Hedwig Courths-Mahler (1867–1950), die immerhin zweihundert Romane veröffentlichte). Ist es dazu noch kitschig, werden Sie bald seligst einschlummern. Ich gebe es zu, das klappt nur bei milder Schlaflosigkeit, weil man beispielsweise noch aufgeregt ist von den Tagesereignissen. Bei zäherer Einschlafschwierigkeit müssen Sie leider wieder aus dem Bett heraus und sich in einem anderen Zimmer möglichst monoton beschäftigen. Irgendwann sind Sie so müde, dass Sie bereits halbschlafend ins Bett fallen.

Treten bei Ihnen Einschlafstörungen häufiger auf, versuchen Sie, mit dem Autogenen Training (AT nach I.H. Schultz) vor dem Einschlafen sich tief zu entspannen und dann von der Entspannung in den Schlaf zu gleiten (siehe auch die Hinweise im Kapitel »Wie gesunder Schlaf gelingt«, Seite 129). Stellen sich Ihre Einschlafstörungen häufiger ein, womöglich einmal wöchentlich oder öfter, ist eine psychologische Blockade zu vermuten. In diesem Fall hilft der Psychotherapeut – häufig schon mit wenigen Sitzungen.

Bemerkenswert

Nicht-pathologische Einschlafstörungen:
➤ Zucken der Glieder
➤ Lichtblitze vor den geschlossenen Augen
➤ Fallgefühle

Eine spezielle, aber verbreitete Einschlafstörung besteht darin, dass man sich beim Einschlafen endlos fallend fühlt, beziehungsweise man sieht sogar – meist schwache – Blitzlichter oder die Glieder zucken. All das ist nicht pathologisch, sondern ein Entspannungszeichen, das allerdings paradox wirken kann. Es weckt nämlich manche Personen im Einschlafprozess wieder auf und stört so das Einschlafen erheblich. Jede tiefe Entspannung vor dem Einschlafen hilft hier. Sie können dann vor dem Einschlafen zucken, Ihre Lichter sehen oder sich fallen lassen, was Sie nicht weiter stört. Das Fallgefühl ist der klassische Indikator für ein Absinken in tiefe Entspannung. Gehen Sie doch wie beim Autogenen Training vor, bei dem man sich als Formel vorspricht, was im Körper geschieht. Sie nehmen das Fallgefühl, das Zucken oder das Feuerwerk bewusst als Entspannungshinweise wahr. Statt sich durch sie wecken zu lassen, nehmen Sie diese als Zeichen mit auf den Weg zum entspannten Einschlafen.

Bei Kindern sind Einschlafstörungen die Norm. Würden sie fehlen, müsste man sich fast Sorgen machen. Viele Kinder wollen gar nicht einschlafen – paradoxerweise besonders dann, wenn sie äußerst müde sind. Übermüdete Kinder ins Bett zu bringen, kann Erwachsene völlig fertig machen. Schreien, Wutanfälle und alle Tricks, um noch länger aufbleiben zu dürfen, werden vom Kind genial eingesetzt.

Bei Kindern, die nicht einschlafen wollen, helfen zunächst gute Nerven und dann Rituale wie die Gute-Nacht-Geschichte, der Kuss, das Nachtlied, das Gebet sowie das Kuscheltier. Diese Rituale müssen jedoch regelmäßig durchgeführt werden, denn nichts ist dem problemlosen Schlaf zuträglicher als Kontinuität. Nervt Ihr Kind auch noch so sehr, bleiben Sie konsequent, und zwar ohne Ausnahme. Bestehen Sie auf einer bestimmten Einschlafzeit. Liegt Ihr Kind nun endlich im Bett, sollten Sie es gut zudecken und eventuell leicht streicheln, was Geborgenheit vermittelt.

Tipps

Ein Rezept für einen Schlummertrunk:
Er lässt Sie schnell einschlafen, macht nicht dick und schmeckt dazu noch gut:

➤ ¼ Liter Wasser aufkochen lassen
➤ 1 Esslöffel Kakao dort einrühren, bis er sich auflöst
➤ 1 Teelöffel Honig
➤ 2 bis 3 Esslöffel heiße Milch einrühren
➤ ½ Stange Zimt und
➤ 3 Nelken dazugeben

Das Ganze noch einmal aufkochen lassen, mit einer Prise Salz abschmecken, dann umrühren, abgießen und trinken.

Gut ist ebenso:
ein Glas Bier zu trinken und ein Stück Hartkäse dazu zu essen (allerdings befürchte ich, dass dies auf die Dauer Ihre Figur nicht gerade verbessert).

Eine wirksame Körperübung zum Abschalten aller Sorgen:
Machen Sie sich bettfertig. Setzen Sie sich auf die Bettkante und lassen Sie Ihren Kopf langsam nach hinten fallen. Atmen Sie zwei bis drei Minuten in Ihrem Rhythmus durch Ihren leicht geöffneten Mund. Dann bewegen Sie Ihren Kopf wieder nach vorn, bis er gerade auf Ihrer Halswirbelsäule steht, und atmen Sie wieder zwei bis drei Minuten entspannt in Ihrem Rhythmus.
Wiederholen Sie dies dreimal und legen Sie sich dann ins Bett und schlafen Sie einfach ein.

Gut helfen bei Einschlafstörungen auch Rituale zum Abschließen des Tags. Schließen Sie Ihre Arbeit ab, indem Sie Ihr Büro kurz aufräumen und alles für den nächsten Tag bereit legen oder indem Sie Ihre Arbeitsmittel wegräumen oder Ihre Unterlagen ordnen. Ideal ist ein kleiner Spaziergang nach der Arbeit. Etwa eine halbe Stunde vor dem Zubettgehen sollten Sie ebenfalls ein kleines Ritual durchführen. Entweder Sie lesen noch dreißig Minuten oder hören Musik oder ein Hörbuch zum Beispiel.

Aufwachstörungen

Fürchterlich sind die Aufwachstörungen, bei denen man aufwacht, ohne ausgeschlafen zu sein. Sie scheinen schicksalhaft für die moderne Gesellschaft zu sein – der Esoteriker spricht vom Karma des modernen Menschen, unausgeschlafen zu sein. Im Grunde bedeutet das, dass unsere Arbeitsrhythmen den meisten Menschen nicht entsprechen. Aber da der Mensch dem Arbeitsrhythmus der Produktion entsprechen muss und nicht umgekehrt, wie der amerikanische Industrielle Henry Ford (1863–1947) nachdrücklich forderte, werden Aufwachstörungen normal sein. Da hilft nur eins, früher ins Bett zu gehen, auch wenn die Nacht noch so spannend ist. Machen Sie das allerdings nicht, wird sich zunehmend ein

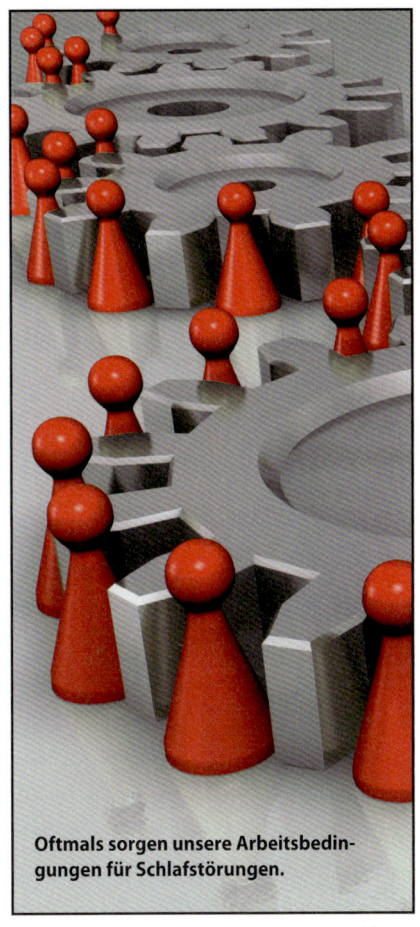

Oftmals sorgen unsere Arbeitsbedingungen für Schlafstörungen.

gefährlicher Schlafmangel aufbauen, der zur Schlafkrise führen kann.

Sind Sie schlaftrunken nach dem Aufwachen, ist ihr Schlafmangel zu groß. Wenn es nun nicht anders geht, sollten Sie sich zumindest am Wochenende den Luxus gönnen, richtig auszuschlafen.

Viel seltener ist die morgendliche Schlaftrunkenheit auf eine fehlende Schlaftiefe zurück zu führen. Sie werden den ganzen Tag mit Müdigkeit kämpfen müssen. Treten diese Symptome auch bei circa acht Stunden regelmäßigen Schlaf länger als drei Wochen lang auf, sollte ein Arzt, Diplompsychologe oder Heilpraktiker aufgesucht werden. Für die Veränderung

Ihrer Schlaftiefe bedarf es eines Spezialisten oder wollen Sie sich jahrelang das Mantra »Mein Schlaf ist tief« vorsagen? Es gibt auch noch einen völlig harmlosen Grund für eine kurzfristige Schlaftrunkenheit am Morgen: Sie sind zu schnell nach dem Aufwachen aufgestanden. Ein paar Minuten zum Aufwachen sollten Sie sich im Bett schon gönnen. Sie erinnern sich damit nicht nur besser an Ihre Träume, sondern verringern auch die Wahrscheinlichkeit von Schlaftrunkenheit nach dem Aufstehen. Langsames Aufstehen macht schneller wach. Ideal wäre es, wenn Sie sich für Ihr Aufwachen etwa genauso viel Zeit wie für Ihr Einschlafen nehmen würden. Um Ihre Schlaftrunkenheit zu verscheuchen, sollten Sie sich ausgiebig im Bett rekeln und strecken. Wem der niedrige Blutdruck den Morgen zum Feind werden lässt, der sollte sich gleich nach dem Aufstehen mit kaltem Wasser das Gesicht waschen. Wer morgens geistig träge ist, dem sei ein eiweißhaltiges Frühstück empfohlen. Besonders Yoghurt eignet sich hervorragend, da diese Speise das Gehirn veranlasst, anregende Botenstoffe auszuschütten.

Fast alle depressiven oder depressiv verstimmten Personen wachen zu früh auf, ohne ausgeschlafen zu sein. Bei Depressionen kann nur der Psychotherapeut oder Arzt helfen. Bei depressiven Verstimmungen kann man zur Not damit rechnen, dass diese sich bald auflösen werden, da sie meistens situationsbedingt sind. Suchen Sie depressive Stimmungen häufiger heim, wird Sie ein Besuch beim Psychotherapeuten hoffentlich wieder froh stimmen.

Eine psychologische Seltenheit ist das Aufwachen in der Spielart des plötzlichen Aufschreckens am Morgen. Ohne Weckergeräusch sitzt man leicht verwirrt kerzengerade im Bett. So dramatisch sich dieses Symptom auch gibt, es verschwindet meistens wieder von selbst. Ich bin sicher, dass bei jeder Schreckhaftigkeit wie auch bei dieser in der Psyche die Ursache zu finden ist – allerdings ob es sich immer lohnt, dort nachzuforschen, ist eine andere Frage. Kommt dieses Aufschrecken am Morgen mindestens einmal im Monat vor, lohnt es sicher, die eigene Psyche zu betrachten oder untersuchen zu lassen.

Unterbrochener Schlaf

Etwa sieben Prozent der Deutschen geben an, häufig nicht durchschlafen zu können. Wenn wir auch heute dabei gleich zur Psyche schauen, sollte man in diesem Fall vorher organische Ursachen ausschließen. Die meisten Durchschlafstörungen sind nämlich entweder auf eine Herzschwäche oder auf Prostataprobleme zurückzuführen. Es ist der häufige Harndrang, der den Schlaf unterbricht.

Beim Glücklichen mit starkem Herz und Prostata sind Durchschlafstörungen psychisch bedingt. Wieder sind es Kummer und Sorgen, die einem die Nacht vermiesen. Da hilft nur eins, die Ursache für diesen Kummer, diese Sorgen ist zu beseitigen. Wenn Kummer und Sorgen einen so hart bedrängen, dass man davon aufwacht, dann ist es höchste Zeit sich mit ihnen beschäftigen. Das ist eine Warnung. Wenn die Sorge einen aus dem Unbewussten heraus weckt, dann sagt doch schon diese Geste, dass Probleme bewusst betrachtet werden möchten.

Die moderne Schlafforschung zeigt allerdings, dass jeder Schlaf ein unterbrochener Schlaf ist. Man wacht durchschnittlich 28 Mal pro Nacht auf, was man jedoch nicht mitbekommt, da dieses Aufwachen nur kurz andauert. Wenn die Wachheit jedoch länger als drei Minuten anhält, bekommt man dieses Aufwachen bewusst mit. Besonders nach Träumen wacht man auf. Je länger diese Wachzeit anhält, umso größer ist die Chance, dass man seinen Traum erinnert. Auch hierbei scheinen die drei Minuten die Schwelle darzustellen. Unter drei Minuten Wachheit nach dem Träumen lässt den Traum vergessen, über drei Minuten Wachheit lässt ihn erinnern. Außerdem pflegen wir während des Träumens immer wieder kurz wach zu werden. Dieses erstaunlich häufige Aufwachen während des REM- und Nicht-REM-Schlafs geht wohl auf unsere Urahnen zurück, die in Urgesellschaften in der Wildnis schliefen und zum Überleben darauf angewiesen waren, ihre Umgebung auf Gefahren beispielsweise durch Raubtiere oder Buschbrand zu überprüfen. Mütter überwachen noch heute so, ob ihr Baby sie braucht.

Deutlich können auch Sie dieses häufige kurze Aufwachen bewusst erleben, wenn Sie in einer fremden Umgebung schlafen. Im Hotel schläft fast jeder schlechter, indem er öfter als gewöhnlich aufwacht als in seinem eigenen Bett zu Hause. In fremden Schlafumgebungen wird unsere nächtliche Wachsamkeit wie bei unseren Vorfahren aktiviert, selbst wenn wir wissen, dass diese Umgebung sicher ist.

Schlafunterbrechend kann Alkohol und unsere Ernährung wirken. Zu großer Alkoholkonsum unterbricht unseren Schlaf schon meistens wegen des Harndrangs, des trocknen Munds oder wir wecken uns mit unserem eigenen Schnarchen. Eine zu reichhaltige Speise vor dem Schlafen ruft schlafunterbrechende Verdauungsstörungen hervor. Hierbei gilt als Regel: vier Stunden vor dem Schlafen nichts mehr zu essen.

Ansonsten gehört der unterbrochene oder zerrüttete Schlaf zu den Hauptsymptomen der echten Depression. Liegt kein unterbrochener Schlaf vor, darf man zumindest im engen Sinne nicht von einer Depression reden. Alle Psychosen stören den Schlaf. Der zerrüttete Schlaf ist allerdings das Markenzeichen der Depression, das wir aber auch bei der Schlafapnoe finden (die Sie weiter hinten im Kapitel über das Schnarchen noch genauer kennen lernen werden).

Tipps

Akupunktur

hilft bei Durchschlafstörungen gut, speziell wenn leberentlastende Punkte gestochen werden. Die Leber ist nämlich nach der TCM (Traditionelle Chinesische Medizin) häufig das Organ, das uns zwischen ein Uhr und drei Uhr morgens weckt. Es können auch Stellen am Handgelenk, dem Unterarm und dem Bein gestochen werden, wodurch das Hormon Serotonin vermehrt ausgeschüttet wird.

Homöopathie und Pflanzenheilkunde

Wem jedoch das Nadeln unsympathisch ist, dem helfen Chelidonium als homöopathisches Mittel oder als pflanzliches Mittel Präparate aus der Mariendistel. Sie sollten auf jeden Fall versuchen, weniger Alkohol zu trinken und / oder fettreduzierter zu essen.

Spezielle Schlafstörungen

Bettnässen (Enuresis)

Bettnässen mag zwar peinlich sein. Ich halte es aber wie viele Kinderärzte für weniger besorgniserregend als die meisten Eltern. Jeder weiß es, Bettnässen ist ein Aufmerksamkeitssignal in meist angespannten Zeiten. Werden die Zeiten für das Kind wieder einfacher, wird auch das Bettnässen verschwinden. Je entspannter die Eltern das Bettnässen ihres Kindes sehen, desto weniger wird es sich zu einem echten Problem entwickeln.

Völlig anders betrachtete man das Bettnässen noch vor fünfzig Jahren. Das Bettnässen war die Domäne der Lernpsychologen, die sich dazu kleine Folterspielchen ausdachten. Eine Gruppe US-amerikanischer Lernpsychologen kam auf die Idee, Kinder gegen Bettnässen zu konditionieren. Dazu wurde – wie üblich bei Versuchstieren – mit leichten elektrischen Schlägen gearbeitet. Vermuten Sie, wozu diese Idee führte? Natürlich zu einer Bettunterlage, die bei jedem Bettnässen einen kleinen Stromschlag verteilte. Diese Methode ging bisweilen daneben und heraus kam ein gut konditionierter Masochist.

»Bis zu welchem Alter ist Bettnässen noch akzeptabel?«, fragt man sich. Bei der Einschulung gibt es noch einige Bettnässer oder jene, die aus Protest gegen die Schuldisziplin jetzt erst anfangen, das Bett zu nässen. Angaben in der wissenschaftlichen Literatur legen nahe, dass zumindest nachpubertäres Bettnässen psychologisch behandelt werden sollte.

Bettnässen tritt gehäuft in der Nicht-REM-Schlafphase 4 auf, bei der die größte Schlaftiefe vorherrscht, welche die körperlichen Kontrollmechanismen auf ein Minimum reduziert.

Bei der Schlafapnoe, die wir als Phänomen des Schnarchens noch genauer kennen lernen werden, kann es auch zum Bettnässen beim Erwachsenen kommen.

Krämpfe

Einige Schläferinnen und Schläfer bekommen nachts schmerzhafte Waden- und Muskelkrämpfe, die sie wecken. Solche Krämpfe gehen fast immer auf große innere Anspannung oder eine Überanstrengung zurück. In solchen Fällen empfehle ich meinen Klienten, regelmäßig in die Sauna zu gehen. Wem das zu aufwändig ist, der sollte regelmäßig angenehme warme Fußbäder vor dem Einschlafen genießen. Wer noch bequemer ist, der nimmt kleine Dosen von Magnesium (in Tablettenform erhältlich). Sollte jedoch dieses Krampfen bereits chronisch geworden sein, dann werden Sie um eine Psychotherapie nicht herum kommen.

Pavor Nocturnus

Das ist der nächtliche Schrecken, den Thomas Mann in seinem Roman »Die Buddenbrooks« anschaulich beim jungen Hanno beschreibt. Keine Angst, von dieser Schlafstörung sind Sie mit Sicherheit nicht betroffen. Der *Pavor Nocturnus* kommt nämlich nur bei Kindern zwischen dem zweiten und spätestens fünften Lebensjahr vor und da auch nur bei etwa drei bis vier Prozent der Kinder. Landläufig wird der *Pavor Nocturnus* »Albtraum« genannt. Schlafphysiologisch ist diese Bezeichnung falsch. Zunächst schon deswegen, da der Albtraum ein Phänomen der REM-Phase ist, der Pavor Nocturnus findet jedoch während des Nicht-REM-Schlafs statt. Aus Untersuchungen in Schlaflaboratorien weiß man, dass der Schrecken nicht auf einen Traum zurückgeht. Der Körper agiert bewusstseinsfernere Ängste aus. Der Schrei beim Aufwachen, der zur Dramatik eines jeden *Pavor Nocturnus* gehört, drückt diese Ängste aus. Ferner sind Kinder nach dem *Pavor Nocturnus* nur schwer zu beruhigen. Sie zeigen starke physiologische Reaktionen wie Zittern, Schwitzen oder Stottern.

Schlafforscher fanden heraus, dass dieses dramatische Symptom nur bei größerem Schlafdefizit auftritt. Aus diesem Grund hilft es sogleich, wenn das Kind mehr schläft.

Es gibt auch eine zweite Art des *Pavor Nocturnus,* bei dem das Kind aufschnellt, schreit und sogleich wieder einschläft. Am anderen Morgen wird dieser Angstanfall nicht erinnert.

Schlafwandeln (Somnambulismus)

Jedes fünfte Kind zwischen dem vierten und achten Lebensjahr schlafwandelt, wenn auch nur bisweilen. Etwas mehr als sechs Prozent der Erwachsenen schlafwandeln ebenfalls. Hier haben die Schlafforscher wieder ihren Sündenbock gefunden, nämlich den Schlafmangel. Somnambulismus ist in den meisten Fällen eine Erscheinung des Mangels an Schlaf. Ferner kann er medikamentös ausgelöst werden. Psychologen vermuten, dass Angstzustände Schlafwandeln erzeugen.

Bei den meisten Kindern verschwindet das Schlafwandeln während ihrer Adoleszenz (lateinisch: adolescere; heranwachsen). Bei Erwachsenen tritt es

> ➤ bei Kulturschocks
> ➤ in den Wechseljahren
> ➤ bei starker Belastung
> ➤ bei der Einnahme bestimmter Medikamente
> ➤ bei großem Schlafmangel

wieder auf.

Das Schlafwandeln wird zu den Parasomnien gezählt, den Zuständen des »fast Schlafens«. Stimuli, die den normalen Schläfer wecken würden, überwinden beim Schlafwandler nicht seine Schlaftendenz. Die Voraussetzung für das Schlafwandeln ist also eine große Schlaftendenz und wir wissen ja, dagegen hilft nur ausschlafen.

Der Schlafwandler agiert wie ein Wacher, aber er schläft. Er träumt jedoch nicht, denn Somnambulismus ist ein Geschöpf des Nicht-REM-Schlafs. Schlafwandeln tritt gehäuft in der Nicht-REM-Schlafphase 4 auf, die durch die größtmögliche Schlaftendenz geprägt ist, weswegen in dieser Phase der Schlafwandler nur mit Mühe zu wecken ist. Die Schlaftendenz ist so groß, dass im Gegensatz zum Volksglauben der Schlafwandler nicht ansprechbar ist. Ein Schlafwandler nimmt zwar seine Umwelt wahr, aber er scheint sie nicht zu erkennen. Er funktioniert auf Autopilot.

Wie alles relativ Unerforschte zieht das Schlafwandeln lebhaftes Interesse an. Obwohl Somnambulismus relativ selten vorkommt, werde ich in Vorträgen, bei Interviews und auf Partys immer wieder nach dem

Schlafwandeln befragt. Auch mich faszinierte als Kind allein schon der exotisch klingende Ausdruck Somnambulismus, den ich freilich nicht korrekt in der Gegend von »lasziv« ansiedelte (wie er teilweise im Jugendstil gebraucht wurde). Der Schlafwandler ist ein anschauliches Symbol für das Urvertrauen. In der Karikatur geht er über dem Dachfirst mit jener so aparten wie unnatürlichen Haltung: Arme starr nach vorn gestreckt, an denen seine Hände entspannt wie Putzlappen hängen. Er vertraut völlig seinem inneren Autopiloten. Ja, es käme gar zur Katastrophe, würde er erwachen. Der Volksmeinung nach fiele er sogleich vom Dach. Deswegen soll man einen Schlafwandler nicht ansprechen. In alten Volksbüchern heißt es, das bringt Unglück. Aber glücklicherweise ist der Schlafwandler gar nicht ansprechbar und so wird das Wachbewusstsein seinen Ausflug nicht vermasseln. Entgegen dem Volksglauben ist der Schlafwandler äußerst unfallgefährdet und er muss bisweilen vor seinen nächtlichen Ausflügen geschützt werden. Dass sich auf diesen Ausflügen auch ungestörte Schlafwandler Verletzungen zuziehen, kommt erschreckend häufig vor.

Der Schlafwandler ist so faszinierend, da er frech unser gewohntes Denken auf den Kopf stellt. Wir meinen immer, mit dem Bewusstsein hätten wir die beste Kontrolle, der Schlafwandler zeigt keck das Gegenteil. Er ist ein schönes Bild für all diejenigen, die aus Angst vor Kontrollverlust nicht einschlafen können. Die Naivität des Schlafwandlers lehrt: wir sind beschützt, da wir uns automatisch schützen – selbst im Schlaf.

Angesichts eines somnambulen Autofahrers, der vor ein paar Jahren in den USA nach der Tötung seiner Freundin im Schlaf wegfuhr, entspann sich eine juristische Diskussion, ob eine solche Person zurechnungsfähig sei. Wenn Somnambulismus eindeutig nachweisbar ist, ist sie es nicht. Allerdings unternimmt der europäische Somnambule keine Spritztouren mit dem Auto, er pflegt auch nicht seine Freundinnen umzubringen, sondern er tapert an den Kühlschrank oder im Haus herum, um sich dann zufrieden, als sei nichts geschehen, wieder ins Bett zu legen.

Sprechen im Schlaf

Sprechen im Schlaf ist eine der wenigen Störungen des Schlafs, die in beiden Schlafphasen REM und Nicht-REM auftreten (allerdings ist das nächtliche Reden in der REM-Phase sehr viel seltener). Wie der Somnambulismus gehört das Sprechen im Schlaf zu den Parasomnien (parzielles Erwachen. Es findet also in dem Grenzgebiet zwischen Wachsein und Schlaf statt: Das Gehirn ist wach genug, aber der Körper schläft. Das Sprechen geschieht bewusstseinsfern und scheinbar können Schläferin und Schläfer beim bewusstseinsfernen Sprechen nur die Wahrheit sagen, denn wer im Schlaf redet, der lügt nicht. Er kann auf Fragen sinnvoll antworten, wird sich am nächsten Morgen aber nicht an das Gespräch erinnern können. Aus ethischen Gründen sollte man sich nicht hinreißen lassen, seinen Partner im Schlaf auszufragen. Glücklicherweise wird das oftmals schon dadurch vereitelt, dass man nur ein verwaschenes Gemurmel wahrnimmt. Aber nichtsdestotrotz kommt auch klares Sprechen im Schlaf vor.)

Ob das Sprechen im Schlaf überhaupt als Störung angesehen werden kann, ist ähnlich fraglich wie beim Somnambulismus. Denn Schläfer und Schläferinnen fühlen sich durch diese Aktionen nicht gestört. Bestenfalls könnte man anführen, dass der Schlaf in diesen Phasen ausgesprochen flach ist, flacher noch als der REM-Schlaf.

Zähneknirschen

Mit Zähnen zu knirschen oder zu mahlen (in der Fachsprache »Bruxismus« genannt), ist äußerst verbreitet. Diese verbissenen Phänomene treten nur an der Grenze zum Aufwachen auf. Beim Einschlafen erschlaffen die Muskeln, dadurch sinkt der Kiefer herab und der Mund öffnet sich leicht, was das Ende der Verbissenheit ankündigt. Geschieht diese Entspannung nicht oder tritt wieder eine Spannung auf, kommt es zum Zähneknirschen im Schlaf. Psychologen vermuten Aggressionsprobleme und Ängste, die durch Dauerstress ausgelöst werden. Im Verlauf von Stressphasen mahlen nämlich Menschen oft mit den Zähnen oder knirschen, ohne dass es ihnen bewusst ist. Werten Sie das als ein deutliches Zeichen, dass Sie sich mehr entspannen müssen. Oder müssen Sie sich mit Ihren Ängsten auseinandersetzen?

Obwohl man das Knirschen und Mahlen nicht selber bewusst wahrnimmt, kann man es dennoch an morgendlichen Kieferschmerzen bemerken.

Bruxismus kann auch als seltene Nebenwirkung bei der Einnahme von Antidepressiva auftreten. Darüber hinaus können alle Arten von Aufputschmitteln – wie zum Beispiel Koffein – zum Zähneknirschen beitragen.

Wenn Bruxismus als Ursache für Beschwerden im Mund und für Zahnschädigungen erkannt wurde, gibt es Maßnahmen, durch die Sie diese Gewohnheit einschränken oder sogar völlig abstellen können. Entweder Ihr Zahnarzt fertigt eine speziell angepasste Schiene an oder Sie besorgen sich einen Mundschutz im Sportfachhandel. Manko: Der Sportmundschutz ist zwar preiswerter, aber möglicherweise auch nicht so bequem wie die Maßanfertigung, die als Aufbissschiene bezeichnet wird, und dauerhaft meistens nachts auf der oberen oder unteren Zahnreihe getragen wird.

Es gibt auch wirksame medikamentöse Behandlungen, die anzuraten sind, wenn Sie ständig morgens mit Schmerzen durch Zähneknirschen aufwachen. Beraten Sie sich mit Ihrem Zahnarzt.

Wann immer Sie sich tagsüber beim Mahlen und Reiben mit den Zähnen ertappen, nehmen Sie sich einen Augenblick Zeit und führen Sie diese einfachen regulierenden Übungen durch, um Ihren Kiefer wieder zu entspannen:

➤ Fühlen Sie die Position Ihrer Zunge, wenn Sie den Buchstaben »n« aussprechen.

➤ Führen Sie Ihre Zunge leicht und ohne Anstrengung in diese Position hinter Ihre oberen Schneidezähne.

➤ Bewegen Sie Ihre Zähne etwas auseinander.

Wenn Sie Ihren Kiefer auf diese Weise wiederholt entspannen, kann Ihnen das helfen, Ihren Zwang zum Zähneknirschen loszuwerden – vielleicht sogar schneller als durch eine viel aufwändigere Psychotherapie.

Fehlbeurteilung des Schlafs

Bei dieser Störung schlafen die Betroffenen weitgehend normal. Sie gehen aber davon aus, dass sie die ganze Nacht kein Auge zugetan haben. Sie können – meist durch Überdrehtheit – ihren Schlaf nicht als solchen erkennen. Auch wenn Ihnen das absonderlich erscheinen mag, aber immerhin sind etwa fünf Prozent der Bevölkerung Europas speziell in angespannten Situationen nicht in der Lage, ihren Schlaf als solchen wahrzunehmen. Es gibt grundsätzlich die Tendenz, dass man bei Insomnien seine Schlafzeit stark unterschätzt. Man schläft glücklicherweise meistens mehr und auch wesentlich tiefer, als man sich bewusst ist.

Bei der Fehlbeurteilung des Schlafs als Schlafstörung begibt sich der Schlafsuchende in einen Geisteszustand, der ihm panisch sagt: »Du bist noch wach!« Wenn er einschläft, umfängt ihn beim Aufwachen gleich wieder dieser Zustand, der ihn wahrnehmen lässt, dass er immer noch wach ist. So schaukelt sich der Schläfer in eine Situation hoch, bei der er am Morgen aufwacht, jedoch sicher ist, die ganze Nacht kein Auge zugetan zu haben.

Diese Fehlbeurteilung des Schlafs führt auf die Dauer zu einem unterbrochenen Schlafmuster und später zu chronischen Einschlaf- oder Durchschlafstörungen.

Eine schlafstörende Fehlbeurteilung des Schlafs sollte psychologisch behandelt werden, bevor es zu stärkeren Schlafstörungen kommt. In diesem Fall kann die Verhaltenstherapie schnell Abhilfe schaffen. Wer jedoch seine psychische Hygiene ernster nimmt, dem würde ich zur Psychoanalyse raten. Hier wird er auf die Dauer die Antwort darauf finden, warum er die Wahrnehmung seines Schlafs verdrängt. Die Zwanghaftigkeit (Anankasmus), deren Ursachen ebenfalls wieder zu hinterfragen sind, ist häufig schuld daran, dass wir in Bezug auf die Wahrnehmung unseres Schlafs blind sind.

Schlafstörungen – Überblick

Allgemeine Schlafstörungen:

Einschlafstörungen	Stress
Aufwachstörungen	Schlafdefizit
Zerhackter Schlaf	Krankheit, Alkohol

Spezielle Schlafstörungen:

Bettnässen	Aufmerksamkeit, Stress
Krämpfe	fehlende körperliche Entspannung
Pavor Nocturnus	tiefe Ängste
Zähneknirschen	Dauerstress
Fehlbeurteilung des Schlafs	Zwanghaftigkeit

Parasomnien (zwischen Wachen und Schlafen):

Schlafwandeln	Schlafdefizit, Ängste
Sprechen im Schlaf	keine pathologischen Ursachen

Die Meisterung von Schlafkrisen

Schlafkrisen sind ernst zu nehmende akute Schlafstörungen.
Schlafkrisen sind im modernen Leben schwer vermeidbar.
Auch Sie werden sich nicht davor wappnen können, Schlafmangel in irgendeiner noch kommenden Zeit Ihres Lebens aufzubauen und so in einer akuten Schlafkrise zu landen. Deswegen sollten Sie wissen, wie Sie praktisch und schnell wieder aus einer solchen Krise herauskommen und wie Sie absehbare weitere Krisen mildern können.

Schlafkrise – die Definition

Eine Schlafkrise ist ein Zustand, in dem sich bedingt durch zu wenig Schlaf schnell ein so großes Schlafdefizit aufbaut, dass der oder die Betroffene tagsüber mit konzentrationsstörender Schläfrigkeit reagiert. Wer über fünfzig Stunden Schlafdefizit aufgebaut hat, kommt unweigerlich in eine Schlafkrise, wenn er nicht sogleich mit dem Abbau des Defizits beginnt. Mit fünfzig Stunden Schlafdefizit und mehr kann man im Alltag nicht mehr funktionieren und man ist hochgradig unfallgefährdet.

Beim heutigen Lebensstil können Schlafkrisen leicht durch den Jetlag ausgelöst werden, der durch die Zeitverschiebung bei Langstreckenflügen unvermeidbar ist. Eine solche Schlafkrise hält jedoch nur kurzfristig an, da sich Ihr Schlafverhalten relativ schnell der Ortszeit anpassen wird. Während der Umstellung, deren Auswirkungen Sie häufig viele Tage lang spüren, sollten Sie mehr als gewöhnlich schlafen. Verdunkeln Sie nicht völlig das Schlafzimmer, dann stellt sich Ihr Körper schneller auf den neuen Ortsrhythmus um. Sie erinnern sich: Ihr Melatoninspiegel teilt Ihrem Körper die Zeit auf Grund der natürlichen Lichtverhältnisse mit.

Schichtarbeit und andere Diskrepanzen zwischen der eigenen inneren Uhr und äußerem Rhythmus von Aktivität und Passivität wirken sich wie der Jetlag aus.

Jetlag – die Definition

Der Schläfer hat in kurzer Zeit mehrere Zeitzonen gewechselt. Dadurch läuft seine innere Uhr nicht synchron mit der Ortszeit. Wenn er müde wird, wird es zum Beispiel Tag in seiner Umgebung.

In den Symptomen ähnelt der Jetlag häufig einer leichten Grippe. Immer ist er von Müdigkeit, wenn nicht gar Schläfrigkeit begleitet.

Ob Sie gen Osten oder in westliche Richtung reisen, Ihr Körper benötigt etwa 24 Stunden pro überquerte Zeitzone, um sich von dieser Zeitumstellung zu erholen. Für den Flug von London nach New York/USA benötigen Sie wahrscheinlich fünf Tage, bis sich ihre innere Uhr und somit Ihr Schlaf- und Wachrhythmus synchronisiert haben. Sie merken das schon bei der Umstellung von der Sommer- zur Winterzeit, die einem Jetlag von einer Zeitzone (z.B. Berlin MEZ – London GMT) entspricht.

Wer in Richtung Westen reist, hat mehr Probleme mit der Zeitumstellung bei der Rückreise als bei der Hinreise. Wer in Richtung Osten fliegt, hat mit der Umstellung bei Rückreise weniger Probleme. Dieser zunächst verblüffende Effekt liegt daran, dass eine Zeitverschiebung um eine Stunde nach hinten unserer inneren Uhr eher entspricht als umgekehrt.

Was ist beim Jetlag zu tun, außer abzuwarten?

Sie sollten mehr als gewöhnlich schlafen. Eine halbe Stunde länger pro Tag kann ein Segen sein. Sie sollten wenig Alkohol trinken und Termine auf Zeiten legen, wenn Ihre innere Uhr nach alter Zeit das Abendhoch (bei Nachteulen) oder das Morgenhoch (bei Frühaufstehern) angibt. Sie können auch einen Zeitpunkt zwischen neun Uhr und mittags oder zwischen 15 Uhr bis 22 Uhr der Ortszeit wählen, von der Sie kommen, um Wichtiges zu unternehmen. Zu den Zeiten wird der Jetlag Sie mit keiner Schlafkrise reinlegen.

Maßnahmen, die sich bei jeder Art von akuter Schlafkrise bewähren

Sie sollten keinen Alkohol trinken, dadurch werden akute Schlafkrisen heraufbeschworen – auch bei kleinen Mengen. Das beste Mittel ist, vor den Zeiten, in denen eine Schlafkrise droht, auf Vorrat zu schlafen. Eigentlich kann man nur schwer auf Vorrat schlafen, aber der längere Schlaf baut alle Schlafdefizite ab, die sonst zusätzlich zum akuten Schlafmangel die Schlafkrise vergrößerten. Auch hier gilt die 30-Minuten-Regel: Eine Woche lang jeden Tag dürfen Sie eine halbe Stunde länger als gewohnt schlafen. Das ist machbar. Ihre Reise nach New York wird weitaus angenehmer und produktiver werden.

Während der akuten Krise sollten Sie sich nicht schämen, in jeder Pause kurz zu schlafen. Nickerchen von ein paar Minuten bis zu einer Viertelstunde stellen die Leistungsfähigkeit schnell wieder her. Bedenken Sie allerdings, dass 15 bis 20 Minuten nach einem Nickerchen eine Trägheit auftreten kann, die danach verfliegt. Wenn man es auch selbst oft nicht bemerkt, sind die Leistungen nach einem Nickerchen erheblich besser als vorher (und die Unfallwahrscheinlichkeit hat signifikant abgenommen). John F. Kennedy (1917–1963) und Konrad Adenauer (1876–1967) waren für ihre Nickerchen im Büro bekannt.

Grundsätzlich sollte man am Wochenende mehr als gewöhnlich schlafen und ruhigen Gewissens einen Mittagsschlaf einlegen.

Bemerkenswert

Der Wal kann wochenlang während seines Schwimmens wach bleiben, ohne sichtbare Zeichen einer Schlafkrise. Er stellt damit eine Ausnahme unter den Säugetieren dar.

Psychisch bedingte Schlaflosigkeit

Die meisten Schlafstörungen sind psychischer Art. Jeder kennt die Situation, dass man vor Aufregung, großer Freude oder Angst nicht schlafen kann. Soweit diese Störungen nur situativ auftreten, sind sie nicht behandlungswürdig. Bei Dauerbelastung durch innere Spannungen können allerdings diese Störungen chronisch und somit pathologisch werden. Die innere Anspannung kann nicht mehr zur Schlafenszeit aufgelöst werden. Man wälzt sich im Bett hin und her und fühlt sich tagsüber todmüde. Ein Schlafmangel baut sich schnell auf, der einen sichtbar schneller altern lässt.

Eine Schlafstörung weist fast immer auf unverarbeitete psychische Probleme hin. Meist sind es Ängste und Sorgen, die einen nicht schlafen lassen. Zum Schlaf bedarf es der Entspannung. Ängste und Sorgen produzieren hinderliche Spannungen. Auch Unerledigtes stört den Schlaf, genauso wie unerfüllte Triebe und Wünsche, was eine der Lieblingsthesen Sigmund Freuds war.

Insomnien sind Loslassprobleme. Die Psychoanalytikerin Joyce McDougall schreibt,»dass Schlaf und Orgasmus sublimierte Formen des Sterbens sind.«[6] Spirituelle Lehrer wie G.I. Gurdjieff und viele Buddhisten meinen, dass jedes Einschlafen eine kleine Übung im Sterben ist. Wir wollen aber nicht sterben und auch nicht loslassen. In unserer Gesellschaft hält man fest. Man klammert sich an das, was man hat. In diesem Fall sind es das Bewusstsein und die Kontrolle. Bei Schlaf, Tod und Sex tritt ein Kontrollverlust auf, was diese Zustände so reizvoll und zugleich bedrohlich macht. Nach Freud drückt sich in der Insomnia die Angst vor der Sehnsucht nach dem Tod aus, nach der analytischen Psychologie Carl Gustav Jungs befürchtet man im Schlaf die Konfrontation mit dem eigenen Schatten (der eigenen dunklen Seite, die man nur in der Projektion erlebt).

Die Lösung der Schlafstörung liegt auf der Hand: Setzen Sie sich mit Ihren belastenden Problemen auseinander. Die Ratgeberliteratur und Frauenzeitschriften sind voller Tipps, wie man mit dieser oder jener Übung psychische bedingte Schlafstörungen beenden kann. Das ist aber nur laienhaftes Experimentieren am Symptom. Eines ist klar, bei psychisch bedingten Schlafstörungen hilft nur Psychotherapie oder eigene, konsequent vorangetriebene Selbsterkenntnis. Sie müssen das Übel an der Wurzel packen, andernfalls mildern Sie bestenfalls kurzfristig Ihre Störungen oder Sie verschieben sie (die berüchtigte Symptomverschiebung).

Jede Art der psychisch bedingten Schlafstörung (bis zu einer gewissen Schwere) kann selbst behandelt werden. Mildert sich dadurch die Schlafstörung aber nicht innerhalb von zwei Wochen deutlich, sollte ein Psychotherapeut aufgesucht werden.

Versuchen Sie:

➤ abzuschalten von der Tageshektik – dieser Tipp ist nicht gerade originell. Jeder kennt ihn, aber kein Hektiker scheint sich daran zu halten. Wenn Sie nicht abschalten können, müssen Sie eben Entspannungsübungen wie das Autogene Training nach Schultz oder die Progressive Muskelentspannung nach Jakobson lernen (Kurse bieten die Volkshochschulen und häufig auch psychologische Praxen an).

➤ mindestens sechs Stunden vor dem Einschlafen keine koffeinhaltigen Lebensmittel genießen – das ist besonders für die zu beachten, die sonst wenig Kaffee oder Ähnliches trinken.

➤ möglichst zur gleichen Zeit zu Bett zu gehen und stets zur gleichen Zeit siebeneinhalb Stunden später aufzuwachen. Empfehlung: Frühaufsteher schlafen von 22:00 Uhr bis 5:30 Uhr, Nachteulen gehen um Mitternacht zu Bett und schlafen bis 7:30 Uhr. Ein regelmäßiger Schlafrhythmus ist der Tod jeder Schlafstörung.

➤ durch ein Ritual vor jedem nächtlichen Schlaf zu entspannen und Aufregung zu vermeiden – dieser Tipp ist für die spirituellen Romantiker geeignet, die sich im Meer von Kerzen und mit einem Räucherstäbchen wohl fühlen.

➤ sich das Schlafzimmer so passend einzurichten, dass Sie sich freuen, es zu betreten (nur schöne Sachen befinden sich im Schlafzimmer). Ferner sollte das Schlafzimmer nachts völlig abgedunkelt werden (wegen der Melatonin-Ausschüttung). Die Raumtemperatur sollte 16–18 Grad Celsius betragen, da bei der Temperatur wie bei Dunkelheit maximal Melatonin ausgeschüttet wird (eigentlich schon ab 15 Grad, aber das finde ich als Schlafzimmertemperatur viel zu ungemütlich).

Schlafen und Wachen sind zwei Mächte, die ständig um die Vorherrschaft über das Gehirn kämpfen. Meistens einigen sie sich darauf, sich die Macht über das Gehirn zu teilen. Lassen Sie also zu, dass der Schlaf bekommt, was des Schlafes ist, sonst bekommt das Wachen auch nicht, was des Wachens ist – nämlich ein klares Bewusstsein.

Insomnien sind oft erlernt. Sie treten in der Adoleszenz auf oder verschwinden dann wieder, was mit der sexuellen Reife zusammen hängt. Viele der aufgeführten Schlafstörungen wie Pavor nocturnus, Schlafwandeln, Zähneknirschen und Bettnässen zeigen im Gegensatz zur landläufigen Meinung keine tiefgreifenden psychologischen Probleme an, die nicht schnell behoben werden könnten. Man kann sie oft selbst beheben oder kurzfristig fachkundige Hilfe aufsuchen.

Jetlag, unruhige Beine, eine Form des Schnarchens, die Apnoe, und drogeninduzierte Schlafstörungen sind auch nicht hauptsächlich psychologisch bedingt. Das heißt nicht, dass die Psyche bei diesen Störungen gar keine Rolle spielt, aber ihre Rolle ist untergeordnet, weswegen diese Störungen sich resistent gegen Psychotherapie verhalten.

Eine eindeutig psychisch bedingte Schlafstörung ist dagegen die durch Albträume verursachte Schlafstörung. Genau betrachtet sind es zwei Störungen: zum einen die Störung durch das Aufwachen nach dem Albtraum und danach schwer nur wieder einschlafen zu können und zum anderen die Angst vor dem möglichen nächtlichen Albtraum, die einen nicht einschlafen lässt. Diese traumbedingte Schlafstörung hinderte in 2009 etwa jeden zwanzigsten Deutschen am gesunden Schlaf. Hierbei weiß der Psychotherapeut Rat. Traumspezialisten machen den anspruchsvollen Vorschlag luzides Träumen zu erlernen, um Kontrolle über seine Albträume zu erlangen. Allerdings lernt man luzides Träumen nicht einfach so nebenbei. Das ist das Mittel der Wahl für die Disziplinierten. Ansonsten, wie Sie sich denken, ist bei diesen Fällen Psychotherapie angesagt.

Depressionen und Manien erzeugen ebenfalls Schlafstörungen, die allerdings nur vom Spezialisten behandelt werden können.

Andere Schlafstörungen

Von den nicht psychisch bedingten Schlafstörungen machen drogeninduzierte Schlafprobleme die Hälfte aller schweren Fälle aus. Medikamente wie

- ➤ Antibiotika
- ➤ Antidepressiva
- ➤ Appetitzügler
- ➤ Schlaftabletten

können Schlafstörungen chemisch hervorrufen. Wurden Ihnen solche Mittel verschrieben, sollten Sie bei Schlafstörungen mit Ihrem Arzt oder Heilpraktiker darüber reden, wie Sie sinnvoll gegensteuern können. Ich rate Ihnen davon ab, Schlaftabletten zu nehmen. Sie müssen ja nicht mit allen Mitteln Ihre Leber zerstören und Ihren Schlafrhythmus durcheinander bringen.

Nicht selbst behandeln sollten Sie ferner das sogenannte Ruhelose-Beine-Syndrom. Der Mediziner nennt dieses Kribbeln, Ziehen und die Schmerzen in den Beinen »nächtliche Myoklonien«. Es handelt sich um eine physiologisch bedingte Krankheit, die fachgerecht behandelt werden muss.

Ebenso ist die *Apnoe* (Schnarchen spezieller Art, Genaueres weiter hinten im Kapitel über das Schnarchen) eine physiologisch bedingte Krankheit, die von einem HNO-Arzt (Hals-Nasen-Ohren-Arzt) behandelt werden sollte.

Die Apnoe ist für den Bettpartner Lärm und jeder Lärm bewirkt erhöhte Ausschüttung von Stresshormonen. Jeder Lärm sollte aus dem Schlafzimmer verbannt sein. Auch bei eingeschaltetem Radio zu schlafen, halte ich für nicht gut – außerdem ideologisiert Sie das, da die Nachrichten zum Beispiel so viel tiefgreifender und dazu noch subliminal (unbewusst manipulierend) wirken.

Fast jede zweite Deutsche gab 2010 an, dass sie bei Vollmond nicht schlafen könne. Dagegen ist kein Kraut gewachsen, es sei denn man nimmt ab halben zunehmenden Mond regelmäßig Baldrian ein. Sehen Sie es mit Insomnien bei Vollmond so: Sie bauen ein kleines Schlafdefizit auf, das Sie in den darauf folgenden Tagen wunderbar schlafen lässt.

Wissenschaftliche Untersuchungen, welche an der Universität Regensburg durchgeführt wurden und der Idee gegenüber aufgeschlossen waren, dass der Vollmond unseren Schlaf beeinflusst, konnten dies nicht bestätigen (wie schon zahlreiche Untersuchungen in den achtziger Jahren des vorigen Jahrhunderts). Psychologen erklären das angeblich schlechte Schlafen bei Vollmond mit einer sich selbst erfüllenden Prophezeiung. Man erwartet Insomnien bei Vollmond, weswegen sie bei dem Betreffenden dann eintreten.

Bei allen Insomnien sollten Sie stets zunächst überdenken, ob nicht äußere Ursachen für die Schlafstörung verantwortlich zu machen sind. Wie gesagt, stört Sie jeder Lärm – auch der, den Sie nicht mehr hören. Wer zum Beispiel an einer lauten Straße wohnt, wird zwar nach einiger Zeit den Lärm nicht mehr hören, aber auch unbewusst wahrgenommener Lärm wirkt sich schlafstörend aus. Eine andere häufige Ursache von äußerlichen Schlafstörungen stellt der Bettpartner dar. Bestimmtes Schlafverhalten Ihres Partners kann Sie erheblich stören. In diesem Fall bringen zwei Schlafzimmer die Lösung.

Schlafstörungen, die körperlich bedingt sind
Unruhige Beine, PLMD
Eine der verbreitetsten körperlichen Schlafstörungen beim älteren Mensch ist das Unruhige-Beine-Syndrom und PLMD, was zu Deutsch »periodisches Gliederbewegungssymdrom« heißt. Die Bezeichnungen sagen anschaulich, worum es geht: die Glieder bewegen sich schlafstörend ohne Ihre Kontrolle. Immerhin geschieht das über vierzig Prozent aller Menschen der westlichen Welt, die älter als 65 sind, und etwas über zehn Prozent aller Deutschen leiden darunter.

An dieser Störung ist die Psyche nicht schuld, sondern sie ist weitgehend körperlich bedingt. Speziell Schwangere, Dialysepatienten und Menschen, die an Eisenmangel leiden, sind für diese Schlafstörung anfällig. Die vermutete Ursache liegt in einem Dopaminmangel.

Apnoe

Auch sehr verbreitet ist die Schlafapnoe, die Sie im Abschnitt über das Schnarchen noch näher kennen lernen werden. Um die Spannung zu steigern: eine echte Schlafapnoe ist lebensgefährlich.

Alle anderen körperlichen bedingten Schlafstörungen, die in unserer Kultur verbreitet sind, sind reine »Frauenstörungen«. Die meisten schlafgestörten Frauen haben Probleme mit dem Einschlafen, bei anderen treten Durchschlafstörungen wie der zerrüttete Schlaf auf. So baut sich schnell ein großes Schlafdefizit auf, was häufig zu Schlafzeiten führt, die sich nicht mit dem menschlichen Bio-Rhythmus vertragen. Bei Frauen neigen Schlafstörungen dazu, chronisch zu werden.

Klimakteriumsbedingte Schlafstörungen

Besonders viele Frauen in den Wechseljahren werden von Schlafstörungen geplagt. Die hormonellen Umstellungen der Wechseljahre rufen oftmals eine innere Unruhe hervor, die einen entspannten Schlaf verhindert. Fast neunzig Prozent aller Frauen im Alter zwischen vierzig bis fünfzig fühlen sich von Schlafproblemen beeinträchtigt. Statt zu schlafen, liegen sie nachts hellwach im Bett und finden keine Ruhe oder werden von Hitzewallungen aus dem Schlaf geweckt. Am nächsten Tag fühlen sie sich erschöpft und schläfrig. Um den Schlafmangel nicht zu groß werden zu lassen, helfen häufigere Kurzschlafphasen (Nickerchen), wenn möglich, oder der Mittagsschlaf.

Möglicherweise wollen Ihnen diese klimakteriumsbedingten Schlafstörungen zeigen, dass Sie nun reif genug sind, um sich langsam von dem Tagesstress zu verabschieden und die Freiheit zu genießen, zunehmend Ihren eigenen Rhythmus leben zu können.

Menstruationsbedingte Schlafstörungen

Die Menstruation kann, aber muss nicht den weiblichen Schlaf beeinflussen. Die häufigste Störung besteht darin, in der Zeit der Regelblutung häufig am Tag schläfrig zu werden. Besonders verbreitet scheint eine größere Tendenz zur Schläfrigkeit zu sein, welche die Frauen meistens eine Woche vor ihrer Menstruation beherrscht. Zu Beginn ihrer Menstruation schlafen Frauen unruhiger, weisen vermehrt REM-Schlaf auf und wachen häufiger auf.

Da fast drei Viertel aller Frauen von menstruationsbedingten Schlafstörungen berichten, kann man diese Störungen des Schlafs durch Blähungen, Krämpfe, Kopfschmerzen und/oder schmerzende Brüste als Charakteristikum des Schlafs während der Menstruation ansehen. Linderung können Entspannungsübungen oder ein angenehm warmes Bad wie auch ein Saunagang vor dem Einschlafen bieten.

Schwangerschaftsbedingte Schlafstörungen

Noch häufiger als die menstruationsbedingten Insomnien ist eine Zunahme von Schlafstörungen während der Schwangerschaft. In den westlichen Ländern berichten achtzig Prozent der Schwangeren davon.

Der Schlafforscher William C. Dement befand, dass der REM-Schlaf in den ersten Schwangerschaftsmonaten zunimmt. In den letzten Monaten der Schwangerschaft wird der Schlaf bei fast allen Frauen durch häufigen Harndrang und das Finden der rechten Schlafposition unterbrochen.

Speziell der Beginn der Schwangerschaft ist häufig von einem großen Schlafbedürfnis geprägt. In dieser Zeit sollte viel geschlafen werden, da dann das Wachstumshormon besser aufgenommen werden kann, welches das werdende Kind gedeihen lässt. Kurz vor der Geburt jedoch nehmen die Tiefschlafphasen ab, in denen dieses Wachstumshormon ausgeschüttet wird.

Sie können aufatmen, nach der Geburt lösen sich all diese Schlafprobleme natürlich auf. Allerdings werden sie natürlich in den allermeisten Fällen durch neue ersetzt, denn Babys haben die Neigung, ihre Eltern und besonders ihre Mütter am (Durch-)Schlafen zu hindern.

Die Schlafkrankheit

Die ungewöhnlichste Schlafstörung ist die im tropischen Afrika durch Stechfliegen übertragene Schlafkrankheit *(Trypanosomiasis)*. Diese Krankheit zeichnet sich durch zunehmende Schlafsucht aus und führt unbehandelt über das Koma in den Tod.

Körperlich bedingte Schlafstörungen – Überblick

Allgemeine Schlafstörungen

Medikamentenbedingte Schlafstörungen	Absetzen des Medikaments unter Aufsicht des Arztes
Unruhiges Beine Syndrom	neurologische Behandlung
Apnoe	Behandlung durch den HNO-Arzt

Weibliche Schlafstörungen

Klimakteriumsbedingte Schlafstörungen	möglichst viele Kurzschlafphasen einlegen
Schwangerschaftsbedingte Schlafstörungen	keine Maßnahmen, da sie nach der Schwangerschaft verschwinden
Menstruationsbedingte Schlafstörungen	körperliche Entspannung durch Schlummerbad oder Sauna

Tropische Infektionskrankheit

Schlafkrankheit	ohne ärztliche Behandlung tödlicher Ausgang

Schlafmittel

Der süße Schlaf, naturgesteuert,
wird, ach, jetzt barbiturgesäuert.
Das muss sich rächen auf die Dauer;
Das Aufstehn, morgens, fällt uns sauer!
  Eugen Roth

Kommen wir nun zu dem leidigen Thema Schlaftabletten. Der erste Griff bei den meisten Menschen, die unter Schlafstörungen leiden, geht oftmals zur Schlaftablette. Eine geschwächte Psyche giert nach einfachen technischen Hilfsmitteln und als diese bieten Schlaftabletten sich an.

Bis zum Ende des 19. Jahrhunderts nahm man zum Einschlafen Al-

kohol, Opium oder verdünntes Morphin – auch wenn man keine Schlafstörungen hatte. Seitdem nimmt man Schlaftabletten. Deren Geschichte
begann 1888 in einem Labor der Bayer Farbenwerke. Bayer stellte seit Ende
des 19. Jahrhunderts das erste Schlafmittel mit dem Markennamen Sulfonal her, allerdings nicht ohne Widerstand. Dieser Widerstand bestand
jedoch weniger darin, dass dieses Mittel abhängig machte (was man erst
später erkannte), sondern dass seine Produktion einen bestialischen Ge-
stank verbreitete, über den sich die Anrainer der Produktionsstätte ständig
beschwerten. Mit Sulfonal von Firma Bayer AG begann die Geschichte der
bestverkauftesten Medikamente – nämlich der Schlafmittel (zehn Millionen Packungen Umsatz jährlich allein in Deutschland und schätzungswei-
se eine Million Abhängige).

Barbiturat- oder bromhaltige Hypnotika wirken nach fachärztlicher Aus-
kunft etwa zwei Wochen schlaffördernd, danach schlafhemmend. Was ich
immer schon vermutete, diese Mittel helfen wenig, sondern neigen dazu,
nach einigen Wochen der Einnahme Schlafkrisen zu erzeugen. Außerdem
ändern Schlaftabletten den natürlichen Schlafrhythmus, was auch fragwürdig ist. Am meisten schädigen Schlaftabletten den REM-Schlaf, den
sie drastisch verkürzen oder ausfallen lassen. Außerdem belasten sie dazu
noch die Leber. Aus diesen Gründen neigte ich dazu, wie die meisten Psychologen, den Schlaftablettengebrauch abzulehnen. Ich selbst habe noch
nie ein Schlafmittel genommen – allerdings war es auch bislang nicht nötig
gewesen.

Wer sich mit der Schlafmedizin beschäftigt, der wird kurz oder lang
auf William C. Dement stoßen, ein amerikanischer Arzt und Professor für
Schlafmedizin an der Stanford University / USA. Er als führender Schlaf-
forscher der Welt propagiert zumindest den kurzfristigen Gebrauch von
Schlafmitteln. William C. Dement argumentiert: Man sollte in der Schlaf-
mitteldiskussion nicht vergessen, dass es auch moderne Schlafmittel wie
Bicalm beispielsweise gibt. Diese Mittel sind sogenannte Imidazopyridine,
die keine Suchttendenzen aufweisen und wenige Nebenwirkungen zeigen.
Nach Dement soll es keine Anhaltspunkte dafür geben, dass moderne
Schlaftabletten süchtig machen. Die meisten europäischen Schlafmedizi-

ner teilen diese Meinung nicht. Benzodiazeptine (die meisten Schlafmittel) und Z-Substanzen (modernere Schlafmittel) können nach ihren Untersuchungen binnen zwei Wochen süchtig machen. Auf jeden Fall scheinen Antidepressiva, die häufig vom Hausarzt als wirkungsvolle Schlafmittel niedrig dosiert verschrieben werden, weder abhängig zu machen, noch unerwünschte Nebenwirkungen zu zeigen, allerdings unterdrücken sie den Traumschlaf. Rezeptfrei sind Antihistaminika in der Apotheke zu kaufen, die eigentlich zur Allergiebehandlung entwickelt wurden, aber auch sehr müde machen. Der deutsche Schlafforscher Prof. Riemann (Uni Freiburg) gibt jedoch zu bedenken, dass nach seinen Forschungen Antihistamine bestensfalls drei Nächte lang wirken.

Eine kurzfristige chemische Hilfe kann eine Insomnia stoppen, soweit die Prognose des führenden Schlafforschers der Welt, die jedoch fragwürdig ist.

Die klassischen Schlafmittel sind Benzodiazeptine, die stark beruhigen, aber auch häufig Atembeschwerden hervorrufen und ein hohes Suchtpotenzial zeigen. Die Nachfolger dieser klassischen Schlafmittel – die Z-Substanzen – sind zwar nicht derart suchtbildend, verändern aber wie die klassischen Schlafmittel unser Schlafmuster. Sie unterdrücken den REM-Schlaf.

Inzwischen bin ich der Meinung, dass bei hartnäckigen Insomnien, die einem die Tage verderben, der Leidende zwei bis drei Nächte lang moderne Schlafmittel nehmen sollte. Allerdings nur unter Aufsicht eines Arztes. Wenn das auch den Grund der Schlafstörung nicht im Geringsten berührt, hat es den unverkennbaren Vorteil, dass das Muster der Schlafstörung durchbrochen wird. Insomnien besitzen nämlich die unangenehme Eigenschaft, dass sie dazu neigen, sich als Muster zu verfestigen. Gemäß der Lerntheorie konditioniert sich das Bett zum Beispiel oder der Zeitpunkt des Einschlafens auf »Schlafstörung«. Alle Vorbereitungen zum Schlafen sind mit einer Angst vor der Schlafstörung belegt, die so auch unweigerlich kommt (self fullfilling prophesy). Wenn der Leidende jedoch dieses Muster durchbricht, kann er damit die gesamte Konditionierung auf Schlaflosigkeit durchbrechen. Er erlebt froh, wie er wieder störungsfrei schlafen kann. Die Störung ist kein unausweichlicher Zwang mehr.

Dennoch würde ich nie länger als maximal drei Tage hintereinander Schlafmittel nehmen. Befragungen bei Patienten, die moderne Schlafmittel einmal oder zweimal hintereinander nahmen, geben William C. Dement recht: Bei hartnäckigen Schlafstörungen können Schlafmittel sehr wohl helfen.

Als beliebtes »Volksschlafmittel« habe ich den Alkohol genannt. Omas Hausrezept gegen Schlafstörungen liegt auf dieser Linie: »Ein Bier am Abend, macht Schlaf erquickend und labend.« Außer dass es dick macht, ist dagegen nichts einzuwenden. Bei chronischem Alkoholismus allerdings wirkt der Alkohol statt schlaffördernd oft stark schlafhemmend.

Bei Kindern hat es schon die Großmutter stets mit Baldrian versucht, der als Tee abscheulich bitter schmeckt. Baldrian hat jedoch den erheblichen Nachteil, dass er nicht sofort wie eine Schlaftablette wirkt. Baldrian scheint seine durchschlagende beruhigende Wirkung erst nach zehn Tagen zu entfalten, in denen man regelmäßig eine Tasse Baldriantee abends trank. Bei Baldriantropfen verhält es sich ähnlich. Allerdings ist dies keineswegs bei jedem so, wie Christa Müller (Leiterin der Forschergruppe der Universität Bonn) herausfand. Baldrian macht manchen durch sein Eingreifen in den Hirnstoffwechsel auch nach der ersten Einnahme bereits schläfrig. Es wirkt übrigens fast wie Kaffee – nur dass es die gegenteilige Wirkung erzeugt. Baldrian, das konnte wissenschaftlich nachgewiesen werden, fördert das Einschlafen bei leichten und mittelschweren Schlafstörungen, es stabilisiert den Schlafrhythmus und erhöht insgesamt die Schlafqualität (da Baldrian die neuronalen Aktivitäten herabsetzt).

Sind Sie schlafmittelsüchtig, kann das Schlafmittel unter ärztlicher Kontrolle langsam abgesetzt werden. Ohne Ihren Arzt lohnt es sich nicht, an einer Schlafmittelsucht selbst herumzudoktern.

Zu guter Letzt sollen noch homöopathische Mittel wie die potenzierte Kaffeebohne oder der Frauenschuh genannt werden, aber hiermit wird eigentlich nicht das Symptom, sondern der ganze Mensch behandelt. Akupunktur und Akupressur wirken ebenfalls gegen Schlafstörungen, ohne Nebenwirkungen oder Suchttendenzen zu zeigen.

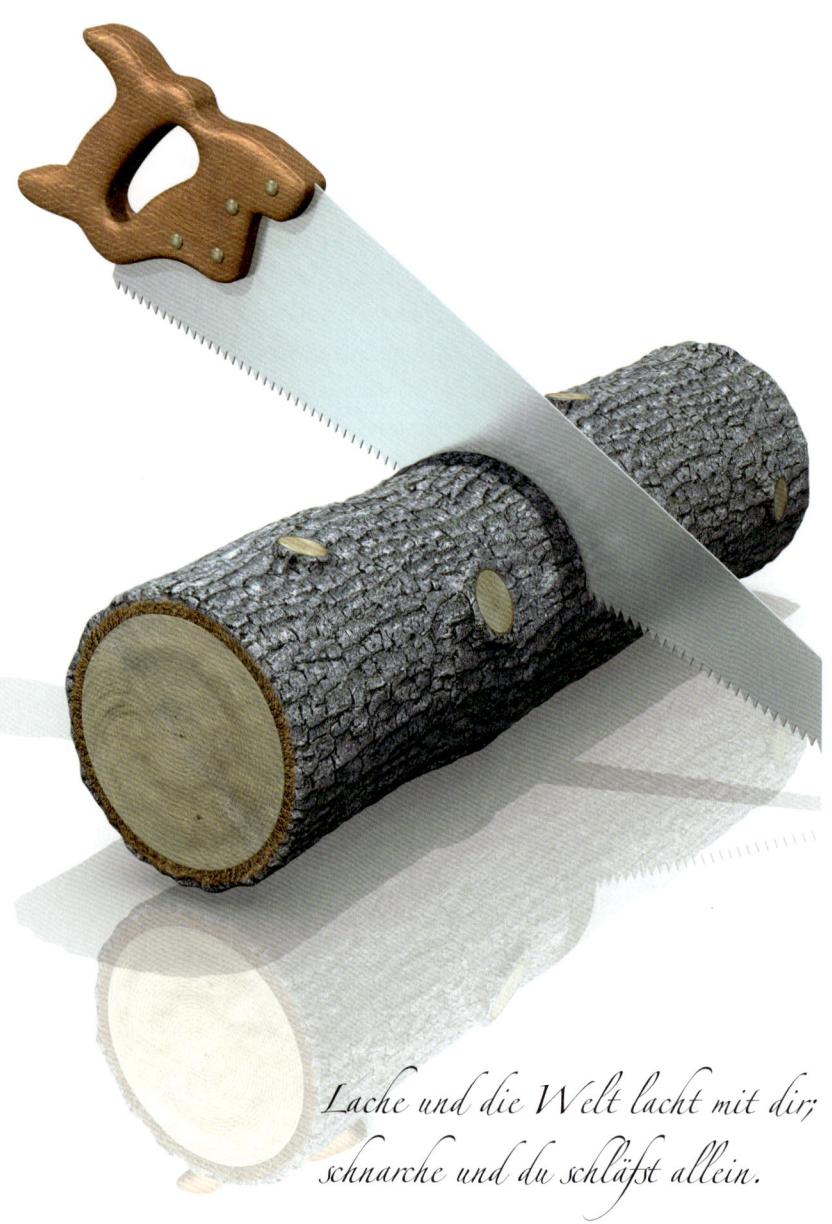

Lache und die Welt lacht mit dir;
schnarche und du schläfst allein.

Anthony Burgess – englischer Schriftsteller, der
durch »Clockwork Orange« berühmt wurde

Das Schnarchen

Schnarchen ist fürchterlich. Nicht so sehr für den Schnarcher selbst, aber für seinen Bettgenossen. Schnarchen kann derart impertinent sein, dass selbst der sanfteste Mensch Mordgedanken bekommt. So geschah es 1923 in Budapest, wo eine Frau ihren Mann nach eigenen Angaben wegen seines unerträglichen Schnarchens im Bett erschoss. Aber auch Frauen kann es treffen. 1989 wurde in den USA ein Mann verurteilt, der seine ständig schnarchende Bettgenossin im Schlaf erwürgt hatte.

Und gleich noch eine schlechte Nachricht für Frauen: Die Wahrscheinlichkeit, dass Ihr Mann schnarchen wird oder gar eine Schlafapnoe entwickeln wird, steigt mit dem Lebensalter. Bereits sechzig Prozent der Männer jenseits des vierzigsten Lebensjahrs schnarchen. Im Alter scheint es eine Aufteilung zu geben: Männer schnarchen, Frauen entwickeln eine Schlafstörung. In Europa schnarcht jeder fünfte und davon sind etwa vier Schnarcher Männer und einer ist eine Frau.

Dass mehr Männer als Frauen zum Schnarchen neigen, ist hormonell bedingt. Das männliche Hormon Androgen lässt im Schnitt den Mann mit zunehmenden Alter Fettzellen bilden, was das Schnarchen fördert. Frauen sind dagegen mit dem weiblichen Hormon Östrogen gesegnet, das unter anderem die Atmung anregt und so das Schnarchen unterdrückt. Nach den Wechseljahren jedoch, wenn die Östrogenproduktion abnimmt, steigt sprunghaft die Zahl der schnarchenden Frauen. Trotz aller Gleichberechtigung bleibt es unumstößlich, Männer schnarchen öfter und lauter.

Dass heißt aber nun nicht, dass der Mann nun immer schnarcht. Es verhält sich meistens so, wenn er auf dem Rücken liegt. Da hilft sanftes Drehen auf die Seite. Wenn er Alkohol getrunken hat, wird er wahrscheinlich auch Schnarchen, da helfen nur Ohrstopfen oder getrennte Schlafzimmer. Die meisten Menschen sind jedoch Gelegenheitsschnarcher, die wie jeder ab und an ein leises oder auch selten ein lauteres Schlafgeräusch von sich geben. Dieses Schnarchen ist nicht pathologisch und meistens wenig störend.

Der leichte Schnarcher schnarcht nur, wenn er auf dem Rücken liegt, zu viel getrunken oder gegessen hat oder übermüdet ins Bett ging. Der mäßige Schnarcher schnarcht in allen Lagen im Bett und in vielen Situa-

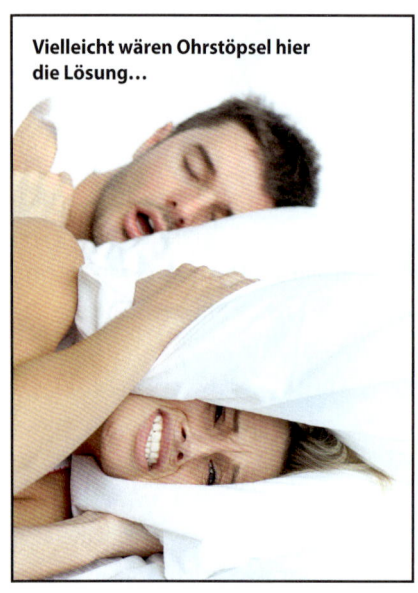

Vielleicht wären Ohrstöpsel hier die Lösung...

tionen, aber sein Schnarchen ist relativ diskret. Diese beiden Schnarchtypen gehören zu den »normalen« Schnarchern. Pathologisch wird es beim nächsten Schnarcher, der sehr laut (über fünfzig Dezibel) schnarcht und das auch noch in jeder Lage im Bett und jeder Situation. Dazu schnarcht er noch die ganze Nacht durch, während die ersten beiden Gruppen nur bisweilen einen Schnarcher von sich geben oder nur im Sommer schnarchen. Schnarchtendenzen sind bei jedem Typus im Sommer größer als im Winter, da die ultravioletten Sonnenstrahlen den Mund und Gaumenbereich unter anderem besonders tief entspannen.

Bei einer grässlich schnarchenden Freundin bemerkte ich, wie der Groll allnächtlich in mir stieg. Ich begann in weiblicher Art bereits eine Schlafstörung zu entwickeln. Deutlich am schlimmsten nagte das Schnarchen an mir, wenn ich eh nicht gut auf sie zu sprechen war. Letztlich spitzte das Schnarchen unsere Konflikte zu. Das muss ja nicht sein. Getrennte Schlafzimmer brachten eine große Entlastung.

Aber auch dem Schnarcher geht es nicht gut: Er wird als unattraktiver Störenfried oder gar als Witzfigur karikiert. Der amerikanische Schriftsteller Mark Twain (1835–1910) ironisierte ihn in einem Essay über das Schnarchen als unsozialen Störenfried. Schnarchern ist es fast immer peinlich, dass sie schnarchen. Sie leiden psychologisch unter ihrem nächtlichen Lärm und haben dazu noch statistisch betrachtet eine verkürzte Lebenserwartung.

Aber nicht jeder Schnarcher leidet. Wenige versuchen aus ihrem Schnarchen Kapital zu schlagen. Zu den bedeutenden Schnarchern gehörte David

Bishop aus Arizona / USA. Er wurde von dem Texaner Steve Hawkins zu einem öffentlichen Wettschnarchen herausgefordert. Der Einsatz betrug immerhin 10 000 Dollar, für die es sich zu schnarchen lohnte. Um es kurz zu machen, der Kampf ging unentschieden aus. Er wurde auch deswegen berühmt, da bei ihm der deutsche Erfinder August von Düsenberg (1879 –1955) zum ersten Mal öffentlich sein Phonometer ausprobierte, mit dem objektiv die Schnarchlautstärke gemessen werden konnte. Bei Bishop und Hawkins versagte jedoch dieses Gerät. Beide schnarchten zu laut.

Seit 1984 gilt der Engländer Melvin Switzer als der weltführende Schnarcher. Bei ihm maß der Phonometer 87,5 Dezibel, was dem Lärm eines mit Vollgas gestarteten schweren Motorrads entspricht. So verwundert es nicht, dass Switzers Frau nach Angaben des Arztes Derek S. Lipman auf einem Ohr taub ist.

Die Messung der Schnarchlautstärke mit dem Phonometer ist nicht so absurd, wie es Ihnen vorkommen mag. Es zeigt sich nämlich ein deutlicher Unterschied zwischen dem primären Schnarchen und der Schlafapnoe in der Schnarchlautstärke. Der »normale« Schnarcher reicht niemals an den satten Ton von Switzer, Bishop und Hawkins heran.

Schnarchen – die Erklärung

Das Schnarchen wird erzeugt durch das erschlaffte Gaumensegel, das durch die Mundatmung des Schlafs in Schwingungen gesetzt wird. Es pfeift, dröhnt, zischt und rasselt wie bei einem Sturm. So klingen die Vibrationen des weichen Gewebes in den oberen Atemwegen.
Das lang andauernde Schnarchen findet meistens im Tiefschlaf statt (in der Nicht-REM-Phase 3 und 4 hauptsächlich).

Das kurzfristige Schnarchen wird dagegen eher während des REM-Schlafs produziert, da er besonders das weiche Bindegewebe von Hals- und Mundbereich entspannt.
Mit dem Schnarchen während der Einschlafphase weckt sich der Schläfer meistens selbst wieder auf, verlagert seine Stellung im Bett und schläft ohne Schnarchen wieder ein.

Es ist sinnvoll das unpathologische Primäre Schnarchen von der pathologischen Schlafapnoe zu unterscheiden.

Primäres Schnarchen

Das primäre Schnarchen verweist auf eine Atembeeinträchtigung während des Schlafens. Diese kann harmlos sein wie zum Beispiel bei einer Erkältung oder bei Rauchern. Die Muskelspannung der Halsmuskulatur ist auf jeden Fall stark erschlafft, was typisch für die REM-Schlafphase ist. Übergewicht fördert besonders das Primäre Schnarchen, da der dicke Nacken die entspannten Luftwege verengt. Auch Polypen oder vergrößerte Mandeln rufen Schnarchen hervor.

Rauchen wird ebenfalls häufig für das Schnarchen verantwortlich gemacht, was jedoch nur eine Halbwahrheit ist. Rauchen ist keine direkte Ursache für das Schnarchen, es kann aber die Rachenschleimhäute anschwellen lassen und somit die Luftwege verengen. Damit führt es zum Schnarchen.

Schnarchen kann aber auch psychologische Ursachen haben. Wer schnarcht, hält den anderen auf Distanz. Er ist latent aggressiv gegen seinen Bettnachbarn. Auf jeden Fall schafft Schnarchen keine Intimität. Allerdings, das meiste Schnarchen ist situativ durch die Schlafhaltung oder physiologisch bedingt und keineswegs eine verdrängte Aggression gegen die Partnerin oder den Partner.

Beim Primären Schnarchen hilft oft sogleich mehr Bewegung. Primäre Schnarcher sind häufig bewegungsfaul und sollten sich dazu durchringen, möglichst täglich sich zumindest für eine halbe Stunde zu bewegen. Das muss kein Sport sein, der bekanntlich sowieso Mord ist, sondern ein Spaziergang möglichst in der Natur tut es auch. Wer es ritueller liebt, dem wäre Tai Chi, Qi Gong und Yoga zu empfehlen.

Übergewichtige können ihr nächtliches Krachmachen durch Abnehmen sogleich reduzieren. Allerdings ist hier Vorsicht geboten: Abnehmen mit Hilfe von Appetitzüglern kann das Schnarchen fördern (drogeninduziertes Schnarchen durch Appetithemmer).

Noch im neunzehnten Jahrhundert waren Antischnarchkugeln zur Vermeidung des nächtlichen Lärms beliebt. Die Idee dazu stammte aus dem amerikanischen Unabhängigkeitskrieg (1775–1783) gegen die britische Herrschaft. Schnarcher in den Massenschlafsälen des Militärs regten ihre Kameraden dazu an, in schlaflosen Nächten auf Abhilfe zu sinnen.

Die war in einem Militärlager schnell gefunden – und zwar in den Kanonenkugeln. Gewitzte Soldaten nähten den nervenden Schnarcher eine Kanonenkugel in eine Rückentasche seines Uniformmantels ein (in dem man damals im Feld schlief). So konnte er nicht mehr auf dem Rücken schlafen und mit Schnarchen die Kampfkraft der Truppe mindern. Als 1900 Freuds »Traumdeutung« erschien, erinnerte sich in den USA Leonidas Wilson an den wohltätigen Gebrauch der Kanonenkugel. Er brachte ein Lederband auf dem Markt, dass dem Schläfer die Rückenlage verleidet. Das war jedoch nur der Start unterschiedlicher Erfindungen, die mit Apparaten das Primäre Schnarchen verhindern wollten. Eine verwirrende Vielfalt von Kinnbändern und Kopfbedeckungen überschwemmte zuerst den amerikanischen und nach dem ersten Weltkrieg zunehmend den europäischen Markt, von denen man bisweilen einige noch in fragwürdigen Kleinanzeigen angeboten findet. Sie des Nachts zu tragen, verlangt schon Mut.

Heute beherrschen die Lernpsychologen das Feld der Schnarchvermeidung. Als maschinengläubige Psychologen griffen sie statt zur Kanonenkugel zum Mikrophon. Sie entwickelten Schnarchstopper, die ab einer bestimmten Lautstärke dem Schnarchenden weckten, um so das Schnarchen mit einem Unlustgefühl zu koppeln (Konditionierung). Die menschenfreundlichere Variation des Schnarchstoppers überspielt laute Schnarchgeräusche, die noch etwas verstärkt werden, in die Kopfhörer des Schläfers, der sich so selbst weckt. Die menschenfeindlichere Variation besteht darin, jedem lauten Schnarcher einen leichten Stromstoß zu verabreichen, wie wir es schon vom Bettnässen her kennen. Der Traum vom Apparat, der todsicher Ihr Schnarchen stoppt, hat seit dem 18. Jahrhundert überlebt. Aber bedenken Sie eins: Es ist nur ein Traum.

Ich würde Schnarchern zu folgenden Mitteln raten:

➤ Alkohol, Rauchen und Essen in Maßen (Essen möglichst nicht nach 18 Uhr)

➤ auf einer festen Matratze mit einem flachen Kissen schlafen, damit der Hals gestreckt bleibt und die Luftwege offen

➤ außerdem stellte sich heraus, dass bei einer Schlafzimmertemperatur zwischen 16 und 18 Grad am wenigsten geschnarcht wird

➤ dass Sie nicht auf dem Rücken schlafen, das können Sie willentlich erreichen, dafür benötigen Sie nicht die Kanonenkugel im Bett

Außerdem sollten Sie beobachten, in welchen Situationen Sie schnarchen. Welcher Lebensstil fördert Ihr Schnarchen? Meist ist es ein hektisches Leben, das einen schnarchen lässt. In diesem Fall seien Sie dem Schnarchen dankbar, da es Ihnen lautstark zeigt, dass Ihr Lebensstil geändert werden sollte. »Gehen Sie das Leben ruhiger an«, lautet die Standardempfehlung.

Schlafapnoe

»Apnoe« ist altgriechisch und heißt »ohne Atem«. So wird heute ein Aufwachen (für etwa zehn Sekunden) aus tiefem Schlaf kurz vor dem Ersticken genannt. Man schläft sofort wieder ein, so dass dieser Kampf auf Leben und Tod morgens nicht erinnert wird. Menschen, die an einer Schlafapnoe leiden, schnarchen meistens erstaunlich laut. Die Schnarcher sind durch die Schlafzimmertür noch gut zu hören. Fast ausnahmslos handelt es sich um übergewichtige Menschen, die sich durch diese nächtliche Schlafapnoe stark gesundheitlich gefährden. Etwas über zehn Prozent der Übergewichtigen sind von dieser Krankheit betroffen, die durch Sauerstoffmangel tödlich enden kann. Wie vom primären Schnarchen sind von der Schlafapnoe weitaus mehr Männer als Frauen betroffen.

Für die Psychologen ist der Fall klar: Es handelt sich hierbei um ein unbewusstes Drohen mit dem Tod. Diese indirekte Aggression zu behandeln, dauert ungleich länger als moderne Behandlungsmethoden. Heute wird Schlafapnoe mit Überdruckatmung oder Mikrowellentechnik behandelt, die Gewebe reduziert. Man kann auch radikal chirurgisch Abhilfe schaffen lassen, dem ich allerdings skeptisch gegenüberstehe.

Für mich drückt dieses Ringen um Luft ein Bedürfnis nach mehr Raum und Freiheit aus. Es wäre psychologisch zu betrachten, was einem die Luft nimmt. Warum bleibt dem Betroffenen die Luft weg? Wo liegen diese Einengungsgefühle, die sich symbolisch im Ringen nach Luft äußern?

Auf jeden Fall sollten Sie, wenn Sie eine Schlafapnoe bei sich vermuten, sich ärztlich behandeln lassen. Fragen Sie doch ihren Bettgenossen, ob Sie nächtlich mit Erstickungsanfällen aufwachen und sogleich wieder einschlafen. Das bietet nämlich nur die Apnoe. Außer dem Lärmpegel gibt es typische Anzeichen, welche die Schlafapnoe vom Primären Schnarchen unterscheiden. Das wichtigste ist das häufige Aussetzen des Atmens für bis zu einer Minute pro Nacht – und dies geschieht fünfzig Mal und mehr pro Nacht. Dadurch entsteht ein zerrütteter Schlaf, der dem während einer depressiven Phase ähnelt. Und in der Tat neigen an Schlafapnoe Erkrankte überdurchschnittlich häufig an depressiven Verstimmungen. Im Gegensatz zum »normalen« Schnarcher zeigen sie eine exzessive Schlafneigung am Tag, da das ständige häufige Aufwachen einen großen Schlafmangel erzeugt.

Apnoe und Primäres Schnarchen

Apnoe (oder auch Schlafapnoe genannt) sind Erstickungsanfälle während der Nacht, die ärztlich oder heilpraktisch behandelt werden sollten.

Eine Apnoe kann deutlich vom Primären Schnarchen abgegrenzt werden:
➤ Sie ist sehr viel lauter.
➤ Der oder die Betroffene schnarchen während der gesamten Nacht.
➤ Der oder die Betroffene schnarchen in jeder Lage im Bett – das heißt sie schnarchen auch auf der Seite liegend, was beim Primären Schnarchen fast niemals auftritt.
➤ Typisch sind die nächtlichen Erstickungsanfälle und das Aussetzen der Atmung.

Eine Schlafapnoe kommt nicht aus heiterem Himmel. Sie kündigt sich fast immer durch lautes gewohnheitsmäßiges Primäres Schnarchen an, das bisweilen von Atemstillständen unterstrichen wird.

Die Schlafapnoe ist verantwortlich für:

➤ Herz- und Blutgefäßerkrankungen – da der Kohlendioxydgehalt des Blutes ansteigt
➤ Bluthochdruck (tritt bei mehr als jedem Zweiten auf, der an Schlafapnoe leidet)

➤ starke morgendliche Kopfschmerzen, die einer Migräne ähneln (bei fast jedem Betroffenen)

➤ Impotenz – als Folge des großen Schlafdefizits und zugleich des herabgesetzten Sauerstoffspiegels im Blut (tritt bei jedem vierten Mann auf, der an Schlafapnoe leidet)

➤ Probleme bei der Lösung intellektueller oder kreativer Aufgaben (tritt bei jedem Dritten auf, der an Schlafapnoe leidet)

➤ Bettnässen im Erwachsenenalter – dieses Symptom ist zu beachten, da es sonst nur äußerst seltene psychologische Probleme gibt, die Bettnässen beim Erwachsenen hervorrufen. Bei der Schlafapnoe trifft es jeden Zehnten.

Die Schlafapnoe wurde im Jahr 1972 von dem damals führenden Schlafforscher Elio Lugaresi als Krankheitsbild erkannt und beschrieben. Er nannte diese Krankheit »Hypersomnie mit periodischer Apnoe«. Ein paar Jahre später sprach man kurz von der Schlafapnoe, die man in OSA (Obstruktive Schlafapnoe) und ZSA (Zentrale Schlafapnoe) unterschied.

Bei der OSA führt die Erschlaffung der Muskulatur der oberen Atemwege zur Blockierung der Atmung.

Bei der ZSA setzt die Bewegung des Zwerchfells vorrübergehend aus, wodurch die Atmung stoppt.

Außerdem gibt es noch eine glücklicherweise sehr seltene Form der Schlafapnoe mit dem romantischen Namen »Undines Fluch«. Undines Fluch besteht darin, das Atemzentrum in Gehirn zu lähmen und der Schnarcher stirbt plötzlich im Schlaf.

Die Weltgesundheitsorganisation schätzt, dass jährlich dreitausend Menschen sowohl in den USA als auch in Europa an den direkten Folgen einer Schlafapnoe sterben.

1990 stellte sich der amerikanische Schnarchforscher und Hals-Nasen-Ohrenarzt Derek S. Lippmann die Frage, ob Schnarchen dumm macht (1985 hatte sich bereits der amerikanische Mediziner Jay Block Gedanken zu dieser provokanten Frage gemacht, an die Lippmann anknüpft).

Untersuchungen ergaben, dass bei an Schlafapnoe erkrankten Patienten
> der Intelligenzquotient sinkt (gemessen mit dem Wechsler-
  Intelligenztest)
> die Gedächtnisleistungen sich stark verändern (bisweilen starke
  Erinnerungsblockaden)
> die verbale Ausdrucksfähigkeit undifferenzierter wird
> die Reaktionszeiten sich verlangsamen
> die visuelle Koordination erschwert wird

Und zwar treten diese Effekte umso deutlicher und durchschlagender auf,
je länger das Gehirn unter apnoebedingten Sauerstoffmangel leidet. Man
kann zwar nicht sagen, dass Schnarchen und speziell die Schlafapnoe eine
Menschen verdummen lässt, aber man kann sein Potenzial nicht mehr voll
ausschöpfen.

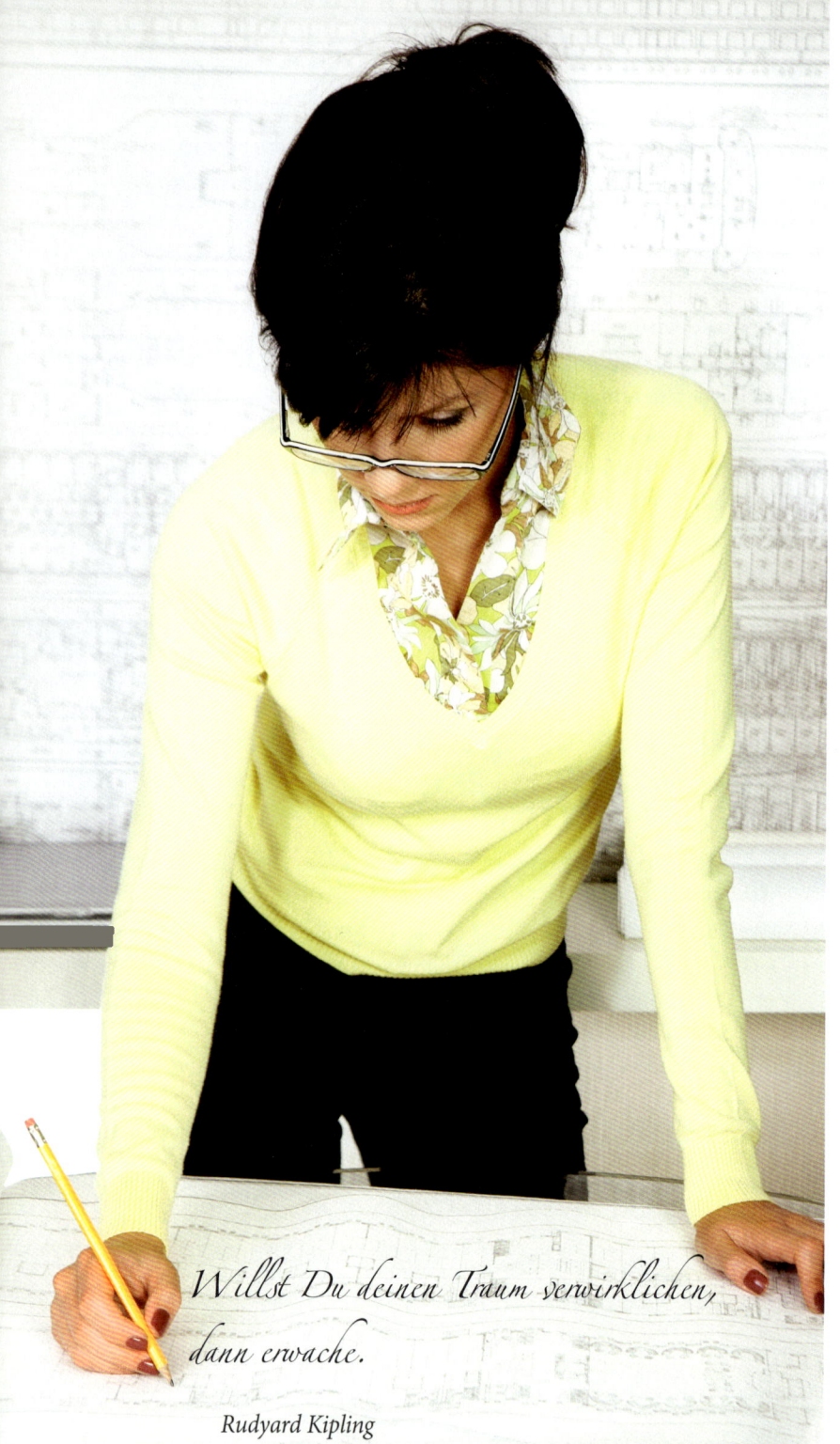

*Willst Du deinen Traum verwirklichen,
dann erwache.*

Rudyard Kipling

Intelligenz, Erfolg und Schlaf

Eine Untersuchung der Universität Lübeck (2004) zeigt es deutlich: Ausgeschlafene Menschen machen doppelt so häufig Karriere wie unausgeschlafene. Erschlafen Sie sich also Ihre Karriere. Aber nicht nur der Karriere hilft der Schlaf, sondern auch Ihrem Aussehen. Schlaf ist das billigste und dabei wirksamste Anti-Aging-Mittel, da er Muskeln, Gewebe und Bandscheiben regeneriert und das Wachstumshormon im Schlaf Ihre Haut glättet (durch bessere Durchblutung). Und wer dann attraktiv aussieht, der hat wiederum häufiger Erfolg als die anderen. Also kurzum, gesunder Schlaf hilft Ihrer Karriere und Ihren Erfolgen mehr, als man zu hoffen wagt. Der erste Schritt auf der Erfolgsleiter besteht darin, stets ausgeschlafen zu sein.

Bei herausragend erfolgreichen Menschen zeigt sich häufig, dass sie ihren Schlaf eher aufteilen, als in einem Stück zu schlafen. Die Erfolgreichsten in Wissenschaft, Wirtschaft, Politik und Kultur pflegen oftmals ihren Mittagsschlaf zu halten. Das sollten Sie auch tun, wenn Sie es sich leisten können. Napoléon Bonaparte (1769–1821) und Henry Ford (1863–1947) schliefen nur ein paar Stunden in der Nacht, aber hielten viele Nickerchen in Pausen tagsüber, so dass sie auf mindestens acht Stunden Schlafdauer kamen. Durch ihren kurzen Nachtschlaf – meist nur vier oder fünf Stunden – baute sich der Mythos auf (den sie selbst kräftig unterstützten), dass sie ständig arbeiten und wenig schlafen.

Niemand ist kreativ, der nicht ausreichend schläft. Wenn Sie intellektuell arbeiten, benötigen Sie meistens im mittleren Alter um die neun Stunden Schlaf, um wirklich das Beste am Tag zu geben. Jeder Schlaf – REM und Nicht-REM – fördert Einsichten in Probleme, mit denen man sich gerade beschäftigt. Deswegen kann der Denkende gar nicht genug von REM- und Nicht-REM-Schlaf bekommen. Denn diese Schlafphasen stärken wesentlich unser Gedächtnis, sind für die Verknüpfung insulären Wissens zuständig und entsorgen ungenutzte Informationen. Es ist schon richtig, wenn Schüler und Studenten darauf schwören, abends vor dem Einschlafen einen schwierigen Stoff zu lernen. Was man nämlich vor dem Einschlafen

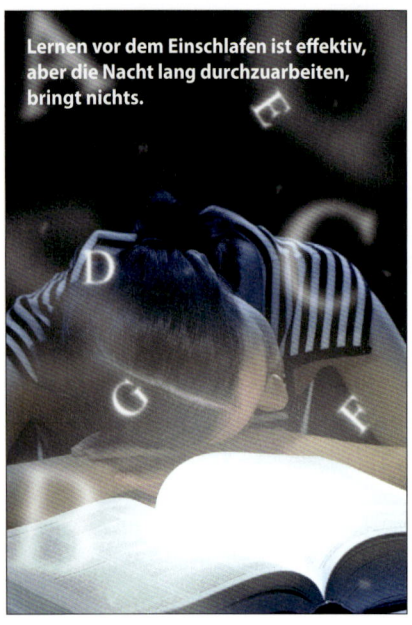

Lernen vor dem Einschlafen ist effektiv, aber die Nacht lang durchzuarbeiten, bringt nichts.

lernt, das wird länger und genauer im Detail behalten, als wenn man es am Tage lernen würde. In der nächtlichen Inkubationsphase während des Schlafs inspiriert einen der Lernstoff zu neuen Ideen, die einen morgens nach dem Aufwachen erfreuen. Arbeiten Sie vor Ihrem normalen Einschlafpunkt, werden Sie also durch gutes Behalten und originelle Einsichten belohnt. Arbeiten Sie jedoch die Nacht durch, tun Sie dies vergeblich. Gerade zu der Zeit, in welcher der Schlaf Ihr Wissen verarbeitet, sind Sie wach. Damit nehmen Sie sich nicht nur eine natürliche tiefere Verarbeitungsmöglichkeit des Gelernten, sondern dazu bauen Sie noch einen Schlafmangel auf, der wiederum das Lernen am Tage empfindlich stört. Das Schlafdefizit durch nächtliches Arbeiten wirkt auch deswegen kontraproduktiv, da es die Motivation, etwas zu leisten, verringert. Eine hohe Leistungsmotivation können wir nur dann aufbauen, wenn wir ausgeschlafen sind. Außerdem sind Menschen, die unter Schlafmangel leiden, weniger liebenswürdig als im ausgeschlafenen Zustand, was sich auch negativ auf mögliche Erfolge auswirkt.

Wenn Sie also Erfolg haben und dazu noch klug sein wollen, brauchen Sie ausreichenden Schlaf. Was aber nichts darüber besagt, wann Sie sich diesen Schlaf holen. Typisch ist das Bild des Intellektuellen, der bis tief in die Nacht hinein über seinem Schreibtisch gebeugt studiert. Die Nacht zieht konzentrierte intellektuelle Arbeit wegen ihrer Stille an. Die Wahrscheinlichkeit, gestört zu werden, ist geringer als am Tag. So ist die Nacht für viele die einzige Möglichkeit, ungestört in Ruhe konzentriert zu arbeiten.

Wer wie ich meistens nachts arbeitet, was auch mit dem schnelleren Netz-zugang nachts zusammenhängt, der sollte genau darauf achten, dass er dennoch genug Schlaf bekommt. Er sollte morgens lange schlafen und sich möglichst zur Zeit des Leistungstiefs am frühen Nachmittag noch einmal hinlegen. Schlaf, in kleine Portionen aufgeteilt, besitzt den Vorteil, stets sogleich das neu Gedachte tief verarbeiten zu lassen, und das ist ein Grund, warum höchst erfolgreiche Menschen ihren Schlaf aufteilen.

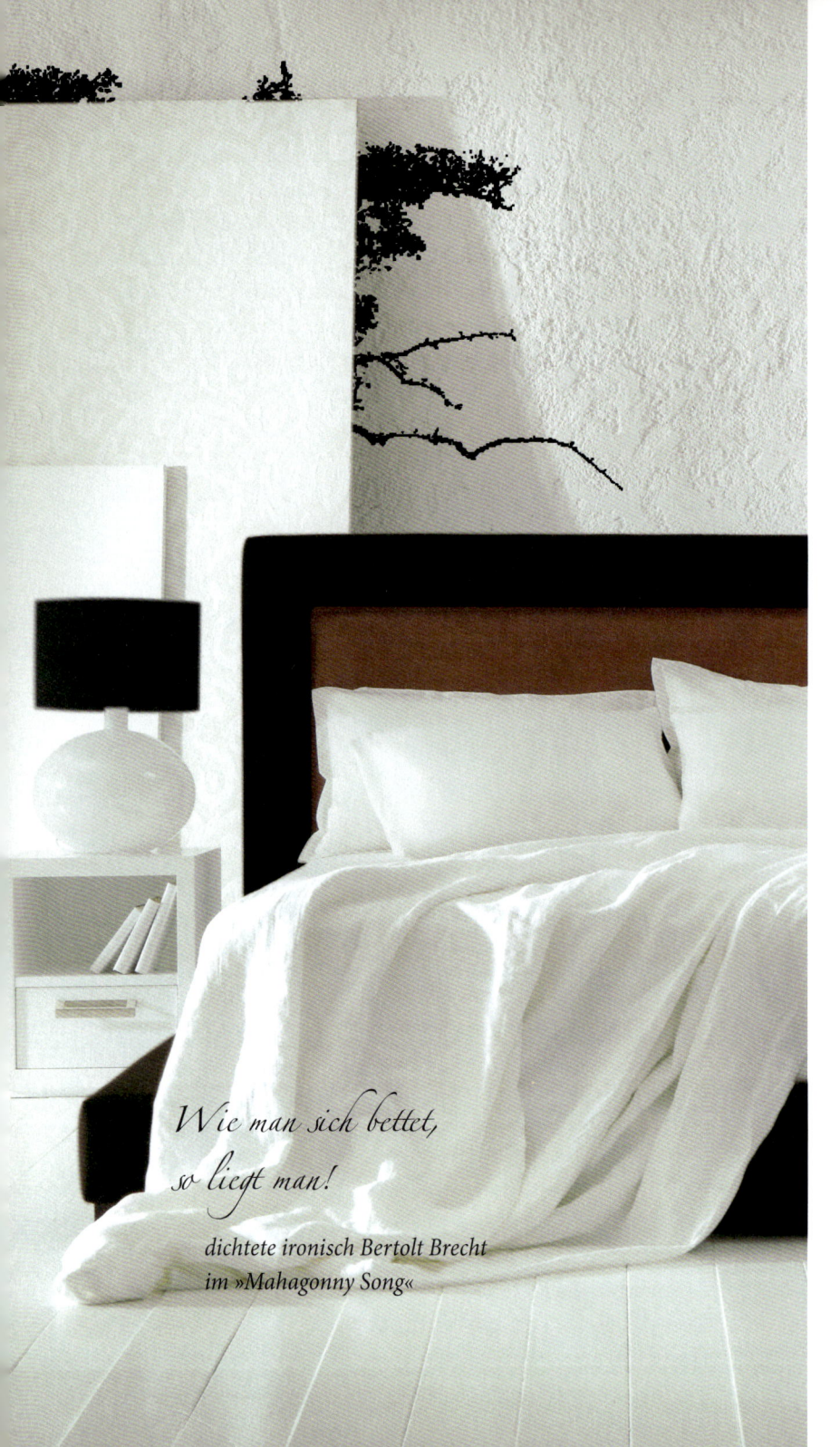

Wie man sich bettet,

so liegt man!

dichtete ironisch Bertolt Brecht
im »Mahagonny Song«

Wie gesunder Schlaf gelingt

Erstaunlicherweise haben wir noch gar nicht den Raum betrachtet, in dem der Schlaf stattfinden soll. Im Schlafzimmer wird meistens der Schlaf inszeniert und dort im Bett. Andere Orte des Schlafes haben eher etwas Provisorisches und sind häufig entsprechend unbequem.

Das Schlafzimmer ist eine Erscheinung der Neuzeit. Bei Hofe waren zwar Schlafzimmer schon üblich, aber meist öffentliche Räume, während es für die breite Bevölkerung erst im 19. Jahrhundert eingeführt wurde. Damit wurden Schlafen und Wachen erstmalig räumlich getrennt und das Schlafzimmer wurde zu einem intimen Raum. Leider wurde das Schlafzimmer, als nicht öffentlicher und somit repräsentativer Raum, auch der vernachlässigte Raum in der Wohnung. Es sah ja kein Außenstehender, wenn dort dunkle Ungetüme von Kleiderschränken zu erdrücken schienen oder es unaufgeräumt oder kurzum hässlich war. Dazu kommt noch, dass es meistens der unattraktivste und kleinste Raum in der Wohnung war. Das alles ist ein Ausdruck der Missachtung des Schlafs. Wollen wir gut schlafen, sollte unser Schlafzimmer ein ästhetisch schöner Raum sein. Sie müssen sich in ihm wohlfühlen, um es morgens wohl ausgeruht verlassen zu können. Es sollte in dezenten Farben gehalten sein, die Ihnen gefallen. Blaue Farbtöne beruhigen zwar, lassen den Raum allerdings zugleich kühler erscheinen. Warme Ockertöne schaffen eine gemütliche Atmosphäre, wenn Sie diese schön finden. Ein zartes Lindgrün kann dem Schlafzimmer eine aparte Atmosphäre geben. Welche Farbe Ihnen gefällt, können Sie einfach mit gefärbten Glühbirnen testen.

Wichtiger aber noch als Wandfarbe ist freie Fläche im Schlafzimmer. Müllen Sie Ihr Schlafzimmer nicht zu, entstellen Sie es nicht durch Schrankungetüme und lassen sie nur das dort hinein, was nicht mit Ihrer Arbeit zu tun hat. Verbannen Sie den Fernseher aus dem Schlafzimmer, das Handy und den Computer.

Der Hauptgegenstand im Schlafzimmer ist das Bett. Das Bett als aufregender Ort ist zum Schlachtfeld der Dogmatiker geworden. Die einen schwören auf die Latexmatratze, die anderen auf den Futon. Die einen halten das Schlafen mit der Matratze auf dem Boden für angenehm erdend, die anderen wollen erhöht wegen der Unterlüftung oder auch nur des Stauraums unter dem Bett schlafen. Die dem Gesundheitstripp Verfallenen schlafen natürlich auf einem Bett nach Dorn, aber da wird sich die Mode auch bald ändern, schon weil es der Markt verlangt. Vergessen Sie das alles und lassen Sie Ihre Matratze nicht zum Brennpunkt ideologischer Diskussionen werden. Bei Bett und Matratze ist unabdingbar, dass Sie sich mit ihnen wohl fühlen. Das heißt, das Bett muss Ihnen ästhetisch gefallen – es muss ein schönes Bett für Sie sein. Die Matratze sollte sich für Sie genau richtig anfühlen – weder zu hart noch zu weich. Wenn Sie eine Matratze kaufen, müssen Sie diese unbedingt liegend prüfen, egal wie unpassend das auch wirken mag. Sind Bett und Matratze passend, sollten Sie diese möglichst oft lüften und nicht unter einer Tagesdecke verstecken.

Ich schlafe zumindest subjektiv besser in einem nach meinem Geschmack bezogenen Bett. Bettbezug und Bettlaken sollten im Ideal beruhigende Farben der rechten Seite des Spektrums aufweisen, also die kalten und zugleich beruhigenden Farben. Ich liebe einfarbige Bettwäsche, andere erfreuen sich eines Musters. Aber lenken uns nicht diese Äußerlichkeiten vom Wesentlichen ab? Das Wichtigste ist, Bett und Schlafzimmer nicht zum Problem werden zu lassen. Um das zu vermeiden, werde selbst ich dogmatisch: Das Schlafzimmer sollte nur zum Schlafen, zum sich Wohlfühlen und Sex benutzt werden. Fachbücher, Fernseher und Computer haben dort nichts zu suchen. Verbannen Sie aus Ihrem Schlafzimmer alles, was nicht schön oder unnütz ist. In einer Rümpelkammer als Schlafzimmer gelingt selten gesunder Schlaf.

Halten Sie Ihr Schlafzimmer kühl, dunkel und ruhig. Lüften Sie es täglich (auch bei Regen) und halten sie seine Nachttemperatur um die 17 Grad Celsius. Die Luftfeuchtigkeit liegt idealerweise bei vierzig Prozent, was in einer zentralgeheizten Wohnung ohne Luftbefeuchtung nur schwer zu erreichen ist. Zur Not stellen Sie schöne mit Wasser gefüllte Schälchen auf die Heizköper.

Ob Sie nackt oder mit Schlafanzug schlafen, beeinflusst einen gesunden Schlaf nicht im Geringsten. Hierin drückt sich eine Lebenseinstellung aus. Nackt im Bett zu sein, symbolisiert wie im Traum Offenheit und Ehrlichkeit und ist erotischer, wie schon Marilyn Monroe (1926–1962) betonte in ihrer berühmten Antwort auf die indiskrete Journalistenfrage: »Was tragen Sie nachts im Bett?« – »Channel No. 5«. Allerdings, in kalten Schlafzimmern bei unter 16 Grad ziehe ich mir ein T-Shirt an.

Zuvor stellte ich die lichtempfindliche Reaktion des Melatonin dar. Da Melatonin so richtig angenehm schläfrig macht, sollten wir uns einen Melatonin-Flash gönnen, indem wir das Schlafzimmer verdunkeln. Allerdings, als Morgenmuffel wache ich lieber in einem lichtdurchfluteten Zimmer auf und mit geringem Melatoninspiegel. Bei einer Tendenz zu Einschlafstörungen sollte das Schlafzimmer auf jeden Fall stark verdunkelt werden, bei Aufwachstörungen wie Schlaftrunkenheit sollte man morgens in einem hellen Zimmer aufwachen. Rudolf Steiner (1861–1925) betonte, dass man nicht mit dem Blick auf ein Fenster (als Lichtquelle) aufwachen sollte, da sonst das Aufwachen zu plötzlich geschieht. Ich schlafe jedoch mit dem Blick zum Fenster und genieße es, einen Teil des Sternenhimmels in der Nacht zu sehen. Wenn ich durch die Sonne zu früh geweckt werde, finde ich es äußerst angenehm, in dem Bewusstsein, noch einige Zeit schlafen zu können, mich auf die andere Seite zu drehen. Aus dieser zweiten Schlafzeit am Morgen erinnere ich meistens ohne Schwierigkeiten meine Träume.

Alexander Borbély (*1939) untersuchte an der Universität Zürich im Jahre 2004 die Auswirkungen des Elektrosmogs in der Wohnung. Esoteriker hatten schon seit langem den Elektrosmog im Schlafzimmer für die fürchterlichsten Krankheiten bis hin zu Krebs verantwortlich gemacht – freilich etwas zu agitiert, um wirklich Wirkungen zu erreichen. Alexander Borbély dagegen ging kühl als Wissenschaftler das Problem an. Er fand heraus, dass eingeschaltete mobile Telefone im Schlafzimmer eindeutig die REM-Schlafphase verkürzen. Noch schlimmer wirken jedoch Radiowecker und besonders das Babyphone, wenn sie nicht batteriebetrieben sind. Bevor ich Sie weiter mit vielfältigen und fragwürdigen Untersuchungen zur Wirkung des Elektrosmogs im Schlafzimmer belästige, merken Sie sich nur eins: Elektronik gehört nicht ins Schlafzimmer. Sie stört Ihre Schlafrhythmen und verstaubt dort viel zu sehr. Eingeschaltete Handys haben nur Masochisten am Bett liegen.

So sollte Ihr Schlafzimmer sein

- ruhig,
- sauber,
- aufgeräumt,
- gut gelüftet,
- schön, aber nicht überstilisiert,
- um die 17 Grad warm,
- Luftfeuchtigkeit bei vierzig Prozent,
- bei Menschen mit Schlafproblemen verdunkelt,
- frei von Elektronik und auf Standby geschalteten Geräten,
- frei von allem, was Sie an Ihre Arbeit erinnert.

Alles andere, was zum Schlafzimmer zu sagen ist, wissen Sie sowieso und entspricht dem gesunden Menschenverstand. Sie tun Ihrem Schlaf nicht wohl, wenn Sie Ihr Schlafzimmer mit ernster Mine zum Tempel umgestalten. Ihr Schlafzimmer sollte schön, aber nicht überstilisiert sein. Ein Schlafzimmer ist eben nur ein Schlafzimmer und sollte es auch bleiben. Architekten wissen es seit langem, überstilisierte Räume ziehen Probleme an.

Was hilft noch dem gesunden Schlaf?
> **Müdigkeit**

Achten Sie auf Ihre natürliche Müdigkeit. Gehen Sie schlafen, wenn Sie abends müde sind und lassen Sie sich keinesfalls dazu hinreißen, akribisch auf Einschlafzeiten und Gesamtschlafzeiten zu achten. Leiden Sie an keiner schweren Schlafstörung, die das Einhalten bestimmter Rhythmen erfordert, wirkt ein fanatisches Betrachten des eigenen Schlafverhaltens stark schlafstörend.

> **Bewegung**

Immer hilft dem Schlaf Bewegung – sei es nun Tai Chi, der Abendspaziergang oder Sport. Besonders schlaffördernd wirkt eine körperliche Betätigung zwischen 19.00 und 22.00 Uhr. Solche Bewegungen fördern besonders den Tiefschlaf.

➤ **Monotonie**

Monotone Tätigkeiten wie Lesen vor dem Einschlafen sind ideal.

➤ **Sexualität**

Sexualität vor dem Schlafen ist noch idealer, da sie noch tiefer entspannt.

➤ **Milch**

Ein Glas (warme) Milch vor dem Zubettgehen war der Schlummertrank unserer Großeltern. Ich rate Ihnen ebenfalls dazu, da Milch Tryptophan (eine natürliche Aminosäure) enthält, die wie ein leichtes Schlafmittel wirkt. Das Trinken der warmen Milch ist häufig auch mit einer Regression in die Kinderzeit verbunden.

➤ **Alkohol**

In Maßen genossen, wirkt Alkohol beruhigend auf das zentrale Nervensystem, dadurch wird der Schlaf tiefer. Allerdings bei Personen mit einer Tendenz zum Schnarchen wird diese verstärkt, da die Muskelentspannung so tiefgreifend ist, dass das Schnarchen wahrscheinlich wird. Zu viel Alkohol stört die Regulation von Traum- und Tiefschlaf.

➤ **Bad**

Ein warmes Bad – nicht wärmer als 37 Grad Celsius – lässt Ihren Schlaf durch tiefe Entspannung gesünder werden.

➤ **Vitamin B**

Der Vitamin-B-Komplex hilft einigen Schläfern, ruhiger zu werden. Der Nachteil ist jedoch ein leichter Körpergeruch.

➤ **Schlafklima**

Luftfeuchtigkeit um vierzig Prozent bei 16 bis 18 Grad Zimmertemperatur im Schlafzimmer

➤ **Fernsehen**

Spätestens eine Stunde vor dem Einschlafen sollte nicht mehr ferngesehen werden. Die einschläfernde Wirkung der langweiligen Fernsehprogramme täuscht über die innere Unruhe hinweg, welche die schnellen und dramatisierten Bilder erzeugen.

Jeder weiß es, aber wenige halten sich daran, dass unsere letzte Mahlzeit am Abend einen großen Einfluss auf den Schlaf besitzt. Nur Masochisten essen fett, süß und ausgiebig am Abend. Ab und zu abends groß essen zu

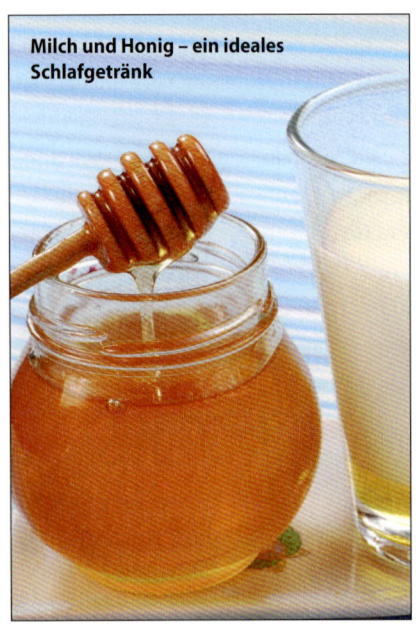

Milch und Honig – ein ideales Schlafgetränk

gehen, schadet keinem, aber regelmäßig Fettes und Süßes abends zu essen, ruiniert nicht nur unsere Haut, sondern lässt uns unruhig schlafen, da die Verdauung für Aktivität sorgt. Essen Sie leicht zu Abend. Besonders schädlich wirken sich Fleisch und Zucker am Abend aus – und das nicht nur auf den Schlaf. Reis und Pasta dagegen sollen die Tiefschlafphasen fördern.

Vollmilch und Buttermilch, Honig, Trockenfrüchte, Käse und Marmelade sind zusammen mit Vollkornbrot genossen und ein Glas Rot- oder Weißwein dazu ideal fürs Abendessen und den späteren Schlaf.

Genauso wichtig wie die Nahrung selbst ist die goldene Regel, vier Stunden vor dem Einschlafen nichts mehr zu essen – auch keine Kleinigkeit. Nach vier Stunden ist die Hauptverdauung beendet und somit erst einmal Ruhe im Körper.

Wer hungrig zu Bett geht, läuft Gefahr, dass die Unterzuckerung seinen Schlaf stören wird.

Menschen mit niedrigem Blutdruck sollten abends ruhig einen Kaffee zum Abschluss des Essens trinken oder ein Glas Champagner (Sekt tut es auch). Für Hochdruckpatienten ist das Gift, speziell wenn es mit Süßem zusammen genossen wird. Man erkennt solche Essfehler nicht nur an zu leichten Schlaf, der tagsüber intellektuelle Fähigkeiten herabsetzt, sondern häufig auch an wiederkehrenden Hautproblemen.

Schlafkräuter

Neben den oben aufgeführten Tricks, um einen guten Schlaf zu erreichen, gibt es noch spezielle Methoden, die schlaffördernd wirken. Die älteste dieser Methoden, die unseren Großmüttern noch geläufig waren, ist die Unterstützung des gesunden Schlafs mit Kräutertees. Das ist Omas Schlummertrunk für diejenigen (wie mich), die warme Milch abscheulich finden. Allerdings machen Sie sich keine falschen Hoffnungen, Omas Schlaftees schmecken bisweilen gewöhnungsbedürftig.

Am besten wirkt Hopfen *(Humulus lupulus)*, den ich vorziehe im Bier zu trinken, wo er zusammen mit dem Alkohol als idealer Müdemacher wirkt. Der Unerschrockene kann Hopfen auch als Kräutertee trinken, was ich als eine Beleidigung meiner Geschmacksnerven empfinde. Ein wenig erträglicher wird der Hopfentee und zugleich auch wirksamer, wenn man ihn mit Melisse *(Melissa officinalis)* mischt und ihn dann mit viel Honig trinkt. Die jungen Hopfentriebe kann man auch als Gemüse oder Salat genießen und die Pflanzenstängel als Zusatz zum Rauchtabak.

Ich erwähnte ja bereits »die Blume des Bösen«, das Opium *(Laudanum* aus Schlafmohn, *Papaver somniferum)*, als bewährtes Schlafmittel. Viele Dichter des ausgehenden 19. und beginnenden zwanzigsten Jahrhunderts waren nach dem holden Opiumschlummer süchtig. Opium ist ein verbotenes Suchtmittel und kommt deswegen als Schlafmittel nicht in Frage. Aber den Hauch des Opiumschlummers können Sie erahnen, wenn Sie den nicht süchtigmachenden kalifornischen Goldmohn als Tee vorm Einschlafen trinken, der auch nicht gerade lieblich schmeckt. Opium beeinflusst auch das Traumleben. Es lässt die Träume deutlich erotischer werden.

Alle schlaffördernden Kräuter scheinen bitter zu schmecken, so auch der Lavendel *(Lavandula angustifolia)*, von dem Sie nicht mehr als zwei bis drei Blüten in einem halben Liter kochenden Wasser fünf bis zehn Minuten ziehen lassen.

Ansonsten eignen sich Melisse, wie oben erwähnt, Passionsblume *(Passiflora, incarnata L.)* und Baldrian *(Valeriana officinalis,* der grausig schmeckt) für Schlaftees. Allerdings ist eine deutliche Wirkung all dieser Tees erst nach ein paar Tagen regelmäßiger Einnahme am Abend zu spüren. Gute Erfahrungen machen viele Schlafsuchende mit Kräutermischungen. Diese Mischungen sind so zusammengestellt, dass sich die Kräuter in ihrer Wirkung stärken. Der berühmteste dieser Tees ist der Kneipp Schlaftee, man kann auch den Nerventee verkosten. Es gibt viele ähnliche Mischungen. Probieren Sie mehrere aus und beobachten Sie, auf welche Sie am besten ansprechen.

Baldrian wirkt relativ schnell. Wenn man ihn geschickt und mit etwas Erfahrung dosiert, kann er sofort einschläfernd wirken. Besser als Tee wirkt er als Dragee. Als ich mich in den Bioabteilungen und Reformhäusern umsah, war ich erstaunt, welche Menge pflanzlicher Dragees für den gesunden Schlaf angeboten werden. Sind die Mittel rein pflanzlich, besitzen sie den großen Vorteil, weder abhängig zu machen, noch den Schlafrhythmus zu stören. Aber auch diese Mittel sollte man so wenig wie möglich nehmen.

Die klassischen Schlafkräuter

➣ Baldrian
➣ Johanniskraut
Beide Kräuter können bei leichter bis mittlerer Schlafstörung verabreicht werden. Sie wirken erst richtig nach drei Wochen regelmäßiger Einnahme. Bei Johanniskraut ist im Sommer Vorsicht geboten, da es die Haut lichtempfindlicher macht.
➣ Hopfen
wirkt gut zur Beruhigung und damit einschlaffördernd.
➣ Melisse
➣ Lavendel
➣ Passionsblume
Diese drei beruhigenden Kräuter wirken besonders schlaffördernd, wenn sie zusammen mit Baldrian eingenommen werden.

Wer Kräutertees und selbst Dragees scheußlich findet, der kann Melisse und / oder Lavendel als ätherisches Öl in eine Duftlampe geben, die er nachts brennen lässt, oder er gibt diese Kräuteröle in ein warmes Schlummerbad. Sie lösen sich gut auf, wenn man um die fünf Tropfen ätherisches Öl zuvor in einer Tasse Milch auflöst und diese Mischung dann ins einfließende Badewasser gibt. Fast alle ätherischen Öle mischen sich, direkt ins Wasser gegeben, nicht mit dem Badewasser.

Es geht auf die alten Traditionen zurück, Hopfen und Lavendel in ein Kräuterkissen einzunähen, das Sie sich neben oder unter das Kopfkissen legen. Meiner Erfahrung nach scheint dies zu wirken und zugleich gut zu riechen, speziell wenn Sie mehr Lavendel als Hopfen nehmen.

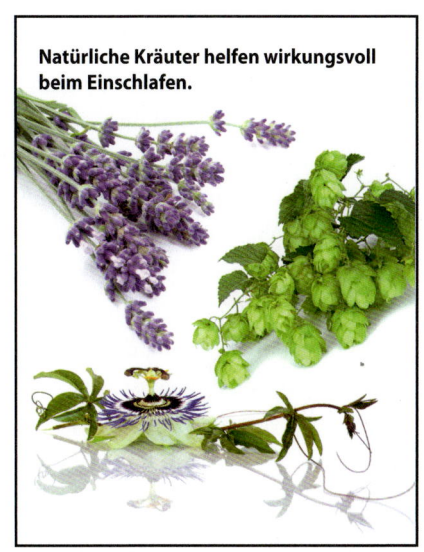

Natürliche Kräuter helfen wirkungsvoll beim Einschlafen.

In der Antike wurden im Kult des Gottes Asklepios Schlaftränke gereicht, deren Zusammensetzung allerdings vergessen wurde.

Diese Tradition wurde in Europa wieder von Paracelsus belebt, der Schlaftränke aus Alraune (Mandagora), Schlafmohn (Beiname: Schlafkraut) und Bilsenkraut fertigte (eine gefährliche Mischung, bei der die letale und die Wirkdosis nahe beieinander liegen – nicht zur Nachahmung empfohlen). Angelehnt an Paracelsus empfehlen moderne Kräuterspezialisten folgende Tropfen für einen gesunden Schlaf und ein lebhaftes Traumerleben:

Rezept

Man lässt sich in der Apotheke folgende Bestandteile mischen
je 20 ml
➤ Wermut D1 (Artemisia absinthium)
➤ Brom D4 (Bromum)
➤ Bilsenkraut D 4 (Hyosayamus niger)
➤ Goldmohn Urtinktur (Escholzia california)
➤ Hohrlwurz Urtinktur (Corydalis cava)

Bei Einschlafstörungen besonders bei unruhigen Kindern hilft meistens das homöopathisch-spagirische Mittel Sedicelo N spag. (das die Firma Pekana als Tropfen herstellt).

Ritual und Rhythmus

Schlafen ist ein rhythmischer Vorgang. Schlafstörungen sind stets Störungen des natürlichen Rhythmus'. Instabile Rhythmen können wieder leicht durch Rituale stabilisiert werden. Dabei brauchen diese Rituale keineswegs großartig pathetisch zu sein, sondern sie wirken umso besser, desto mehr sie sich unproblematisch ins Alltagsleben einfügen. Die klassischen Rituale, um sich auf das Schlafen vorzubereiten, führen Sie sowieso durch – nur ist es Ihnen häufig nicht bewusst, dass es Rituale sind. Ändern Sie das, werden Sie bemerken, dass Sie Ihr nächtliches Zähneputzen und das abendliche Waschen bewusst als Handlungen durchführen können, die Sie auf einen angenehmen Schlaf vorbereiten. Machen Sie sich deutlich, dass Sie mit der Waschung alle Mühsal des Tages abwaschen und sich mit dem Zähneputzen für eine friedliche Nacht reinigen. Oder verbinden Sie Ihre kosmetischen Rituale mit einem Loslassen des Tages, mit dem Sie sich den unbewussten Kräften der Nacht öffnen. Wenn ich mir mein Gesicht eincreme, stelle ich mir vor, dass jede professionelle oder sozial geforderte Maske von mir abfällt, dass mein Gesicht sich jetzt entspannt ausruht, ohne etwas vorgeben zu müssen.

Sie können Ihrer Fantasie freien Lauf lassen und alle möglichen Bad- oder anderen Aktivitäten vor dem Einschlafen im Bewusstsein eines Rituals durchführen, das deutlich das Ende des Tagesbewusstseins markiert. All das sind Hilfen zum Loslassen der Tagesgeschäfte und der Hingabe zur Nacht.

Um Ihre Schlafrhythmen zu stabilisieren, können Sie diese Rituale stets zur gleichen Zeit durchführen. Ich gehe zum Beispiel fast immer gegen Mitternacht ins Bad, um mich zu waschen und mir die Zähne zu putzen. Nach diesem Ritual lege ich mich sogleich ins Bett. Auf diese Weise habe ich meinen Schlafrhythmus derart stabilisiert, dass ich täglich ohne Probleme etwa zur gleichen Zeit einschlafe und aufwache.

Zu solchen Ritualen kann auch der Abendspaziergang gehören oder mit den Kindern Schlaflieder zu singen.

Grundsätzlich kann ich Ihnen allerdings nur den langweiligen Rat geben, führen Sie ein möglichst regelmäßiges Leben. Ein Leben in festen Rhythmen wird am wirkungsvollsten einen guten Schlaf unterstützen.

Zu diesem regelmäßigen Tagesrhythmus gehören besonders regelmäßige Pausen, die Sie wie ein Erholungsritual durchführen können. Ich habe bemerkt, dass ich Pausen fest einplanen muss, sonst bleiben sie ein schöner Vorsatz.

Oft werde ich gefragt, was Traumfänger bewirken. Keiner von uns kann sich zu der Naivität hinreißen lassen zu glauben, dass schlechte Träume wirklich im Gespinst der Traumfänger hängen bleiben. Traumfänger sind ein Ritualgegenstand. Sie sollten so aufgehängt werden, dass Ihr letzter müder Blick vor dem Einschlafen auf den Traumfänger fällt. Damit werden Sie daran erinnert, dass Sie nun für die Reise ins Land der Träume bereit sind.

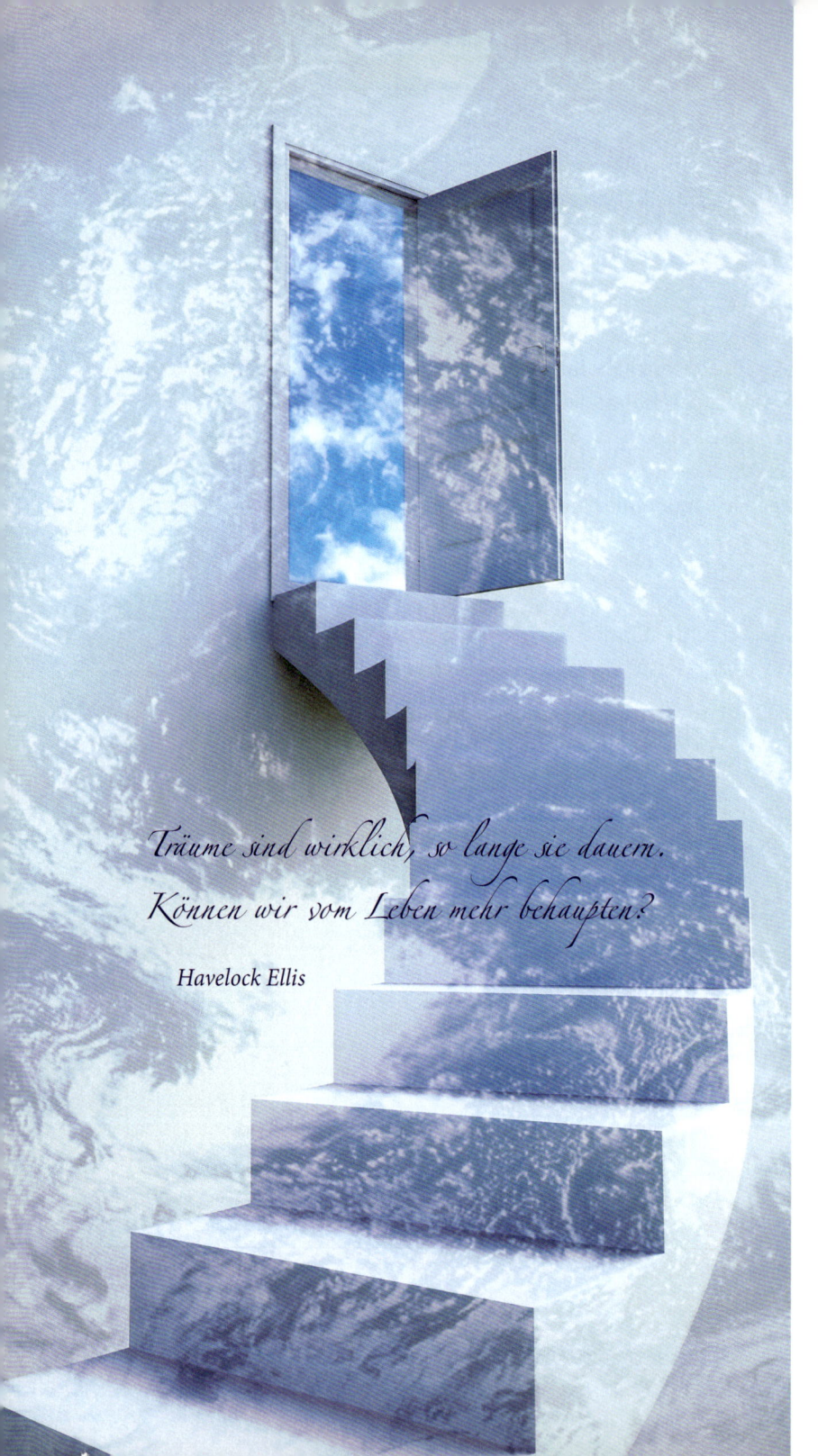

Träume sind wirklich, so lange sie dauern.
Können wir vom Leben mehr behaupten?

Havelock Ellis

Der Traum

Der deutsche Dichter Heinrich Heine (1797–1856) nannte die Deutschen ein Volk von Träumern. Aber es sind nicht nur die Deutschen, sondern jeder träumt. Wer sich erkühnt zu behaupten, nicht zu träumen, der erinnert schlichtweg seine Träume nicht. Einige meist spirituelle Lehrer meinen, wir würden ständig träumen und müssten endlich erwachen. Andere sprechen von unserem Schlaf- und Traumdefizit, das gefährliche Ausmaße annimmt. Aber immerhin verbringt der »normale« Erwachsene allnächtlich etwa ein bis zwei Stunden träumend im REM-Schlaf.

Zur Zeit der ersten industriellen Revolution waren sich Henry Ford und Thomas Alva Edison (1847–1931) darüber einig, dass Träumen Leistungsverweigerung und ein Zeichen von Faulheit sei. Allerdings hätte Edison es besser wissen sollen, denn sein freilich von ihm nicht geliebter Mitarbeiter Nicola Tesla (1856–1943) besaß die einzigartige Fähigkeit, Maschinen im Traum nicht nur zu konstruieren, sondern sie auch zu testen.

Traum – die Definition

»Traum« bezeichnet einen Bewusstseinszustand, in dem das Unbewusste oder der Schlaf größeren Einfluss als das Bewusste oder der Wille hat. Der Traum wird während des Träumens als real empfunden. Er spielt sich aber in einer virtuellen Wirklichkeit ab. Das Individuum erträumt sich eine eigene Welt, die nach anderen Gesetzen funktioniert als diejenige des Wachbewusstseins, und dennoch deren Muster widerspiegelt.

Die Kontinuität ist das Hauptmerkmal, was die Realität und den Traum von einander unterscheiden. Unser Gehirn reagiert auf Traumbilder wie auf eine Realität. Dem Traum sind nur vom Gehirn her Grenzen gesetzt.

Wie alle Bewusstseinszustände ist der Traum ein temporäres und zyklisches Phänomen.

Träume treten auch in den Nicht-REM-Phasen auf, die wir jedoch fast nie erinnern. Den Traum als Bildergeschichte mit einer Handlung gibt es einzig in der REM-Phase.

Im Traum arbeiten wir unbewusst den vorangegangenen Tag (Tagesrest) und frühere Ereignisse auf. Träume sind Lehrfilme, die uns helfen sollen, Konflikte des Alltages zu erkennen und zu lösen.

Träumen ist also ein Bewusstseinszustand, in dem sinnliche Erfahrungen und Gedanken in der Weise bildlich kombiniert werden, dass sie den Mustern des Wachzustands entsprechen. Im Traum bleibt unsere Identität gewahrt. Wir träumen fast nie, dass wir jemand anderes sind oder gar ein Tier. Andererseits erleben wir aber Traumereignisse, die wie die Erlebnisse eines anderen anmuten, würden wir sie im Wachbewusstsein erleben. In diesem Fall meldet sich ein Ich in uns zu Wort, das wir bislang missachtet haben.

Der englische Nobelpreisträger Francis Crick (1916–2004, erhielt 1962 Nobelpreis für Physiologie / Medizin) meinte, dass der Traum für die Evolution des menschlichen Gehirns entscheidend war. Crick argumentiert so: Im Laufe seines Lebens verknüpft jeder Mensch seine Zellen auf vielfache Weise. Einige dieser Verknüpfungen sind unzweckmäßig, andere erwünscht. Unerwünschte Verbindungen werden nach Crick durch »Rückwärtslernen« gelöscht. Dieses »Rückwärtslernen« ist der Clou an Cricks Theorie, denn nur durch dieses Rückwärtslernen kann nach ihm unser Gehirn völlig entrümpelt werden. Durch die Präsentierung neuer Perspektiven im Traum werden sinnlose Verknüpfungen rückwärts gelernt, indem sie sich in ihrer Absurdität präsentieren.

Nach dieser Hypothese reinigen Sie im Traum Ihr Gehirn und damit Ihr Gedächtnis, um am Tag klar und effektiv denken zu können. Der Körper läuft also nachts auf Sparflamme, damit Ihr Gehirn die Tageseindrücke bewerten, ordnen oder entsorgen kann. Der REM-Schlaf dient damit speziell der Stärkung unserer Gedächtnisleistungen und unserer Verknüpfungsfähigkeiten (Assoziationsfähigkeit). Damit bei dieser Nachtarbeit das Gehirn nicht gestört wird, wird der Empfang von Außenreizen herabgeschaltet.

Andere moderne Traumforscher sehen den Traum als ein Kreativitätstraining oder als ein Training der Fantasie an. Einige wenige Traumspezialisten sehen unsere Träume als Schizophrenien ohne Krankheitswert, so dass der Träumer und die Träumerin lernen, mit psychischen Ausnahmezuständen umzugehen.

Alle diese Ansichten treffen sich darin, dass nach ihnen das Gehirn fit gemacht wird, um neue Verknüpfungen auf der Grundlage bewährter Verbindungen auszuprobieren. Das ist die Voraussetzung für ein originelles Denken, das sich in der Realität bewähren wird. Träumen macht also klüger und kreativer. Die Schlafforscher wussten es schon lange: Wem REM-Schlaf entzogen wird, dem fallen als Erstes kreative und intellektuelle Aufgaben schwer. Biologen stimmen dem zu. Nach ihren Forschungen träumen Säugetiere und Vögel, um sich an eine ständig ändernde Welt schnell anzupassen und ihren Speicher im Gehirn immer wieder zu optimieren. Nur Delphine brauchen sich keine Sorgen um eine Begrenzung ihres Gehirnspeichers zu machen. Sie träumen wenig, da ihr Gehirn derart groß ist, dass sie Erlebtes nicht bearbeiten und teils löschen müssen.

Erfreut sich alles Traumhafte in Werbung und Kunst zurzeit größter Beliebtheit, hindert es dennoch nicht wenige Zeitgenossen, den nächtlichen Traum mit großer Skepsis zu betrachten. Er gebärdet sich für sie haarsträubend irrational. Für Gehirnphysiologen ist das klar: Im Traum werden unlogische Ereignisse in Kauf genommen, weil einige unserer Neuronen (die sogenannten aminergischen Neuronen, welche die animbezogenen Neurotransmitter Serotonin, Noradrenalin und Dopamin synthetisieren) im Gegensatz zu allen anderen Nervenzellen zeitweilig Ruhe brauchen. Sie sind während des Schlafs und Traums heruntergeschaltet. Damit wird ein kritisches Bewusstsein verhindert. Das ist ein Aspekt der Verminderung der Aktivität der linken Gehirnhemisphäre und des Frontallappens während des REM-Schlafs. Psychisch zeigt sich das in einer Unterdrückung unseres bewertenden Bewusstseins.

Provokant und nicht ohne Häme hält man bisweilen den Traumforschern entgegen, dass Träume wirklich nur Schäume seien, nämlich Ergebnisse zufälliger Nervenentladungen. Das ist das Ergebnis der halbverstandenen und journalistischen Aufarbeitung der Ergebnisse der prominenten US-amerikanischen Gehirnforscher Allan Hobson (*1933) und Robert McCarley. Nach Hobson und McCarley sind Träume in der Tat der Ausdruck von weitgehend zufälligen Nervensignalen. Allerdings werden diese Nervensignale so eingelesen, dass sie einen Sinn ergeben. Sie erzeugen einen Traum. Wie wir diesen Sinn erschaffen, beziehungsweise was wir träumen, das geschieht gemäß charakteristischer Muster, die wir auch im Wachbewusstsein zeigen. Der Mensch ist zu einer solchen Sinnproduktion verdammt, da er sich sonst unkontrolliert fühlt. Wir geben also nach den gleichen Mustern den Nervenimpulsen einen Sinn, wie wir es im Wachleben tun würden. Insofern spiegelt der Traum unser Verhalten wider. Er stellt freilich diese Muster des Alltagslebens verfremdet dar, damit der Träumer sie besser erkennen kann (der geniale deutsche Dramatiker Bertolt Brecht (1898–1956) machte sich diese pädagogische List des Traums zu Nutze mit der Einführung der Verfremdungstechnik in seinem epischen Theater). Unsere Erlebnisse und Gefühle des Wachlebens filtern also die zufälligen Nervenimpulse und geben ihnen damit einen Sinn. Wir versuchen sie in eine Geschichte zu bannen, die wir als Traum erleben, so wie wir uns ständig Geschichten erzählen, um uns in der Welt und mit uns zurechtzufinden.

Der Traum zeigt uns also, wie wir:
- ➤ wahrnehmen
- ➤ denken
- ➤ fühlen

kurzum, nach welchen Gesetzen wir uns unsere Welt kreieren.

So werden wir im Traum geschult. Wie in einem Lehrfilm präsentiert er uns zu Lernendes und zu Erkennendes. Er kommt, bleibt und vergeht schnell wieder, wenn er nicht dokumentiert wird. **Er dient:**
- ➤ dem Lernen und der Anpassung an sich verändernde Umwelt- und Innenweltbedingungen, um erfolgreicher zu sein
- ➤ der Orientierung
- ➤ der Erweiterung der Perspektive und der Inspiration
- ➤ der Selbstgestaltung

Wir träumen auf Grund physiologischer Veränderungen im Gehirn und die Träume verändern ihrerseits unsere physiologischen Reaktionen. Der amerikanische Traumforscher Allan Rechtschaffen konnte zeigen, dass die Spannung im Traum mit höherer Herz- und Atemfrequenz einhergeht und dass Bewegungen des Traum-Ichs sich im Muskeltonus niederschlagen (was im Training von Sportlern genutzt wird, die durch bewusstes Träumen komplexe Bewegungsabläufe trainieren).[7]

┌─── **Physiologische Veränderungen in der Traumphase** ───┐

➤ Ungleichmäßige Gehirnwellen des Alpha- und teilweise auch Betabereichs
➤ Unregelmäßige Entladungen im Hippocampus
➤ Pupillenbewegungen
➤ Entladungen an den Mittelohrmuskeln
➤ Verringerung des Muskeltonus
➤ Geringe Muskelzuckungen
➤ Aktivierung der Sexualorgane
➤ Phasiger Anstieg von Blutdruck, Herz- und Atemfrequenz

Durch diese physiologischen Veränderungen entsteht in der REM-Phase eine paradoxe Situation: Der Körper und einige geistige Zentren der linken Hirnhemisphäre sind passiv, während Zentren der rechten Gehirnhemisphäre äußerst aktiv sind. Diese Doppeldeutigkeit prägt alle Ebenen des Traums (Kausalität – Finalität, Subjekt – Objektstufe, Verhüllung – Offenbarung, Vergangenheitsbezug, Gegenwartsbezug etc.). Das bemerkte schon Freud (1856–1939), der annahm, dass der Traum polar aufgebaut ist. Diese Polarität der Träume erzeugt die Erweiterung des Erlebnishorizontes des Träumers. Unterschätzen Sie also nie Ihre Träume. Sie sind keineswegs platt eindeutig wie der Rat einer Freundin, sondern stets vieldeutig, zumindest polar. So rate ich oft meinen Schülern, wenn sie einen Traum gedeutet haben, sich zu überlegen, ob nicht auch genau das Gegenteil dieser Deutung stimmig sein könnte. Mit solchen Spielereien wird Ihre Traumdeutung komplexer und damit dem Traum entsprechender. Das Allerwichtigste jedoch ist, dass Sie mit solchen Spielereien eine Deutungsmonotonie vermeiden.

Denn nur im Traum und in Gedanken
fühlt der Mensch sich unsterblich und frei.

Tschingis Aitmatow, kirgisischer Autor

Die Traumerinnerung

Ob Sie Ihre Träume regelmäßig erinnern, ist weitgehend durch Ihre soziale Umwelt bedingt. Jeder kann jedoch eine gute Traumerinnerung schnell erlernen. Wer aus einer Umgebung stammt, in der die Träume wichtig genommen wurden, dem fällt das Erlernen einer konstanten Traumerinnerung leichter. Ebenso können Personen mit überdurchschnittlichen Intelligenzquotienten ihre Träume gut behalten. Auch Menschen, die schöpferisch begabt sind und bei Kreativitätstests gut abschneiden, können häufig mühelos ihre Träume vergegenwärtigen. Frauen erinnern – wahrscheinlich sozialisationsbedingt – ihre Träume besser als Männer. Allerdings nimmt bei Männern wie bei Frauen die Traumerinnerung mit zunehmendem Alter ab. Ferner behalten erwartungsgemäß Personen mit leichterem Schlaf – das heißt mit leichterer Weckbarkeit – ihre Träume besser als diejenigen mit großer Schlaftiefe.

Aber auch wenn Sie zu keiner dieser begünstigten Personengruppen gehören, werden Sie bemerken, dass die Traumerinnerung keine Hexerei, sondern abhängig von Ihrer inneren Einstellung ist. Nehmen Sie Ihre Träume wichtig, erkennen Sie sie als kluge Wegbegleiter an, dann fliegt Ihnen die Erinnerung an Ihre Träume zu.

Trotz innerer Einstellung und Lernfaktoren hängt die Traumerinnerung am meisten jedoch von einer Äußerlichkeit ab, nämlich wie schnell wir nach einem Traum diesen uns zu vergegenwärtigen suchen. Die Tabelle unten zeigt eine grundsätzliche Tendenz der Traumerinnerung: Je länger wir zeitlich von unserem Traum entfernt sind, desto schlechter erinnern wir ihn. Bis zu zwanzig Minuten nach einem Traum erinnern wir ihn mühelos. Im Ideal müssten wir bis spätestens zwanzig Minuten nach der letzten Traumphase der Nacht aufwachen. Das ist einzurichten. Da ein Schlafzyklus etwa neunzig Minuten andauert, kann man zum Beispiel sagen, der letzte Traumzyklus der Nacht findet nach etwa siebeneinhalb Stunden statt (immer ein ganzzahliges Vielfaches von 1,5). Für Traumerinnerung ist es ideal, wenn man nach etwa acht Stunden Schlaf aufwacht. Die Rechnung ist ganz einfach: etwa 15 Minuten Einschlafzeit plus 7,5 Stunden Schlaf plus etwa 20 Minuten Aufwachzeit ergeben rund gerechnet 8 Stunden.

```
┌──────────── Häufigkeit der Erinnerung an einen Traum ────────────┐
│  ➤ Zwanzig Minuten nach Beginn der Traumphase      95 %          │
│  ➤ Fünf Minuten nach Beginn der Traumphase         90 %          │
│  ➤ Zehn Minuten nach Beginn der Traumphase         83 %          │
│  ➤ Unmittelbar nach Ende der Traumphase            82 %          │
│  ➤ Fünf Minuten nach Ende der Traumphase           75 %          │
│  ➤ Zehn Minuten nach Ende der Traumphase           55 %          │
│  ➤ Zwanzig Minuten nach Ende der Traumphase        48 %          │
│  ➤ Dreißig Minuten nach Ende der Traumphase         9 %          │
│  ➤ Kurz vor der nächsten Traumphase                 5 %          │
└──────────────────────────────────────────────────────────────────┘
```

Die einfachste Möglichkeit, seine Traumerinnerung zu verbessern, besteht darin, sein Einschlafen und Aufwachen derart einzurichten, dass es »traumerinnerungsfreudig« ist. Dazu gehört:

➤ entspannt einzuschlafen
➤ kurz nach der REM-Schlafphase aufzuwachen
➤ sich Zeit für das Aufwachen zu nehmen
➤ seinen Traum kurz zu dokumentieren, beispielsweise in Stichworten

Denjenigen, die eine starke Wasserbetonung in ihrem Geburtshoroskop zeigen, fällt die Erinnerung ihrer Träume oft zu. Bei in den Sternzeichen Krebs, Skorpion und Fische Geborenen gibt es eine natürliche Neigung, ihre Träume zu betrachten. Das Gleiche gilt für diejenigen, die entsprechend eine starke Besetzung ihres vierten, achten oder zwölften Hauses aufweisen. Bei einer Betonung des Neptun nimmt die klassische Astrologie ebenfalls eine Sensibilität für die Traumwelten an.

Einschlafen

Wenn Sie todmüde ins Bett fallen, nachdem Sie sich genervt mit Problemen herumgeschlagen haben, wird Ihnen die Erinnerung Ihrer Träume äußerst schwer fallen. Auch wenn Sie stundenlang vor dem Einschlafen fernsehen, wird das Ihrer Traumerinnerung schaden. Wenn Sie Träume gar nicht erinnern wollen, empfehle ich Ihnen, betrunken schlafen zu gehen.

Am leichtesten fällt es einem, seine Träume zu erinnern, wenn man entspannt zu Bett geht, dort noch ein paar Seiten liest und dann natürlich einschläft. Da dies meistens in den Ferien und an den Wochenenden der Fall ist, erinnern wir in diesen Situationen unsere Träume bedeutend leichter als an Werktagen.

Wenn Sie wollen, können Sie noch mit einer Affirmation nachhelfen, indem Sie sich zur Bettzeit im Stillen sagen, dass Sie Ihre Träume leicht und mühelos erinnern werden. Das ist ein Ritual, das Sie darauf einschwingt, im Schlaf auf Ihre Träume zu achten. Das Gleiche geschieht, wenn Sie sich einen Block und einen Stift ans Bett legen, um Ihre Träume dokumentieren zu können. Auch der Blick auf den Traumfänger kann nicht schaden. Alle diese Rituale entfalten Ihre Wirkung jedoch nur dann, wenn sie regelmäßig durchgeführt werden.

Aufwachen

Wichtiger noch als das Einschlafen scheint das Aufwachen für eine stabile Traumerinnerung zu sein. Sie brauchen sich nur eins merken – und sollten sich dann entsprechend verhalten: Wenn Sie zwischen dem Aufwachen und jeder anderen Aktivität eine ein- bis zweiminütige Zeit des ruhigen Nachsinnens einrichten, werden Sie damit zumindest Ihren letzten Traum der Nacht einfangen. Fragen Sie sich, was Ihr erstes Gefühl nach dem Aufwachen war und vielleicht auch, woran Sie zuerst gedacht haben. Diese kleine Leerzeit zwischen Schlaf und Tagesaktivität ist der einfache Trick, seine Träume mit hoher Wahrscheinlichkeit zurückzuholen. Erst nach dieser Besinnung auf Ihre Abenteuer der Nacht dürfen Sie den kommenden Tag planen, aus dem Bett springen und das Radio anstellen.

Im Zeitalter der Handys wurde es leicht, zwei Weckzeiten einzustellen. Müssen Sie um sieben Uhr aufstehen, würde ich die erste Weckzeit um 6:55 Uhr und die zweite Weckzeit um 7.00 Uhr einstellen. Die zweite Weckzeit ist für unsere Sicherheit, dass wir nicht wieder einschlafen und unsere Aufstehzeit verschlafen. Mich beruhigt die zweite Weckzeit. Obwohl ich wach bin, weiß ich, dass ich bis zum zweiten Weckton noch im Bett liegen bleiben darf. Das ist nicht nur gemütlich, sondern hilft auch Ihrer Traumerinnerung enorm. Mit diesem kleinen Aufwachtrick können die meisten Menschen in ein paar Tagen lernen, ihre Träume zu erinnern – freilich nicht alle ihre Träume, das wäre viel zu stressig, aber zumindest Teile ihres letzten Traums. Mehr oder weniger regelmäßig einen Traum pro Tag zu erinnern, genügt völlig, um von seinen Träumen zu lernen und sich von ihnen leiten zu lassen. Bewusst wählte ich die vage Wendung »mehr oder weniger regelmäßig«. Was ist damit gemeint? Zwingen Sie sich keinesfalls allmorgendlich, einen Traum zu erinnern. Die Traumerinnerung scheint wie der Traum selbst an bestimmte Phasen gebunden zu sein. Womöglich haben Sie es auch schon wie viele andere Menschen bemerkt, dass Ihnen zu gewissen Zeiten die Traumerinnerung leicht, anderen zu schwer fällt. Die meisten Menschen können zum Beispiel in Krisenzeiten oder bei Vollmond ihre Träume besser erinnern, als wenn sie weitgehend problemlos leben. Außerdem gibt es Vermutungen, dass die Traumerinnerung von den Mondphasen und von den weiblichen und männlichen Zyklen wie dem Biorhythmus beeinflusst wird. Ich pflege eine lässige Einstellung zu meiner Traumerinnerung: Ich muss morgens meine Träume nicht erinnern, aber ich freue mich sehr, wenn ich sie erinnere. Allerdings hilft es, wenn man in Krisenzeiten, bei schwierigen Entscheidungen und im Krankheitsfall seine Träume zurückholen kann, da in kritischen Zeiten auf die innere Führung nicht verzichtet werden sollte.

Bei jeglichem Umgang mit Ihren Traumwelten empfehle ich Ihnen, auf der einen Seite Ihren Willen darauf auszurichten, Ihre Träume zu erinnern oder zu verstehen. Auf der anderen Seite sollten Sie es wagen, diesen Willen zugleich wieder loszulassen mit der Einstellung, dass es sowieso kommt, wie es kommt. Genau diese paradoxe Haltung ist hilfreich, um seine Träume produktiv nutzen zu können. Die Traumwelt folgt von der Bilderlogik des Traums bis hin zu seiner Erinnerung und Deutung stets paradoxen Mustern, die sich einer zielgerichteten männlichen Logik scheu entziehen.

Es gibt noch einige kleine Kniffe, mit denen Sie Ihre Traumerinnerung verbessern können. Legen Sie sich zum Beispiel nach dem Aufwachen wieder vorsichtig auf die Seite, auf der Sie in der Nacht geschlafen haben (was häufig nicht die Seite ist, auf der Sie aufwachend liegen), Sie werden in dieser Position Ihre Träume deutlich besser erinnern. Körperpositionen speichern nämlich Erlebnisse ab, die man in ihrer Position hatte (was die Lernpsychologie schon seit etwa hundert Jahren vertrat).

Noch verblüffender scheint, dass ein Traum, den man sich in Ermangelung eines erinnerten Traums ausdenkt, in den nächsten Tagen die Erinnerung an »richtige« Träume wahrscheinlich macht. Ich nehme an, dass man durch die ausgedachte Traumgeschichte seinem Unbewussten signalisiert, dass man man es morgens ernst nimmt.

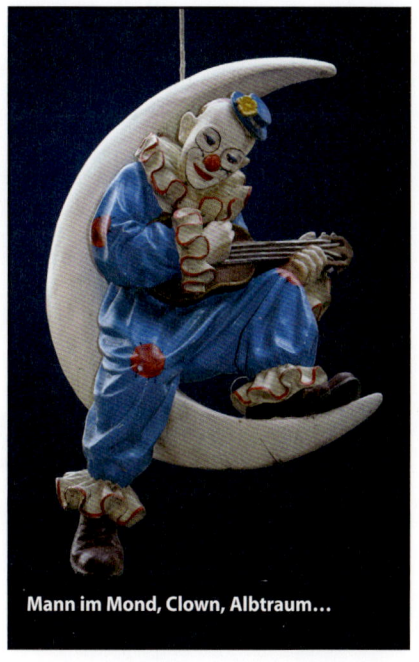

Mann im Mond, Clown, Albtraum...

Das sieht Ihr Unbewusstes als Aufforderung an, vor dem Frühstück traumhaft mit Ihnen zu plaudern. Ausgedachter und erinnerter Traum sind beides Kinder Ihrer Fantasie und deswegen in gleicher Weise zu deuten.

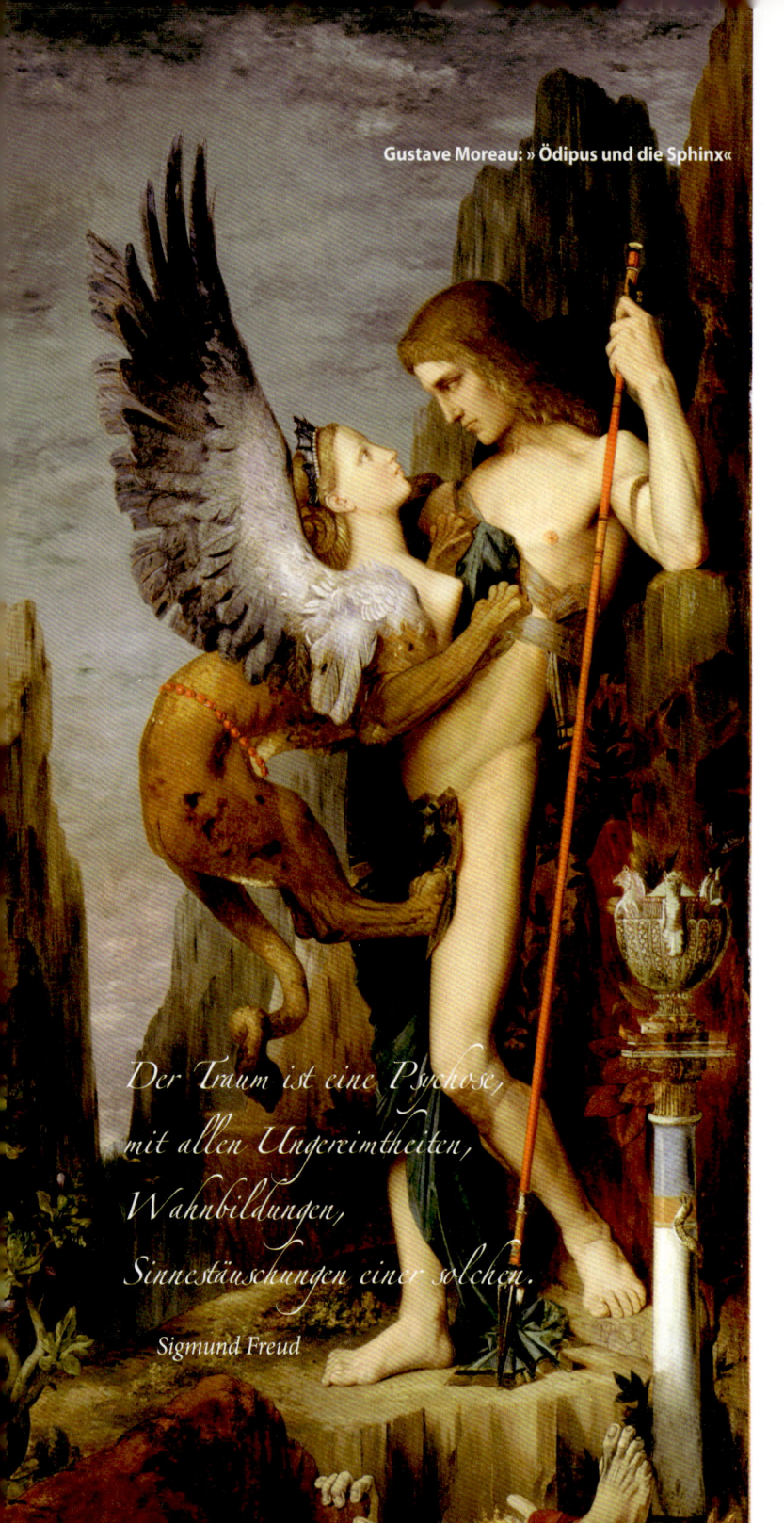

Gustave Moreau: »Ödipus und die Sphinx«

Der Traum ist eine Psychose,

mit allen Ungereimtheiten,

Wahnbildungen,

Sinnestäuschungen einer solchen.

Sigmund Freud

Die analytische Traumsicht

Der deutsche Physiologe und Psychologe Johannes Müller (1801–1858) erkannte bereits zu Beginn des 19. Jahrhunderts, dass die Bilder der Fantasien wie im Traum nicht verworren sind, sondern klar »gestalthaft geordnet« und von auffallender Regelmäßigkeit. Müller war der typische Professor der damaligen Zeit: exzentrisch und von romantischen Ideen beeinflusst. Mit seinem Spezialgebiet »sinnliche Erscheinungen bei geschlossenen Augen« galt er unter seinen Kollegen als Exot. Das hinderte ihn nicht, Zeit seines Lebens Traumbilder zu untersuchen. Dabei fand er eine »Logik« dieser Bilder, die von gefühlsbedingten Bedeutungszusammenhängen geprägt ist. Er betonte, dass die Bilderrätsel des Traums vom Gefühl bestimmt sind und somit die Sprache des Gefühls der Schlüssel zu ihrem Verständnis darstellt. Müller drückte damit das Kredo aller modernen Traumdeuter aus: Der Sinn des Traums ist nur über das Gefühl des Träumers zu verstehen. In heutigen Ratgebern zum Traum wirkt Müller in der Anweisung nach: »Achten Sie bei der Deutung der Traumsymbole stets auf die damit verbundenen Gefühle des Träumers.« Damit drückt der romantische Professor allerdings nur eine Seite der Traumdeutung – ihre subjektive – aus. Dem gegenüber steht die andere Seite des Traums, die uns mit einer Sprache anspricht, die einer logischen Grammatik folgt und überpersönlich gültig ist. Diese Seite der Traumbetrachtung wurde später von Freud in seinen Schriften betont, wenn auch die praktizierte Psychoanalyse viel mehr den Gefühlsaspekt eines Traums betrachtet.

Aus Johannes Müllers Berliner Lehrstuhl ging der Neurologe Ernst Wilhelm von Brücke (1819–1892) hervor, der Freuds einflussreicher Universitätslehrer wurde und bei dem der junge Freud seine erste Assistentenstelle antrat. Müller, Brücke und Freud waren auf der Suche nach dem Sinn der Bilder, die unser Unbewusstes produziert. Allerdings den Begriff des Unbewussten sollte erst Freud um 1900 in die Traumforschung einführen.

Besonders Freud wurde lange von wissenschaftlichen Kreisen abgelehnt, da seine Theorie eher metaphorisch als wissenschaftlich ist, worin ihn sein Schüler Carl Gustav Jung noch bei weitem übertrifft. Thomas Mann sah Sigmund Freud als Schriftsteller des Unbewussten an, der die vage Bildersprache der Romantiker (die sehr am Traum interessiert waren) zu einer klaren Sprache über Seelenphänomene weiterentwickelte. Dennoch, Freuds Sprache entbehrt der scharfen Logik des Mathematikers, wozu Jung einst bemerkte, dass jene klare Logik dem Phänomen des Traums gar nicht angemessen sei. Hinzu kam, dass für Jung mehr noch als für Freud die Traumanalyse religiöse Züge bekam.

Die Wunscherfüllung

Die zentrale These in Freuds Traumverständnis ist jene der Wunscherfüllung im Traum. Der Träumer erfüllt sich schlafend die Wünsche, die er sich im Alltagsleben versagt. Was man sich tagsüber nicht traut, das spielt man nachts im Traum durch. Und da Freud in einer prüden Zeit lebte, traute man sich häufig nicht, seine sexuellen Fantasien auszuleben – außer eben im Traum. Das hat sich im Grunde auch in der heutigen Zeit nicht geändert.

Freud entdeckte bei der Betrachtung der Träume seiner ersten Patienten, dass die Traumdeutung heilsam ist, indem sie den latenten Trauminhalt hinter dem manifesten versteht. Das heißt nichts anderes als, die Träumerin oder der Träumer verstehen den verdrängten Wunsch, der diese Traumbilder produzierte. Dadurch, dass selbst unbewusste Wünsche deutlich werden, wird der Triebdruck gesenkt und das psychische und damit auch das physiologische System des Träumers entlastet. Freuds Ansicht, dass der Traum auf diese Weise psychotische Reaktionen im Wachleben verhindert, konnten viele Untersuchungen aus der Schlafforschung widerlegen. Wer am REM-Schlaf gehindert wird, der wird zwar alle Symptome schwerer Müdigkeit zeigen, aber nicht unbedingt psychotisch reagieren.

Dass der Traum der Ausdruck eines latenten Wunsches ist, das jedoch zeigen viele Träume in peinlicher Offenheit. Die Väter der modernen Psychologie und Traumdeutung neigten alle wie Freud dazu, ihre Ansichten zu verallgemeinern. Das ist ein anfängliches Stadium jeder Theoriebildung, das Freud dazu verleitet, zu behaupten, dass jeder Traum eine Wunscherfüllung sei. Daran nahm sein Kronprinz Carl Gustav Jung Anstoß, der die Träume häufig als Ausdruck einer höheren Weisheit in uns sah, die er das Höhere Selbst nannte. Wie so oft bei solchen Auseinandersetzungen haben Freud wie Jung Recht. Viele Träume sind vom verdrängten Wunsch der Träumer geprägt, aber es gibt auch einige Träume, in denen das Höhere Selbst den Träumer anspricht. Ich stelle mir die Bedeutungen eines Traums wie geologische Schichten vor. Dabei ist eine grundlegende Schicht die Erfüllung eines latenten Wunsches, eine andere Schicht ist die Weisheit des höheren Selbst. Dazu kommen noch Schichten des Versuchs der Lösung eines drängenden Problems des Träumers oder der Träumerin, deren Inspiration und bisweilen eine Schicht des reinen Unterhaltungswerts sowie der Aufmunterung.

Freud deutete also einseitig alle Träume seiner Klienten auf die Wunscherfüllung hin und kommt damit sogleich zu den sexuellen Wünschen. Der moderne Traumdeuter vermeidet diese Einseitigkeit, die leicht zu einer Deutungsmonotonie führt. Mit der Perspektive eines über hundertjährigen Abstands wirken Freuds Traumdeutungen genauso monoton wie diejenigen Jungs, der in allen Träumen Archetypen und das Wirken des höheren Selbst sah. Aber glauben Sie nicht, dass C.G. Jung sich damit Freuds sexuelle Sicht versagte. Als er kurz vor seinem Tod gefragt wurde, wie er zu Freuds Sexualauffassung stehe, antworte er, dass Freud die eher körperliche Seite der Sexualität betrachtet habe, er dagegen deren spirituelle Seite.

Die Geschichte lehrt uns, dass die Monotonie in der Traumdeutung eine Sackgasse ist, da jeder Traum viele Gesichter hat. Wenn Sie bemerken, dass Sie in all Ihren Träumen immer wieder das Gleiche finden, dann sind Sie nicht besser als Freud und Jung, denen es gut getan hätte, zumindest ab und an ihre Perspektive zu wechseln. Deuten Sie also frei nach Freud all Ihre Träume als Ausdruck eines latenten Wunsches, werden Sie blind für alle anderen Informationen, die Ihre Träume ebenso liefern. Sie mögen Ihre sexuelle Bedürftigkeit im Detail erkennen, aber Sie erkennen sie wieder und wieder, das heißt Sie haben sich selbst jeden Erkenntnisfortschritt genommen und wiederholen ständig, was Sie sowieso schon wissen. Das jedoch widerspricht der Struktur des Traums, der nach Freud und Jung so angelegt ist, Ihnen etwas Unbekanntes zu präsentieren.

Mythos Ödipus

Wie jeder Gebildete seiner Zeit war Freud ein ausgezeichneter Kenner der antiken Schriftsteller und Mythologien. Da lag es nahe, den wichtigsten Wunschkonflikt im Kind nach einem griechischen Helden zu benennen, nämlich Ödipus-Komplex. Die Story ist schnell erzählt: Ödipus erschlägt unwissend seinen Vater und schläft mit seiner Mutter Iokaste, genauso wie es das Orakel zu Delphi vorausgesagt hatte. Dass Ödipus auch ein Kluger ist, der das Rätsel der Sphinx löst und Theben von ihr befreit, ist in diesem Zusammenhang nicht wesentlich. Wesentlich jedoch ist, dass sich in der Tat des Ödipus der Wunsch des Jungen ausdrückt, seinen Vater zu töten, um seine Mutter konkurrenzlos lieben zu können. Aber nicht nur der Junge begehrt seine Mutter, auch im Mädchen entsteht der Wunsch, ein Kind vom Vater zu bekommen. Dieser Wunsch wird auch wieder klassisch als Elektra-Komplex bezeichnet. Sie mögen nun behaupten, dass Sie von solchen Gelüsten nun wirklich völlig frei gewesen seien. Das hilft Ihnen gar nichts, denn es zeigt nur, wie tief Sie den Ödipus- oder Elektra-Komplex verdrängt haben – zumindest nach Freuds Ansicht.

Warum ist dieser Ödipus- beziehungsweise Elektra-Komplex so wichtig für die Psychoanalyse? Die sexuellen Wünsche und Liebesgefühle, die in der phallischen oder ödipalen Phase entstehen, richten sich auf den gegengeschlechtlichen Elternteil, da er das naheliegendste Objekt des Begehrens ist. An Vater und Mutter bildet sich der sexuelle Wunsch aus, der meistens lebenslang das Unbewusste und somit die Träume prägen wird. Das männliche Kind wagt sich natürlich nicht, diesen Wunsch auszudrücken. Für einen solchen Tabubruch bräuchte es einen Helden wie den Ödipus. Ein pubertierendes Kind bringt solche Tat nicht zustande, da es sich viel zu sehr vor der Bestrafung des Vaters fürchtet. Die befürchtete Strafe des Vaters ist die Kastration und deswegen wird das Begehren der Mutter besser verdrängt. Damit fängt eine lebenslange Geschichte der Verdrängung von unbotmäßigem Begehren an. Welche Bestrafung das Mädchen für sein Begehren des Vaters befürchtet, darüber lässt sich Freud nicht aus, aber das finden wir zur Genüge im deutschen Volksmärchen gestaltet, wo böse Stiefmütter den Töchtern das Leben zu Hölle machen – immer aus Eifersucht.

Um diesen Konflikt zwischen sexuellem Wunsch und gesellschaftlicher Norm zu entgehen, bedient sich die Psyche eines verblüffend einfachen Tricks: Der Junge identifiziert sich mit dem Vater, das Mädchen mit der Mutter und die Welt ist wieder in Ordnung. Denn nun kann der Junge den Vater lieben und liebt damit durch die Identifikation mit ihm zugleich seine Mutter. Dem Mädchen geht es ebenso. Durch die Identifikation mit Mutter liebt es den Vater ganz wie es sich gehört. In späteren Jahren wird dann das Vaterbild auf potenzielle Partner projiziert.

Der Ödipus- und Elektrakomplex lösen sich im Ideal im Laufe der Pubertät auf, dadurch dass Vater und Mutter durch Partner und Geliebte ersetzt werden. Nach Freud wird allerdings dieses Ideal oft nicht erreicht, mit dem Ergebnis lebenslanger Persönlichkeitsstörungen und Neurosen. Diese Persönlichkeitsstörungen und Neurosen bilden sich deutlich im Traum ab. Der Traum ist der Versuch einer Heilung von diesen psychischen Störungen.

Daraus folgt, dass letztlich jede erfolgreiche Deutung eines Traums dessen Bilder bis auf die ödipale Situation zurückführt oder das erste Vaterbegehren beim Mädchen. Werden diese tief verdrängten Erinnerungen durch die Betrachtung des Traums nach Freuds Devise »wo Ich war, muss Es werden« bewusst, ist die entsprechende Person weitgehend geheilt (wunschlos glücklich).

Freuds Sicht des Traums

➤ Hinter jedem Traum steht ein verdrängter sexueller Wunsch.
➤ Dieser Wunsch ist auf die Unterdrückung frühen kindlichen Begehrens zurückzuführen, das uns noch heute in unseren Mustern prägt.
➤ Wird dieser verdrängte Wunsch im Traum bewusst gemacht, können wir dadurch unsere Muster ändern und werden somit befreit.

Ob Freuds Szenario der Entwicklung des sexuellen Begehrens noch heute zutrifft, bezweifeln die Kritiker von Freud. Für Sie ist der Ödipus- und Elektra-Komplex ein Produkt der viktorianischen Gesellschaft, die Kinder meist nicht aufklärte und alles Sexuelle in die Verdrängung verbannte.

Und nun kommt der kühne Schluss: dies alles sei heute nicht mehr der Fall. Besonders der von Nietzsche (1844–1900) beeinflusste französische Philosoph Gilles Deleuze (1925–1995) und der französische Psychoanalytiker Pierre Félix Guattari (1930–1992) vertraten Anfang der siebziger Jahre des vorigen Jahrhunderts, dass die Zeit des Ödipus' vorbei sei. Ihr damaliger Bestseller und Kultbuch »Anti-Ödipus« (1972) kam durch die Analyse der Wünsche »gesunder« und »schizophrener« Menschen zu dem Ergebnis, der Ödipus-Komplex sei ein kulturspezifisches Problem der abendländisch-bürgerlichen Gesellschaft zu Freuds Zeiten gewesen. Die heile Familie, welche die Voraussetzung des Ödipus- und Elektra-Komplexes darstellt, gibt es heute nicht mehr.

Die von mir geprägte DreamCreativity©-Methode geht von Untersuchungen aus, die zeigen, dass bei Verlusten und Verletzungen diese im Traum Stück für Stück abgearbeitet werden. Drastische Verluste und Verletzungen hängen stets mit einer starken Enttäuschung zusammen, das heißt mit unerfüllten Wünschen. Der Traum versucht uns diese in verdaulichen Häppchen anzubieten. Bei starken Verlusten und Verletzungen regredieren wir häufig im Traum und in der Fantasie, was als eine Annäherung an die Zeiten des ödipalen Konfliktes gesehen werden kann. Wir reagieren unter solchem Stress oft pubertär, also genauso wie in jener Zeit, als der Ödipus-Komplex überwunden werden sollte.

Aber man muss nicht für oder gegen den Ödipus-Komplex sein. Klar ist, die ersten sexuellen Wünsche bilden sich an Vater oder Mutter, die dann von Liebespartnern ersetzt werden. Besonders wenn wir im Traum Partner (begehrlich) betrachten, können darin häufig Züge der Eltern gesehen werden. Allerdings halte ich es für bedenklich dogmatisch, wollte man in jedem Traum Vater- und Mutterinzest aufspüren.

Die Ödipus-Sage selbst, von der man es am wenigsten vermuten würde, widerlegt Freud. Denn als ihm seine Situation klar wird, sticht Ödipus sich beide Augen aus. Unbewusst durfte er ungestört mit seiner Mutter vier Kinder zeugen und holdes Familienglück genießen. Als ihm alles bewusst wird, erblindet er. Freud hätte hierin die klassische hysterische Abwehrreaktion gegen tabulose Wünsche gesehen wie bei seiner ersten Patientin, der späteren Feministin Bertha Pappenheim (1859–1936; Anna O. bei Freud genannt). Man könnte den Mythos aber auch einfacher betrachten: Die Bewusstwerdung des Ödipus' schafft dessen Blindheit, also dass er gar nichts mehr sieht, und dann geht es mit ihm schleunigst bergab, dem unheldenhaften Tod entgegen. Ödipus hätte ohne Einsicht weitaus besser gelebt. Die Psychoanalyse und die Traumdeutung dagegen hoffen, dass die Einsicht das Heilmittel der Wahl bei psychischen Störungen sei.

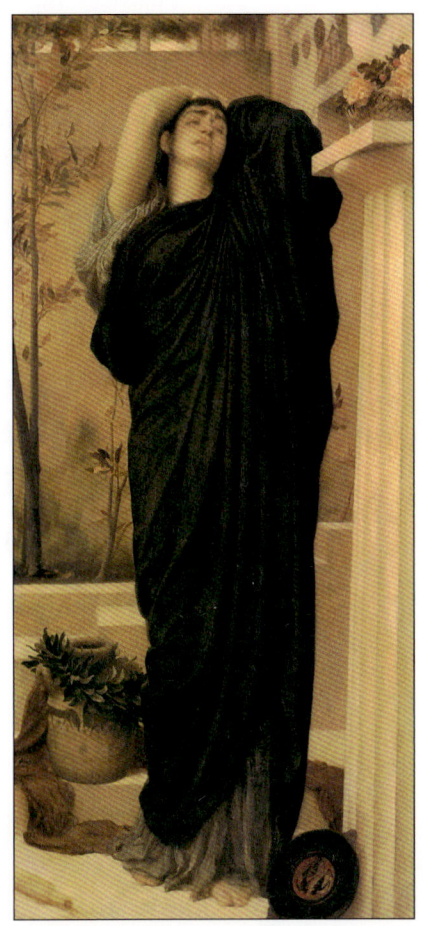

Frederic Leighton: »Elektra am Grab von Agamemnon«

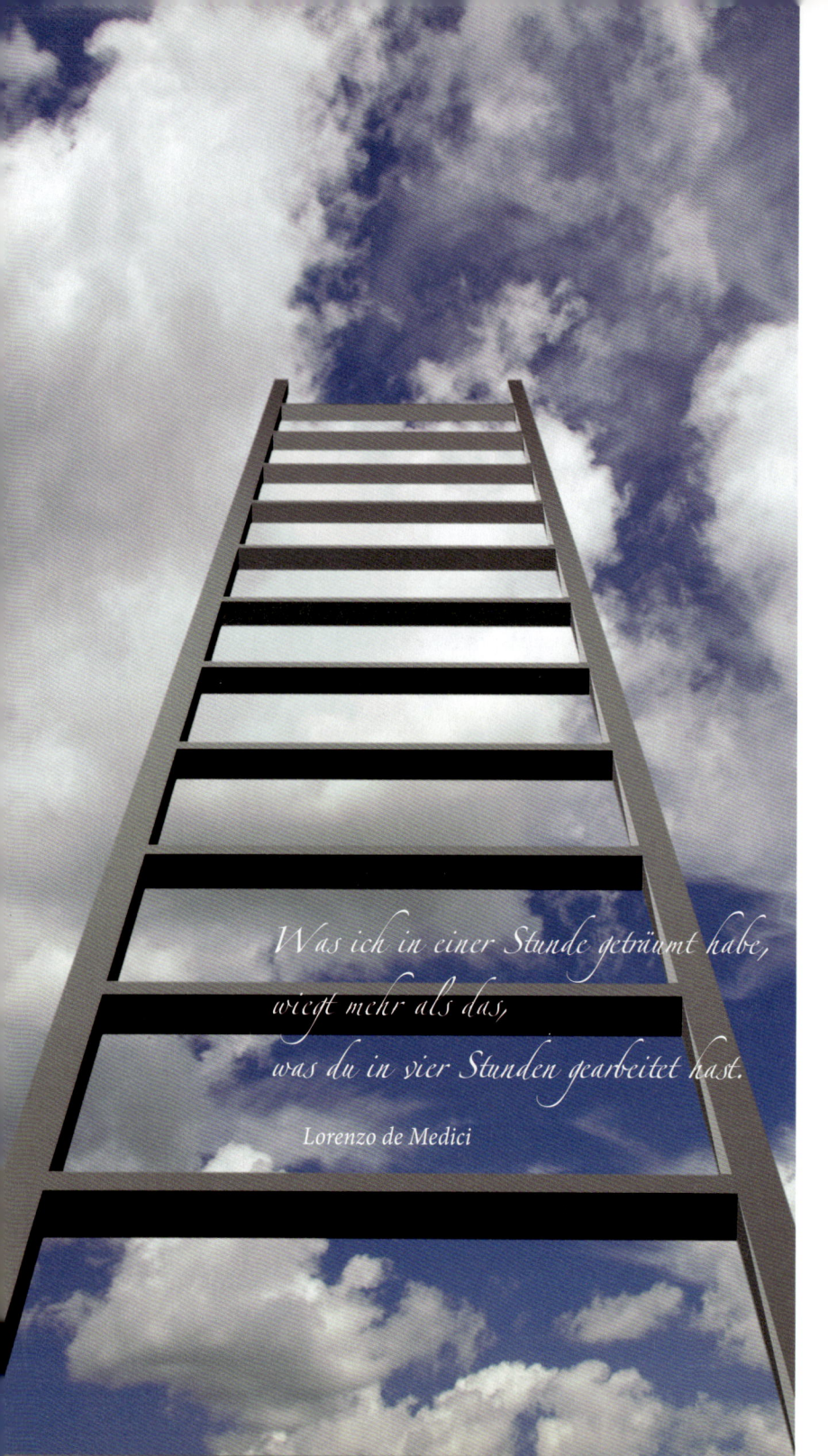

Was ich in einer Stunde geträumt habe,
wiegt mehr als das,
was du in vier Stunden gearbeitet hast.

Lorenzo de Medici

Der Traum als Inspiration

Wenn Sie sich von Ihren Träumen bestimmen lassen, werden Sie schizophren. Wenn Sie sich von Ihren Träumen inspirieren lassen, werden Sie genial. Überlassen Sie niemals Ihren Träumen eine Entscheidung, sondern lassen Sie sich durch Ihre Träume zu einer bewussten Entscheidung oder Einsicht anregen. Alles, was Träume einem anbieten, sollte bedacht werden. Der Traum ist unsere Muse, nicht unser Chef.

Trotz aller Ödipus-Dramatik sind wir nicht ständig mit unseren tabulosen sexuellen Wünschen beschäftigt. Außerdem machen es die modernen Medien einem fürchterlich schwer, noch Tabus zu finden, die zu brechen sind. In der Literatur, auf Videos, im Netz, in Film und Hörspiel können Sie zumindest als Voyeur an jedem Tabubruch teilnehmen – bis er langweilt. Neben dem Sex gibt es noch das Bedürfnis, Probleme kreativ zu lösen und etwas von Bestand zu produzieren. Dieses Bedürfnis drückt sich ebenso stark im Traum aus wie unser Begehren. Vielleicht ist es – freilich überhöht formuliert – der Willen zur Schöpfung und somit gottgleich zu sein und damit unsterblich. Kurzum, wir träumen, um produktiv zu sein und um es zu bleiben.

Immer wenn das Thema »Traum und Inspiration« angesprochen wird, wird neben Albert Einstein (1879–1955), der sein Traumleben sehr wichtig nahm, der deutsche Chemiker Friedrich August Kekulé von Stradonitz (1829–1896) angeführt. Kekulé entdeckte 1865 die Ringstruktur des Benzols (da er die Vierwertigkeit des Kohlenstoffs erkannte). Kekulé berichtete selbst immer wieder, wie er durch einen Traum zu dieser Erkenntnis inspiriert wurde. Es war der produktive Schreibtischschlaf, der den großen Chemiker überkam, um ihm die chemische Struktur des Benzols zu zeigen.

Wir alle hängen von der Meinung des Zeitgeistes ab, wie die Welt im Großen und Kleinen strukturiert ist. In der Mitte des 19. Jahrhunderts herrschte die Lehrmeinung vor, dass Moleküle nur linear angeordnet sein könnten. Mit dieser Hypothese kam Kekulé bei seinen Experimenten und Forschungen nicht weiter. Bei dem Versuch der Lösung des Problems schlief er ein und träumte jenen berühmten Traum vom Ouroboros, der Schlange, die sich in den Schwanz beißt. Neben dem von Freud berichteten

Traum von Irmas Injektion sollte dieser Traum vom Ouroboros zu einem der meist zitierten Träume in der Literatur werden. Wie gesagt, Kekulé träumte den archetypischen Traum von einer Schlange, die sich in den Schwanz beißt und dabei einen perfekten Ring bildet. Genau diese Ringform der Schlange war es, die Kekulé die Augen dafür öffnete, dass Moleküle im Benzol ringförmig angeordnet sind. Mit dieser Erkenntnis wurde Kekulé zum weltberühmten Chemiker, dessen von Kollegen belächelte Kauzigkeit darin lag, dass er aller Orten die Wichtigkeit des Traumlebens pathetisch betonte.

Nun machen Sie sich aber keine falsche Hoffnungen, dass, gleich den Kölner Heinzelmännchen, der Traum Ihnen nächtens alle intellektuelle und kreative Arbeit abnimmt. Vergessen Sie nicht, dass Kekulé sich bis zur Erschöpfung mit dem Benzol beschäftigt hatte, bevor ihm der Ouroboros-Traum die befreiende Einsicht brachte. Das ist typisch: Ein Traum inspiriert uns nur dann, wenn wir uns zuvor im Wachleben eingehend mit dem Problem beschäftigt haben. Erst kommt der Schweiß, dann inspiriert einen der Traum zur Einsicht. Wenn wir uns mit einem Problem ausgiebig beschäftigen, können wir darauf hoffen, dass uns ein Traum zur Lösung dieses Problems inspiriert. So können wir also jene inspirierende Muse herbeirufen, indem wir uns vor dem Einschlafen mit unserem Problem beschäftigen. Unbewusst arbeiten wir in der Nacht an diesem Problem weiter, von dem uns der Traum eine ungewohnte oder häufig zuvor nichtgedachte Perspektive liefert. Ob nun bei der Lösung der Molekularstrukturen in der organischen Chemie oder bei nervigen Beziehungsproblemen, immer kommen wir deswegen mit unserem Denken nicht weiter, da wir das Problem nur aus einer automatisierten Perspektive betrachten. Im REM-Schlaf dagegen wird unsere automatisierte Bewertungsfunktion auf ein Minimum herabgeschaltet, was durch das Herunterschalten der rechten Gehirnhemisphäre hauptsächlich geschieht. Diese Bewertungsfunktion, die aus unseren Erfahrungen entstand, ist nicht nur konservativ, da ihr Blick zurückgeht, sondern sie erzeugt auch ein Scheuklappendenken, das nur sieht, was es zu wissen meint. Von dieser begrenzten Sicht befreit uns der Traum, dem es zu Eigen ist, Probleme multiperspektivisch zu betrachten. Der Traum »circambuliert« (von lateinisch *circambulare:* drumherumgehen) wie Carl Gustav Jung es exotisch ausdrückte. Dabei bietet er uns zuvor nicht gesehene Einsichten und Zusammenhänge. Kurzum, er bietet neue Perspektiven. Wir wissen es doch alle: Es ist stets die neue Perspektive, die kreative Lösungen bereitstellt. Das alles können auch Sie nutzen. Wenn Sie sich vor dem Einschlafen maximal eine halbe Stunde lang auf Ihr aktuelles Problem konzentrieren, dann vielleicht ein paar Seiten lesen und danach einschlafen, schaffen Sie die besten Voraussetzungen dazu, dass die Träume der folgenden Nächte andere Sichtweisen und Lösungen für dieses Problem präsentieren. Freilich setzt das voraus, dass Sie sich am anderen Morgen Ihre Träume anschauen. Lassen Sie sich dabei von der Frage leiten: »Wo bietet mir mein Traum neue Perspektiven?« Wie wir an Kekulés Traum sehen, werden uns nicht diese neuen Perspektiven frei Haus geliefert, indem Gott oder wer auch immer uns sagt, was zu tun ist. Die neuen Möglichkeiten zeigen sich oft in Handlungsweisen der Traumpersonen oder in der Struktur der Traumbilder. Zugegebenermaßen war Kekulés Traum einfach zu verstehen, er wurde einzig von der Ringform bestimmt. Dass dieser Traum so klar war, ist der Ausdruck dessen, dass der Chemiker eingehend dieses Problem zuvor durchdacht hat. Ich erlebe es immer wieder, je mehr ich mich zuvor bewusst mit einem Problem auseinandersetzte, umso klarer wird auch die Antwort des Traums ausfallen. Aber auch ohne wissenschaftliche Akribie bei der Beschäftigung mit Ihrem Problem antworten Ihnen Ihre Träume häufig verblüffend deutlich. Viele Menschen unserer Gesellschaft wollen zum Beispiel glücklicher werden. Nach Jung hängt das persönliche Glück im hohen Maße davon ab, wie ausgeglichen wir unsere männliche und weibliche Seite leben können. In Situationen, in denen man sich unglücklich fühlt, erlebt man häufig Träume, in denen nur männliche oder nur weibliche Personen auftreten. Damit inspiriert Sie der Traum zu schauen, ob Sie Ihre männliche oder weibliche Seite zu einseitig leben und für die andere Seite blind sind. Sie sehen, es ist gar nicht so schwierig, sich von seinen Träumen inspirieren zu lassen. Die Voraussetzung ist einfach, dass Sie Ihre Träume als Inspirationsquelle anerkennen. Das verkündeten bereits in den zwanziger Jahren des letzten Jahrhunderts die Dadaisten und Surrealisten (1924 gründeten die vormaligen Dadaisten André Breton (1896–1966), Louis Aragon (1897–1982) und Paul Éluard (1895–1952; eigentlich: Eugène-Émile-Paul Grindel) den Surrealismus). Beide Künstlergruppen waren fest davon überzeugt, dass uns Träume zu einer neuen Sicht unserer Welt hin befreien.

Träume inspirieren

da sie eine andere Sicht der Welt präsentieren, die nicht von vorgefassten und meist starren Meinungen über die Wirklichkeit (wie das Wachbewusstsein) geprägt sind. Durch den Wechsel zum linkshirnigen Denken befreit sich der REM-Schlaf von Dogmen.

Jeder Traum spielt mit ungewohnten Verknüpfungen, was Kreativitätsforscher als Voraussetzung zur Inspiration sehen.

Nicht-REM-Schlaf und REM-Schlaf sind als Inkubationsphase anzusehen, in der Problemlösungen ohne Zutun des Bewusstseins ausgebrütet und in der REM-Phase getestet werden.

Ich begann dieses Kapitel über den inspirierenden Traum mit den beiden großen Bedürfnissen eines jeden Menschen: Sexualität und kreative Schöpferkraft. Beides muss sich keineswegs widersprechen. Letztendlich sind es die zwei Seiten einer gleichen Münze: die körperliche und die geistige Seite. Das zeigt sich auch am Traum von Kekulé, den nämlich der deutsche Psychoanalytiker Alexander Mitscherlich (1908–1982) für einen klassischen Traum hält, der die sexuellen Wünsche des Junggesellen Kekulé zeigt. Kekulé als Single träumt von der Selbstbefruchtung, denn in dieser Weise wurde das Ouroboros-Symbol über die Jahrhunderte gedeutet.

Sie sehen an diesem Traum klar die unterschiedlichen Bedeutungsebenen eines Traums, die alle einen Sinn ergeben. Was können wir nun daraus lernen?

Gewöhnen Sie sich an, wenn Sie eine Deutung Ihres Traums gefunden haben, noch nach weiteren Deutungen zu suchen. Sie werden dabei bemerken, dass die ersten Deutungsansätze, die Ihnen einfallen, meist noch relativ konventionell sind. Wenn Sie sich um weitere Deutungen bemühen, lassen Sie diesen konventionellen Bodensatz hinter sich und nähern sich der inspirierenden Deutung an. Fragen Sie sich also stets nach einer Deutung:»Welche andere Deutung ist noch möglich?« Auf jeden Fall können Sie davon ausgehen, wenn Ihnen ein Traum aus Ihrer Sicht der Dinge sich zu bestätigen scheint, dass Sie noch nicht zu dessen inspirierender Kraft durchgedrungen sind. Ein Traum präsentiert Ihnen stets etwas Neues. In diesem Sinn inspiriert Sie jeder Traum. Ihre Aufgabe ist es, diese Inspiration zu erkennen.

Kehren wir noch einmal zu Francis Cricks Theorie zurück, dass der Traum für die Evolution des menschlichen Gehirns und Gedächtnisses wesentlich gewesen sei. Im REM-Schlaf wird das Gehirn wie die Festplatte eines Computers optimiert. Dadurch wird das Gedächtnis gestärkt und es entsteht neuer Speicherplatz für Informationen und Verknüpfungen. Nutzlose Erinnerungen werden dabei gelöscht und Informationscluster (englisch *cluster:* aus vielen Teilen oder Molekülen zusammengesetztes System) werden neu miteinander verbunden. So werden nach Francis Crick Erinnerungen und Lernen ermöglicht und zugleich neue Einsichten produziert. Der REM-Schlaf hat also einen wesentlichen Einfluss auf unser Gedächtnis, auf unsere Kreativität und Inspiration.

Aber wir müssen nicht unbedingt nobelpreiswürdigen Forschern in ihren abstrakten Modellen folgen, um die Inspirationskraft unserer Träume zu verstehen. Betrachten Sie doch einfach den Traum als eine Geschichte, die man sich erzählt, um dem Wahrgenommenen einen Sinn zu geben. Der Traum ist ein persönliches Stück Literatur, mit dem Sie sich selbst inspirieren. Er verführt Sie wie jede gute Literatur dazu, Ihre Welt neu zu sehen und sich selbst neu zu entwerfen. Sind Sie von dieser Sicht des Traums überzeugt, dann können Sie sich vor neuen Einsichten gar nicht retten.

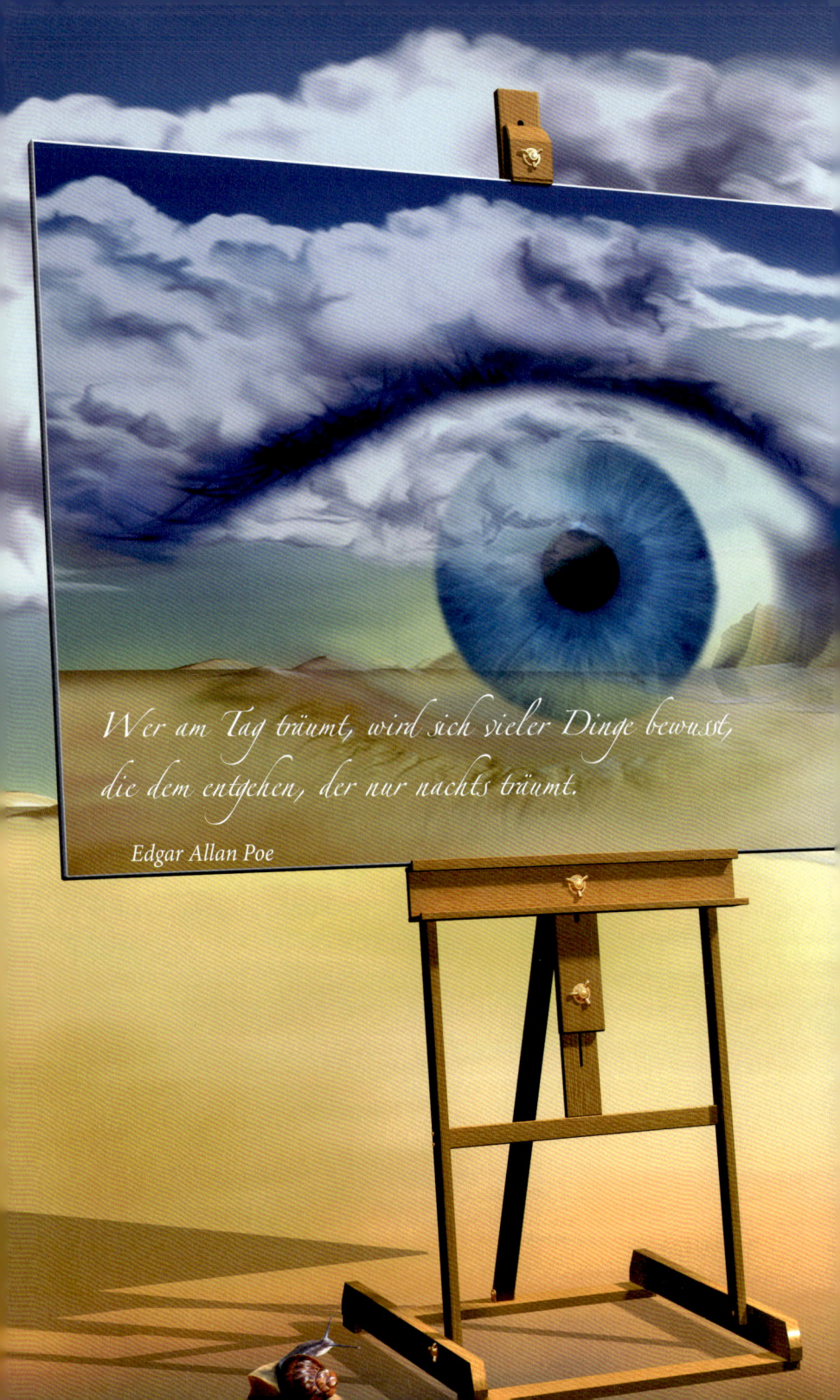

Wer am Tag träumt, wird sich vieler Dinge bewusst, die dem entgehen, der nur nachts träumt.

Edgar Allan Poe

Luzide Träume

Denken wir an Schlaf und Traum, meinen wir vorschnell, das seien Räume, in denen das Bewusstsein abwesend ist. Das Sprechen im Schlaf und das Schlafwandeln zeigen jedoch wie der luzide Traum, dass ein gewisses Quäntchen Bewusstsein in jedem Traum vorhanden ist – sonst könnten wir auch keinen Traum erinnern. Wachbewusstsein und Traum bilden ein Kontinuum, auch wenn beide Zustände von den Gehirnwellenmustern klar voneinander abgrenzbar sind. Wenn wir »Traum« sagen, meinen wir damit nur, dass das Unbewusste diesen Zustand mehr prägt als das Bewusste. Beim Wachzustand dagegen übertrifft der Anteil des Bewusstseins den des Unbewussten. Das Sprechen im Schlaf, Somnambulismus und luzide (von lateinisch *luzid:* klar, einleuchtend) Träume stehen an der Grenze zwischen Wachzustand und Traumwelt. Es ist relativ viel Bewusstsein in einem unbewussten Zustand vorhanden.

Der luzide Traum ist ein Traum mit einem für Träume überdurchschnittlich hohem Bewusstseinsanteil. Sie schlafen und sind zugleich wach. Das demonstrierte der amerikanische Traumforscher Stephen LaBerge (* 1947), der in seinem Labor luzide Träumer Nachrichten an den Versuchsleiter morsen ließ. Die morsende Person schlief eindeutig und war doch bewusst.

Solche Grenzzustände haben stets die Menschen angezogen. Eine der häufigsten Interviewfragen, die mir gestellt werden, ist die nach dem Phänomen des luziden Traums. Aber gleich vorweg: Viele reden vom luziden Träumen, aber wenige beherrschen es. 1993 erschien von dem amerikanischen Kultautor Carlos Castaneda (1931–1998) »Die Kunst des Träumens«, ein fiktionales Sachbuch, in dem der Autor das luzide Träumen als Psychonautik beschreibt, also als Entdeckungsreise in innere Räume. Im deutschsprachigen Bereich erstaunte der Schweizer Werner Zurfluh (* 1945) seine faszinierte Leserschaft mit Expeditionsberichten in tiefste Innenräume – sein Gefährt war abermals der luzide Traum und seine Geschichten ähnlich spannend wie die von »Sindbad dem Seefahrer« aus »Tausendundeine Nacht«. Mit seinem Buch »Zu den Quellen der Nacht«, das zehn Jahre vor Castanedas »Die Kunst des Träumens« erschien, erregte Werner Zurfluh die Aufmerksamkeit des Autors Michael Ende (1929–1995), den er als luzider Träumer beim Schreiben seines Romans »Die unendliche Geschichte« beriet. Häufig scheinen luzide Träumer von Autoren und Wissenschaftlern angezogen zu werden, wie auch der Dritte im Bunde der bekannten luziden Träumer unserer Zeit, der Engländer Malcolm Godwin (* 1936). Er betreut heute das Design der digitalisierten Vorträge von Stephen Hawking (* 1942). Daher stammt also das große Interesse am luziden Träumen: Mit ihm kann man Karriere machen.

Was ist nun das luzide Träumen?

Das luzide Träumen, auch »Wachträumen« genannt, ist ein Träumen, bei dem sich die Träumerin oder der Träumer während des Traums bewusst ist, dass er oder sie träumt. Es findet ausschließlich in der REM-Phase statt. Nach dem führenden amerikanischen Forscher auf diesem Gebiet, Stephen LaBerge (* 1947), sind etwa zwanzig Prozent der westlichen Bevölkerung von Natur aus luzide Träumer. Sechzig Prozent aller Menschen könnten jedoch luzides Träumen durch Training und Übung lernen.

Luzider Traum

ein Traum, in dem der Bewusstseinsanteil höher ist als in allen anderen Träumen, dennoch kann er eindeutig der REM-Schlafphase zugerechnet werden.

Nach dem vorhandenen Bewusstseinsanteil unterscheiden sich die luziden Träume:

geringer Bewusstseinsanteil	spontan luzider Traum (nicht bewusst herbeigeführt)
mittlerer Bewusstseinsanteil	bewusst herbeigeführter luzider Traum, der relativ passiv erlebt wird
hoher Bewusstseinsanteil	bewusst herbeigeführter luzider Traum, in den man eingreifen kann
höchster Bewusstseinsanteil	luzides Träumen zur Erforschung der eigenen Innenräume

Spontan luzides Träumen tritt häufiger bei Frauen als bei Männern auf. Allerdings, luzid zu träumen, lernen mehr Männer als Frauen.

Luzides Träumen zu erlernen, wird in den USA als unbegrenzte Gelegenheit zu neuartigen Lust- und Denkerfahrungen angepriesen. Dabei wird jedoch wohlweislich verschwiegen, dass es mühselig ist, diese Traumtechnik zu trainieren. Es gibt zwar Ratgeber zum Erlernen des bewussten Träumens, ich kenne aber niemanden, der luzides Träumen durch ein Buch erlernte. Ich selbst plagte mich ehrgeizig jahrelang mit empfohlenen Übungen aus der einschlägigen Literatur ab, was mir leichte Schlafstörungen und selten einen luziden Traum bescherte. Schlimmer noch, wenn mir die Luzidität gelang, wachte ich vor Schreck sogleich auf. Ich lernte unangestrengt bewusst zu träumen, erst durch einen persönlichen Lehrer, den Schamanen Black Horse Chavers.

Zu dem Pro und Contra des luziden Träumens habe ich mich in meinen Traumbüchern oft genug geäußert, ich fasse es stichwortartig zusammen. Meine ausführliche Argumentation finden Sie in dem Buch »Die Weisheit der Träume« (Heyne Taschenbuch).

Für das luzide Träumen spricht:

➤ luzide Träume werden nicht vergessen
➤ luzides Träumen schult das Bewusstsein
➤ man kann einen Traum zu einem bestimmten Problem hervorrufen (Trauminkubation)
➤ es kann als Modellhandeln benutzt werden, man kann komplexe Bewegungsabläufe, Argumente und Reaktionen in ihm erlernen
➤ mit ihm kann man Alb- und Angstträume beenden und es zur Überwindung von Ängsten nutzen (speziell Prüfungsängste und Ängste vor öffentlichen Auftritten können erfolgreich mit luzidem Träumen aufgelöst werden)
➤ man kann im Traum um Rat fragen und wird eine Antwort bekommen, damit kann man im Traum seinen Traum deuten

Gegen das luzide Träumen spricht

➤ da Sie das Traumthema meistens bestimmen, hat der Traum wenig Chance, Ihnen gerade das zu zeigen, was Sie normalerweise nicht sehen beziehungsweise verdrängen

> ➤ luzides Träumen verlängert den Leistungsdruck in die Nacht hinein, in der wir uns gerade von Willen und Leistung frei machen sollten
> ➤ luzides Träumen kann leicht zu Problemen führen, die Wirklichkeit des Wachlebens und die eines luziden Traums nicht mehr unterscheiden zu können (daran starb angeblich Prof. Paul Tholey (1937–1998), Deutschlands bekanntester Spezialist für luzides Träumen, der eine reale Leiter mit einer Leiter im luziden Traum verwechselte)
> ➤ wer luzides Träumen nur unzureichend erlernt – was oft der Fall ist, wenn man es sich selber beizubringen versucht oder es aus Büchern lernt –, der wird schnell einen Schlafmangel spüren, da er nur eine geringe Schlaftiefe zulässt

Nun dürfen Sie nicht meinen, dass Sie einen luziden Traum völlig beherrschen könnten. Dazu ist dessen unbewusster Anteil zu stark. Aber Sie können Impulse in Ihren Traum geben, der diese aufnimmt und weiterspinnt. Freud hat schon Recht, im Traumland herrscht der Wunsch. Was Sie sich wünschen, geschieht im Traum. Mit Ihrem Wunsch bestimmen Sie die grobe Richtung und das Thema Ihres Traums, aber die Traumlogik wird sich verselbständigen und mit Ihren Ideen auf ihre Weise spielen. So werden beim luziden Traum in idealer Weise Bewusstsein und Unbewusstes miteinander verknüpft.

Wenn Sie das luzide Träumen erlernen wollen, um eine Krise schneller zu bewältigen, fangen Sie vor der akuten Krise damit an. In einer Krise lernen Sie luzides Träumen nicht. Ideal zum Erlernen der Klartraumtechnik sind Zeiten, in denen Sie sich ausgeglichen fühlen und möglichst einen regelmäßigen Lebensrhythmus einhalten. Noch idealer wäre es, wenn Sie morgens ausschlafen können, aber das ist bei den wenigsten gegeben und nicht notwendig, sondern nur hilfreich.

Alle Meister des Klartraums betonen, dass drei Voraussetzungen zum erfolgreichen Erlernen des luziden Träumens notwendig sind:

> ➤ eine stabile Traumerinnerung
> ➤ ein gutes Raum- und Orientierungsvermögen
> ➤ eine gute körperliche Balance

Sind diese Voraussetzungen nicht gegeben, empfehlen erfahrene Klarträumer, diese vor dem luziden Träumen zu erlernen. In der Zeit, in der ich mit Klarträumen spielte, habe ich täglich Yoga praktiziert, was mein Gefühl nach den luziden Träumen bestens unterstützte. Dazu besuchte ich noch regelmäßig eine Gurdjieff-Gruppe, in der ich lernte, am Tag so bewusst wie möglich zu sein. Ich bemerkte, je klarer man im Wachleben ist, desto eher stellt sich auch die Klarheit im Traumleben ein.

Ich kenne vier Methoden, die zum Erlernen der Bewusstheit während des REM-Schlafs angewandt werden

➤ **die Wirklichkeitsprobe**

Die Wirklichkeitsprobe und Georg Iwanowitsch Gurdjieffs (1872–1949) Aufmerksamkeitsübungen ähneln sich verblüffend: Man fragt sich in gewissen Zeitabständen immer wieder, ob man bewusst ist oder träumt. Diese Methode wurde von Paul Tholey (1937–1998) angewandt.

➤ **die Beachtung wieder-
kehrender Elemente
oder Abweichungen vom
Erwartungshorizont**

Auch Sie haben Ihre Favoriten unter den Traumsymbolen oder Traumsituationen. Wenn Sie ein Mann sind, werden Sie oft von Autos oder Maschinen träumen, Frauen fliegen lieber. Wenn Sie nun ein Auto sehen oder fliegen, fragen Sie stets, in welcher Realität Sie sich befinden. Irgendwann werden Sie sich in einem Traum erwischen. Diese Methode wird von mir heute angewandt.

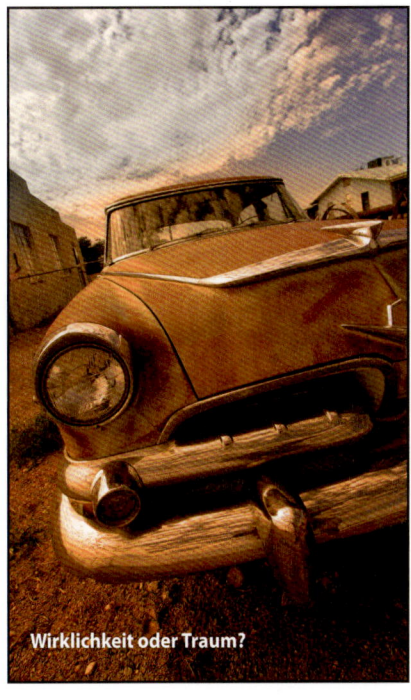

Wirklichkeit oder Traum?

171

> **die Bändchenmethode**
Die Bändchenmethode halte ich für die einfachste und zugleich sinn-
lichste Methode, das luzide Träumen zu meistern. Sie knüpfen einen
Faden um Ihr rechtes oder linkes Handgelenk, so dass Sie ihn gerade noch spüren. Nun programmieren Sie sich darauf, im Traum im
ersten Schritt Ihr Handgelenk zu spüren, im zweiten Schritt es zu sehen. Diese Methode wird von Castaneda und Black Horse Chavers
angewandt.

> **die tibetische Methode des bewussten Einschlafens**
Man versucht, beim Einschlafen sein Bewusstsein aufrecht zu erhalten, indem man sich traditionell mit geschlossenen Augen auf einen
roten Punkt konzentriert und den Willen aufbringt, diese Konzentration auch im Schlaf aufrecht zu erhalten. Auf mich wirkte diese Methode abschreckend schwierig, bis mir ein Bekannter erzählte, dass er gerade nach dieser Methode an einem Wochenende klar
zu träumen lernte. Diese Methode wird von dem Tibeter Namkhai
Norbu angewandt.

Ob Sie nun spontan oder bewusst luzid träumen, Sie brauchen keine Angst
vor der Dynamik Ihrer inneren Bilderwelten zu haben. Jederzeit können
Sie aussteigen. Jeder luzide Träumer erwacht sofort, wenn er im luziden
Traum einen Gegenstand über längere Zeit mit den Augen fixiert.

Nach Ken Wilber (* 1949), dem amerikanischen »Einstein der modernen
Psychologie«, kann man auch in den Nicht-REM-Tiefschlafphasen 3 und
4 bewusst bleiben. Wenn man dann in die nächste REM-Phase geht, entsteht wieder der Geist und somit der Traumzustand. Aus der Leerheit der
Nicht-REM-Tiefschlafphasen geht der feinstoffliche Geist der Traumbilder in der REM-Phase hervor. Allerdings bedarf es zur Aufrechterhal-
tung der Bewusstheit in den beiden Nicht-REM-Tiefschlafphasen eines
zur amerikanischen Übertreibung neigenden Meditationsmeisters wie
Wilber. Dass Sie und ich das hinbekommen, ist nicht zu befürchten. Ist
es nicht eine schauerliche Vorstellung, dass das Bewusstsein nie ruhen
darf?

Ihnen ist klar geworden, dass das luzide Träumen keine Alltagsträumerei ist. Würden Sie täglich bewusst träumen, dann würde das Ihre Verbindung zur Alltagsrealität zunehmend lockern oder Sie müssten das luzide Träumen zu Ihrem Beruf machen. Würden Sie allnächtlich luzid durch Otherland (wie im gleichnamigen Roman von Tad Williams) streifen und dort wie Thagor, der Schreckliche, die kühnsten Abenteuer erleben, dann wird Ihre eigene virtuelle Welt des luziden Traums interessanter, aufregender und verführerischer werden als Ihre Alltagsrealität. Deswegen rate ich Ihnen vom regelmäßigen Surfen in den eigenen Traumwelten ab. Luzides Träumen können Sie sinnvoll anwenden, wenn Sie ein bestimmtes Problem lösen oder eine störende Unfähigkeit oder Angst überwinden wollen – und Sie sollten nicht öfter als einmal im Vierteljahr für ein paar Tage luzid träumen.

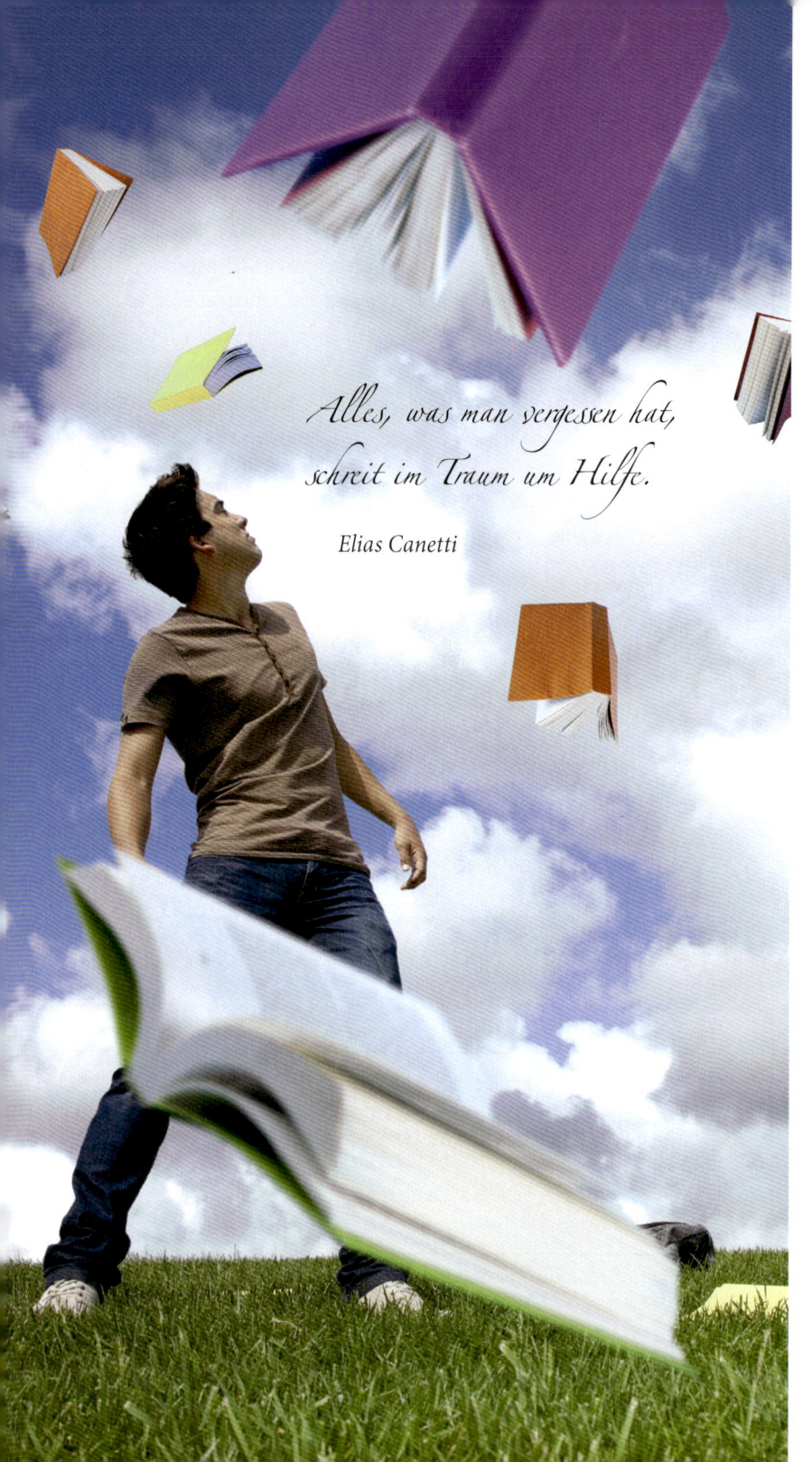

Alles, was man vergessen hat,
schreit im Traum um Hilfe.

Elias Canetti

Traumbedingte Schlafstörungen

Traumbedingte Schlafstörungen sind stets auch psychisch bedingt, da jeder Traum psychische Energien in bewegte Bilder umsetzt. Insofern sind letztlich diese Schlafstörungen mit Psychotherapie oder zumindest mit längerer Selbsterforschung zu behandeln.

Traumbedingte Schlafstörungen

hängen mit Ängsten vor unangenehmen Träumen zusammen, die einen entweder gar nicht erst einschlafen lassen oder aus dem Schlaf wecken. Dadurch erzeugen sie schnell ein gefährliches Schlafdefizit.

Alle traumbedingten Schlafstörungen sind psychisch bedingt und können ohne Eigen- oder Fremdbehandlung chronisch werden.

Von den traumbedingten Schlafstörungen sind die albtraumbedingten Störungen am weitesten verbreitet und bei Kindern zu bestimmten Phasen normal. Hypnagoge Angstzustände haben die meisten von uns wahrscheinlich auch schon durchlebt. Die anderen traumbedingten Schlafstörungen sind selten. Speziell die Schlafstörung durch unangenehme Erektionen scheint eher zum Stoff zu gehören, aus dem die Pornos sind. Obwohl sie in der Literatur in keiner Aufstellung der Schlafstörungen fehlt, habe ich bislang von keinem gehört, dem seine Erektionen schlaflose Nächte bereiten – üblicherweise ist das doch eher die Wirkung von fehlenden Erektionen.

Albträume

Albträume – schon der Name verweist auf die böse Alb, einem weiblichen Nachtgeist, der sich den Träumern auf die Brust setzt. Ich sah eine Zeichnung aus dem 19. Jahrhundert, welche die gewaltige Alb im weißen Nachthemd auf der Brust des so klein wirkenden Träumers abbildet. Mein erster Gedanke war, der Arme wird vom Weib erdrückt und ersticken muss er sowieso. Obwohl Albträume häufiger von Frauen als von Männern erlebt werden, sitzt die Alb in der Kunst stets auf dem Mann. Freud hätte das als

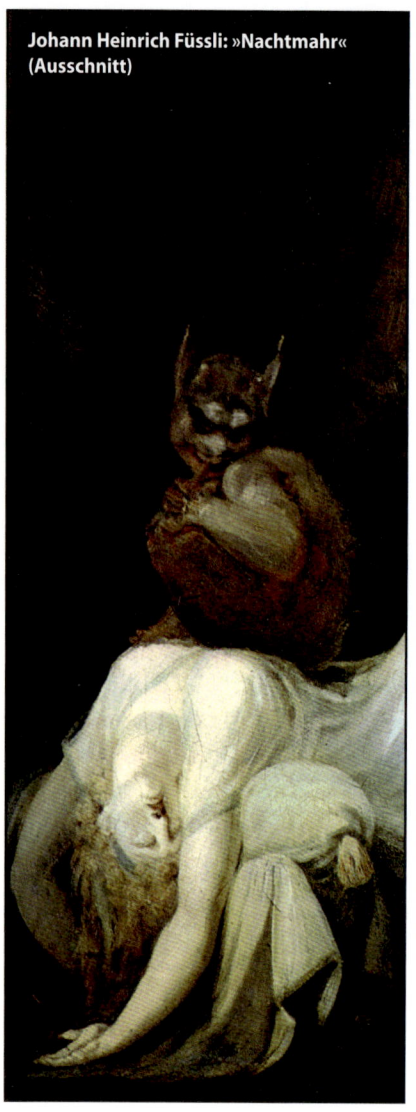

**Johann Heinrich Füssli: »Nachtmahr«
(Ausschnitt)**

einen Ausdruck der Lustangst gesehen und eine sexuelle Störung vermutet. Wenn ich an Klienten denke, die von häufig wiederkehrenden Albträumen ausführlich berichten, beschleicht mich das Gefühl, dass Freud womöglich gar nicht so falsch vermutete. Der Albtraum erscheint mir als Form des Masochismus: Man produziert sich den Schrecken, der einen durch das Aufwachen erlöst.

Dieser sexualisierte Blick auf den Albtraum ist freilich einseitig, denn die meisten Albträume entstehen durch Belastungen in der Alltagswelt, die der Traum zu lösen versucht. Keinem von uns gelingt es, ohne Lebenskrisen zu leben – da die Evolution es will, dass wir uns weiter entwickeln. In Lebenskrisen – speziell kurz vor deren Beginn und an deren Ende – sind Albträume häufig. Sie sind also eine klassische Belastungsstörung. Kehren sie öfter in kurzen Abständen wieder, führt das meistens zu einer Angst vor dem Schlaf. Der Leidende entwickelt häufig eine Einschlafstörung, da er im Bett an nichts anderes denkt als den bedrohenden Albtraum, der ihn wieder unsanft wecken wird. Als Konsequenz schläft er gar nicht erst ein.

Einzelne Albträume, mit Pausen von Monaten zwischen ihnen, gehören zum nächtlichen Leben. Wiederkehrende Albträume – speziell kurz aufeinander folgend – sind jedoch ein verzweifeltes Warnsignal der Psyche, auf das reagiert werden sollte. Aber wie? Es macht den Albtraum aus, dass er uns aus dem REM-Schlaf weckt. Damit stellt er sicher, behalten zu werden. Und was macht man mit einem erinnerten Traum? Man versucht ihn zu deuten. Ein Albtraum will betrachtet werden. Viele Untersuchungen in Schlaflaboratorien weltweit belegen, dass ein betrachteter Albtraum die Tendenz zu verschwinden aufweist. Sind Sie kein Masochist, sollten Sie Ihre Albträume auf jeden Fall genauer betrachten. Sie sollten sich mit ihnen beschäftigen, wobei Sie diese Träume nicht unbedingt verstehen müssen. Auch unverstandene Albträume verschwinden, wenn Sie sich ihnen zuwenden – wobei hier zu fragen wäre, was heißt denn »unverstanden«? Oder auch, was heißt »verstehen« in der Traumdeutung? Die Beschäftigung mit einem Traum ist bereits eine Form seines Verständnisses, egal was dabei herauskommt.

Albtraum / Alptraum

Der Albtraum ist ein Traum, der einen weckt, da er äußerst emotional ist.

Bei Erwachsenen sind Albträume ein Warnzeichen, dass man Wichtiges zu seinem eigenen Schaden nicht beachtet.

Dem Auftreten der Albträume gingen unbeachtete Signale voraus, deswegen muss nun das Signal unüberhörbar werden. Wird der Albtraum auch verdrängt, reagiert der Körper in Form einer psychosomatischen Erkrankung.

Bei Kindern sind Albträume ein normales Training für den Umgang mit Ängsten.

Betrachtet man seine Albträume einige Male und wollen sie einfach nicht verschwinden, dann wäre das Mittel der Wahl, luzid zu träumen zu erlernen. Damit hat man die Sicherheit, sich jederzeit entweder aus Gruselszenarien wegzustehlen oder Beängstigendes umzuwandeln – aus einem Sturz oder Fall wird ein angenehmes Fliegen zum Beispiel. Auch bei den durch Albträume erzeugten chronischen Schlafstörungen hilft der Klar-

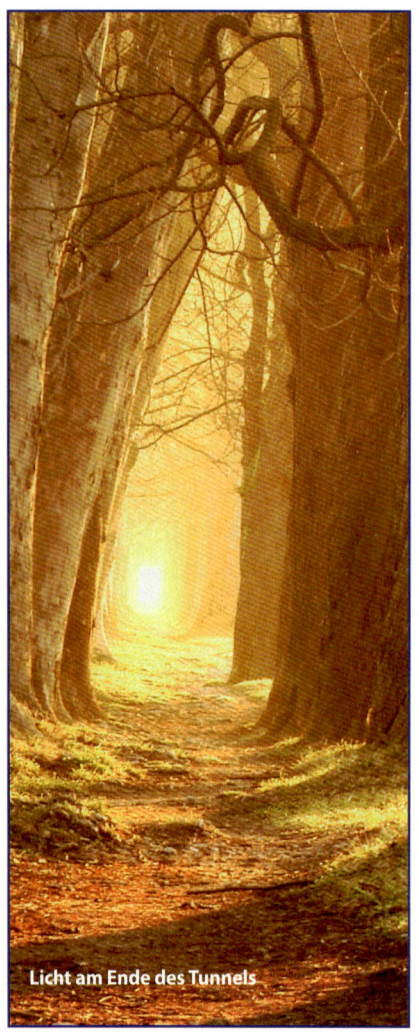

Licht am Ende des Tunnels

traum. Einzig besteht die Schwierigkeit darin, Sie müssten das bewusste Träumen schon vor dem Auftreten dieser Albträume gelernt haben, denn in der aktuellen Krisensituation werden Sie es nicht lernen. Also gehen Sie besser zum Psychotherapeuten oder Schlafpsychologen, was auch den Vorteil hat, dass diese nicht am Symptom manipulieren, sondern das Übel an der Wurzel angehen.

Für Kinder sind heftige Albträume normal – sie gehören sozusagen zu den »Kinderkrankheiten«. Sie stärken die psychische Widerstandskraft des Kindes und seine Auseinandersetzung mit dem Bösen. Das Böse sind freilich Sie als Eltern, die im kindlichen Albtraum zu Monstern und wilden Tieren werden. Aber das braucht das Kind nicht zu wissen. Kinder bearbeiten ihre Albträume mit Malen oder im Spiel mit Puppen. Ein durch einen Albtraum gewecktes, verwirrtes Kind sollten Sie trösten, ohne deutende Kommentare zu dem Albtraum abzugeben.

Erwachsenen geben Albträume die Chance, sich mit tiefer verdrängten Problemen zu beschäftigen, die man sonst nicht betrachten würde. Sie helfen ihnen, ihr Leben psychisch gesunder – im Sinn von bewusster und klarer – zu leben.

Erektionen

Damit sind schmerzhaft starke Erektionen gemeint, die in der REM-Schlafphase auftreten und den Träumer wecken können. Als Mann haben Sie während der REM-Phase eine physiologisch bedingte und vom Inhalt des Traums unabhängige Erektion, wie bei jeder Frau die Klitoris während des Träumens anschwillt und die Scheide feucht wird. Im angenehmen Maße kennt das jeder Mann unter der Bezeichnung »Morgenlatte«. Damit ist die Morgenerektion gemeint, die durch ein Aufwachen aus der REM-Schlafphase bedingt ist. Bei einem enormen Triebdruck kann diese gewöhnlich unbemerkte Erektion, während und noch etwas nach dem Träumen, weckende Ausmaße annehmen. Während der Pubertät und bei einem von streng moralischen Grundsätzen geprägten Lebensstil kann dieses Symptom auftreten, gegen das nur Triebbefriedigung hilft.

Hypnagoge Angstzustände

Diese Angstzustände treten im letzten Teil der Einschlafphase kurz vor dem Einschlafen auf. Die traumhaften schnellen Bilder, die Sie bisweilen in dieser Phase erleben, können äußerst beängstigend sein, so dass sie einen wie aus einem Albtraum panisch wecken und damit das Einschlafen verhindern. Das Beängstigende dieser Bilder ist häufig deren schnelle Abfolge, der sich der Einschlafende wehrlos ausgeliefert fühlt. Da er das nicht aushält, wacht er erschreckt auf.

Diese schnellen Bilderfolgen kommen dadurch zustande, dass man sogleich bei dem Einschlafen in die REM-Schlafphase fällt. Diese Betroffenen sind teilweise noch wach und zugleich durch den Schlaf gelähmt. Es sind häufig solche Zwischenzustände, auf die unsere Psyche mit Panik reagiert. Unsere Psyche will Eindeutigkeit und die ist im Übergang zwischen Wachen und Schlafen nicht zu finden.

Solche Angstzustände sollten psychotherapeutisch behandelt werden, wenn sie häufig auftreten oder gar chronisch sind. Treten sie zwei- bis dreimal im Vierteljahr auf, hilft die Kombination von Stressreduktion und Selbstexploration. »Weniger tun und sich mehr um sich selber kümmern«, lautet in diesem Fall die Devise.

Ferner können hypnagoge Angstzustände durch ein großes Schlafdefizit erzeugt werden, da dieses den Schläfrigen sogleich in die REM-Phase fallen lässt. In diesem Fall sollten Sie sich bemühen, möglichst sofort mehr zu schlafen.

REM-Verhaltensstörung

Die REM-Verhaltensstörung ähnelt dem Schlafwandeln, nur dass sie in der REM-Phase stattfindet. Im Normalfall werden beim REM-Schlaf die motorischen Signale des Gehirns an den Muskeln am Rückenmark gestoppt und blockiert. Aber genau das geschieht nur unzureichend oder gar nicht bei der REM-Verhaltensstörung, die zum Ausagieren des Traums führt. Meistens wird die normale Schlaflähmung bei Albträumen durchbrochen, da es eine große Erregtheit braucht, um die Schlaflähmung zu durchbrechen.

Neunzig Prozent der Betroffenen sind Männer über fünfzig Jahre, bei denen es zu Schreien, starken Muskelzuckungen oder Armbewegungen während des Träumens kommt. Dass Sie nächtens einen Schlafwandler mit dieser REM-Schlafstörung treffen, ist unwahrscheinlich. Der Somnambule ist freilich ein wesentlich angenehmerer Bettgenosse, da man neben dem REM-Verhaltensgestörten im Bett schon bisweilen ein blaues Auge oder gar einen Nasenbeinbruch riskiert. Aber nicht nur für seinen Bettgenossen ist dieser Schlafgestörte ein Ärgernis, auch für sich selbst. Denn mit jeder Agitation weckt er sich auf, was schnell zum zerrütteten Schlaf führt und somit zu einem erheblichen Schlafmangel.

REM-Verhaltensgestörten kann in Schlaflaboratorien geholfen werden.

Schlaflähmung

Die Schlaflähmung stellt das Gegenteil zur REM-Verhaltensstörung dar. Bei ihr werden die Muskeln im REM-Schlaf normal gelähmt (das heißt bis zur Bewegungsunfähigkeit tief entspannt), aber der Schläfer bekommt das mit, was bei ihm zu einer Angstattacke führt, die ihn panisch weckt. Im weitesten Sinne liegt hier ein Phänomen spontaner Luzidität vor, da der

Träumer während des Traums bewusst bleibt – in diesem Fall speziell für die physiologischen Veränderungen in seinem Körper.

Die Auswirkungen dieser traumbedingten Schlafstörung sind die gleichen wie bei der REM-Verhaltensstörung: Der Träumer weckt sich immer wieder, was zu einem zerrütteten Schlaf und großem Schlafdefizit führt.

Bei solch einer Schlaflähmung würde ich Hilfe bei einem Schlaflaboratorium suchen oder mich an die Deutsche Akademie für Gesundheit und Schlaf (DAGS) wenden, die kostenlose Informationen für Schlafgestörte versendet. (Universitätsstr. 84, 93053 Regensburg, info@dags.de)

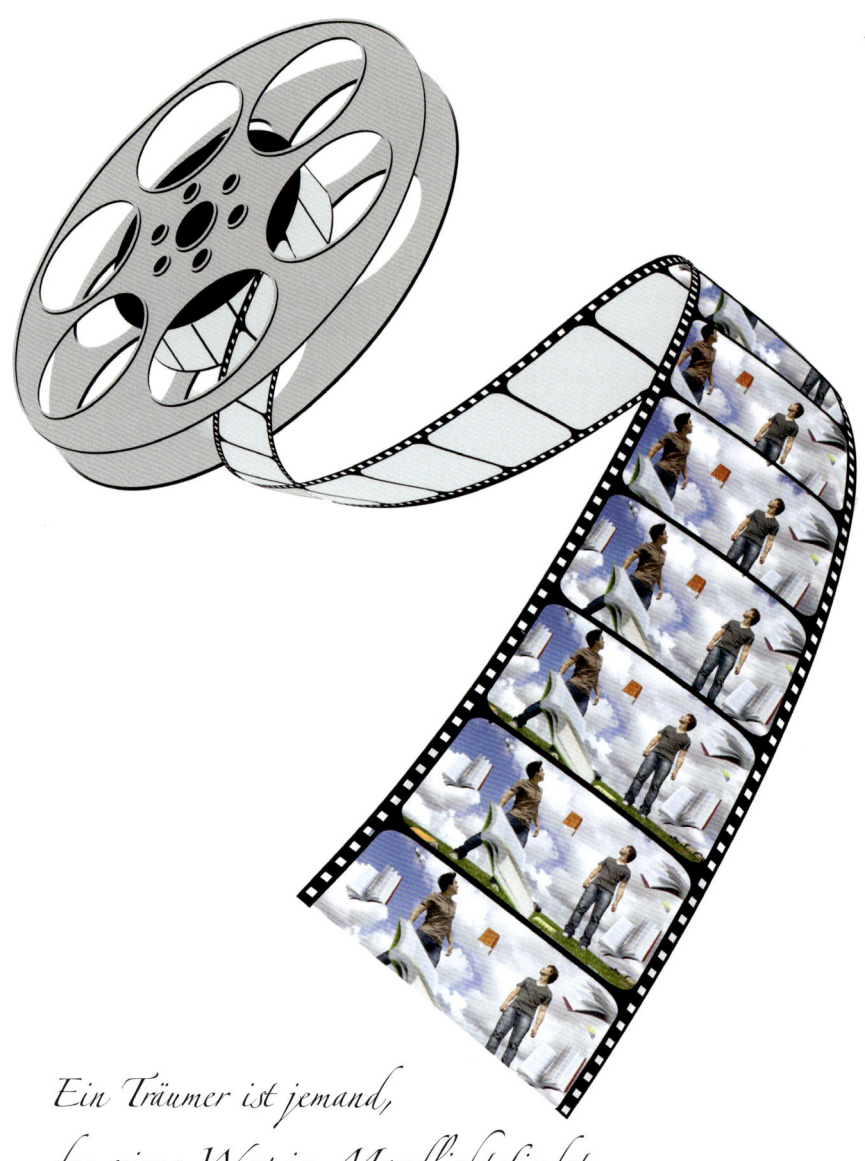

Ein Träumer ist jemand,
der seinen Weg im Mondlicht findet
und den Morgen vor dem Rest der Welt sieht.

Oscar Wilde

Intelligenz, Erfolg und Traum

Obwohl der Traum in unserer Gesellschaft bisweilen als etwas abgetan wird, das sich zum netten Hobby eignet, weiß man seit langem, dass die Beschäftigung mit unseren eigenen Träumen – und mit denen anderer – den IQ (Intelligenzquotient) ansteigen lässt. Wer sich mit Träumen regelmäßig beschäftigt, den verwundert das nicht. Gehen Sie täglich auf Ihre eigenen Träume ein, merken Sie,

> wie Ihr Horizont sich dadurch erweitert

> wie Ihr Denken beweglicher wird

> wie Ihre Assoziationen leichter fließen

> wie Ihnen mehr Einfälle zufliegen

> wie Sie multidimensionaler wahrnehmen.

All das sind wesentliche Eigenschaften, die der Intelligenzquotient misst. Es sind besonders solche Fähigkeiten, die bei kreativen Arbeiten verlangt werden, die in unserer Gesellschaft zunehmend gefragt sind. In den klassischen Berufen der kreativen Arbeiter wie Maler, Autoren, Musiker und andere Künstler, bei Werbeleuten, Grafikern und Physikern ist die Beschäftigung mit dem Traum nichts Abwegiges. Guten Gewissens betrachtet man morgens seinen Traum als alltägliches Kreativitätstraining und Auffrischung fürs Gehirn. Die Traumdeutung ist ein Hobby, das klug, kreativ und damit erfolgreich macht, ohne dass man zu viel Zeit dafür aufbringen muss. Wenn Sie sich regelmäßig nur zehn Minuten täglich mit Ihren Träumen beschäftigen, werden Sie nicht nur sich selbst besser verstehen, sondern sich auch in die Muster der kreativen Sprache einschwingen, flüssiger Denken und Komplexes schneller erfassen können. So etwas bieten sonst nur kalifornische Managementgurus mit vielen Fragebögen, Folien und hohem Honorar an.

Aber nicht nur durch die bewusste Betrachtung unserer Träume werden wir klüger, sondern auch durch das Träumen selbst. Schauen Sie sich nur Einstein an, der durch seinen langen Schlaf mindestens eine REM-Phase mehr als der Durchschnitt genoss. Sie erinnern sich an die Meinung Cricks: Der Traum trainiert und optimiert unser Gehirn. Auch ein nicht erinnerter Traum macht unser Gehirn leistungsfähiger und uns damit klüger. Der erinnerte und betrachtete Traum gibt uns jedoch die Chance, schneller zu lernen und das Gelernte bewusst einzusetzen. Nach Francis Crick würde es den heutigen Stand der Intelligenz gar nicht geben ohne die evolutionäre Erfindung des REM-Schlafs.

Der Traum als Lehrfilm

Der Traum trainiert unser Gehirn. Er ist ein Lehrfilm über die Psyche der Träumerin oder des Träumers. Wir scheinen das zu wissen, denn wir reagieren auf den Traum, als ob wir im Kino sitzen, indem unsere Augen – von der REM-Schlaf-Lähmung ausgenommen – das Geschehen auf unserer inneren Leinwand verfolgen. Diese Augenbewegungen sind so typisch, dass sie dieser Schlafphase ihren Namen gaben: REM bezeichnet die unruhigen Augenbewegungen, die für einen Filmbetrachter charakteristisch sind.

Was lehrt nun dieser persönliche Film, den wir »Traum« nennen?
Er zeigt uns das, was wir im Wachbewusstsein nicht sehen. Was Sie am Tag verdrängen, das neigt dazu, sich Ihnen im nächtlichen Filmen kühn zu präsentieren. Diese andere Perspektive der Welt drängt sich ins Bild, weswegen Jung die Träume als kompensatorisch zum Tagesbewusstsein ansah. Wenn Sie Ihr Tagesbewusstsein distanziert betrachten könnten, würden Sie erkennen, dass Sie stets gemäß bestimmter Meinungen die Wirklichkeit wahrnehmen. Eigentlich nehmen Sie diese gar nicht wahr, sondern nur Ihre Ansicht über die Wirklichkeit oder Wahrheit. Dass wir uns selbst und unsere Umgebung nur gemäß bestimmter Vorurteile und Ideologien wahrnehmen, ist uns jedoch selten nur bewusst. Dass es uns bewusst wird, dafür sorgen unsere Träume, die uns bisweilen deswegen so chaotisch anmuten, da sie den Gegenpol zu unserer gewohnten Sicht bieten. Sie verstehen: Die Funktion der nächtlichen Lehrfilme besteht darin, unsere Einseitigkeiten durch die Erweiterung unseres Blickwinkels zu beenden. Lassen wir uns als Träumerin oder Träumer darauf ein, werden wir freier in unserem Denken, Fühlen und Handeln.

Aber Träume bieten uns nicht nur das Gegenbild zu unserer einseitigen Weltsicht, sie setzen auch häufig – freilich pädagogisch übertrieben – unsere typischen Handlungs- und Sichtweisen ins Bild, auf dass diese uns bewusst werden. So agiert der Traum wie ein guter Freund, der uns auf unsere charakteristischen Begrenztheiten anspricht. Es wäre töricht, auf solch ein Angebot nicht einzugehen.

Sicher ist Ihnen bereits aufgefallen, dass Sie im Traum keineswegs ein anderer sind: Sie verhalten sich dort häufig typisch wie im wachen Alltagsleben, was jedoch meist übertrieben dargestellt wird (wie in einer Karikatur). Das sehen Sie auch an Männer- und Frauenträumen. Typischerweise träumen Männer häufig von Abenteuern, die sich außerhalb ihres Hauses abspielen, es gibt Kämpfe und jede Menge Action. Frauen dagegen träumen häufig rollenkonform von sozialen Situationen, die sich in ihrer bekannten Umgebung abspielen.

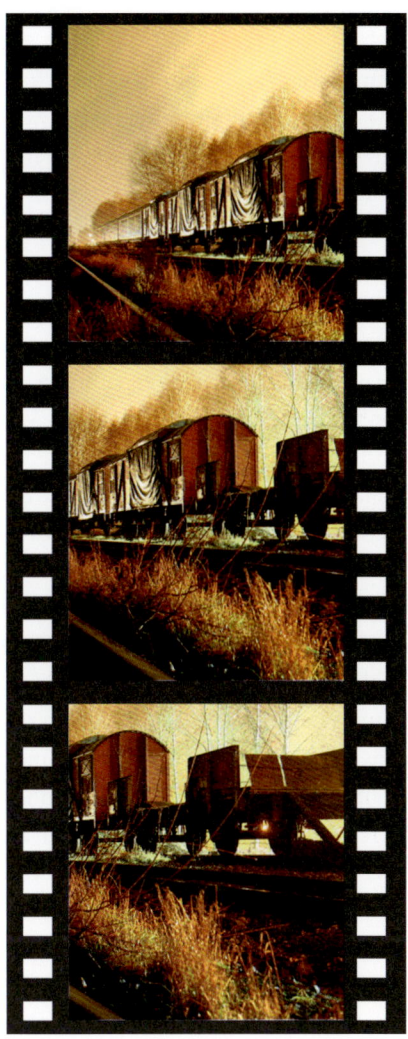

Wichtige Fragen bei Ihrer Traumbetrachtung

➤ Was zeigt dieser Traum, das ich vorher nicht gesehen habe?

➤ Welche meiner charakteristischen Eigenschaften setzt der Traum in Szene?

➤ Welche mir ungewohnte Sicht- und Verhaltensweise präsentiert mir dieser Traum?

Immer, wenn ein Traum Sie verblüfft, indem er von dem abweicht, was Sie erwarten, sollten Sie aufmerksam werden. Gehen Sie dieser Abweichung nach, werden Sie zur zentralen Mitteilung des Traums gelangen – zur Lehre Ihres Lehrfilms.

»Wie soll ich denn solchen Abweichungen von meinen Erwartungen nachgehen?«, fragt mancher Träumer irritiert. Die Antwort gibt Freud mit seiner verblüffend einfachen Idee der Assoziation.

Stellen Sie sich vor, Sie bemühen sich, das klassische Ideal des hilfreichen und guten Menschen zu leben. In Ihrem Träumen jedoch setzt sich Ihr Traum-Ich ohne Rücksicht auf Verluste durch. Es geht über Leichen. Nun kommt Freuds Trick ins Spiel: Folgen Sie spontan und unzensiert allen Einfällen, wie Sie zu diesem aggressiven Verhalten kommen, so wird Sie das automatisch zu dem Punkt führen, den Ihr Traum Ihnen vermitteln möchte. Sie folgen versunken Ihren Ideen und plötzlich geht Ihnen ein Licht auf. Sie haben verstanden, was stets von einem starken Gefühl begleitet ist.

Falls Ihnen – was unwahrscheinlich ist – keine Assoziationen zufallen, sind Sie noch nicht für die Mitteilung Ihres Traums bereit. Eine Abweichung von Ihrem jetzigen Verhalten zu betrachten, scheint Ihrem Bewusstsein, aus welchem Grund auch immer, zu riskant. Es widersetzt sich. Es stellt sich dumm. Da gegen Dummheit selbst Götter vergebens kämpfen, hören Sie auf, sich mit Ihrem Traum zu beschäftigen, wenn Ihnen zwei bis drei Minuten lang gar nichts zu ihm einfällt. Sie können darauf hoffen, dass ein nächster Traum kommen wird, der in annehmbarer Weise für Sie Ihr Verhalten kritisiert.

Die Erfahrung lehrt, dass Ihr innerer Filmproduzent meistens erstaunlich klug ist. Er wählt einen Zeitpunkt für seine Filmpräsentation, zu dem

Sie bereit sind, das zu verstehen, was der Film Ihnen sagen möchte. Also geben Sie sich Mühe. Widersetzen Sie sich Ihrem zensierenden Bewusstsein, das stets den reaktionären Kurs vorgeblicher Sicherheiten vertritt, so werden Sie intelligenter und erfolgreicher werden. Ihre Träume wollen Sie dazu inspirieren, Ihr Potenzial zu erkennen und zu leben. Fragen Sie sich also bei jedem Ihrer Träume, welche ungelebten Möglichkeiten sie Ihnen zeigen. Und hier sind wir wieder bei Freud angelangt: im Traum spricht der Wunsch zu uns – und zwar unser innerer Wunsch, klüger und erfolgreicher zu werden.

Der Traum als Orientierung

Am meisten bedrängen mich Entscheidungen. In vielen Entscheidungssituationen weiß mein Wachbewusstsein weder ein noch aus. Ich möchte mich am liebsten verkriechen und jede Entscheidung vergessen. Die Situation spricht deutlich: Mein Wachbewusstsein ist entscheidungsunfähig. Wenn Sie darauf achten, werden Sie bemerken, wie erschreckend häufig unser Wachbewusstsein keine klare Richtung angeben kann und mit diesem und jenem hadert. Es liegt auf der Hand: Ist unser Wachbewusstsein entscheidungsunfähig, dann muss unser Nachtbewusstsein zu Rate gezogen werden. Das geschieht zwar selten bewusst, indem wir unsere Träume um Rat fragen, aber Ihre Träume spielen spontan bildhaft Ihre Möglichkeiten durch. Trotz allem, wie gesagt, Träume inspirieren. Sie werden Ihnen höchst selten nur sagen, nun heirate doch endlich Emma und vergiss Brigitte. Sie werden Ihnen auch keine Anlagemöglichkeiten verraten oder die Solvenz Ihres Geschäftspartners, geschweige denn die Lottozahlen. Sie werden Sie aber wie ein guter Therapeut dahin bringen, sich tiefer und aus ungewohnteren Blickwinkeln mit dieser Entscheidung zu beschäftigen, um das zu finden, woran Sie sich orientieren können. Dazu müssen Sie sich allerdings auf den entsprechenden Traum einlassen, zu seinen Bildern assoziieren, über ihn nachdenken und sich Ihrer Gefühle bei den verschiedenen Traumepisoden und Symbolen bewusst werden. All das ist im Grunde nur ein kleiner Aufwand angesichts der Orientierung, die zu finden Ihr Traum Sie anregt.

Bei jedem Traum hilft die Frage weiter:»Was führt mich zu meinem Standpunkt in diesem Traum?« Diese Frage werden Sie wahrscheinlich nicht spontan nach dem Aufwachen beantworten können. Beschäftigen Sie sich jedoch nur fünf Minuten mit Ihrem Traum, werden Sie etwas entdecken. Zuerst mag es nur eine Idee, ein Einfall sein. Gehen Sie all dem versonnen nach, werden Idee und Einfall zur Einsicht. Die Einsicht, das Finden des archimedischen Punktes, an dem Sie Ihre Welt aus den Angeln heben können, ist ein scheues Wesen. Sie werden es durch Herbeizwingen verscheuchen, auch durch zu hohe Erwartungen. Beschäftigen Sie sich nur für fünf bis zehn Minuten mit Ihrem Traum, danach wenden Sie sich konsequent Ihren Alltagsgeschäften zu. Wenn Sie den Traum vergessen haben, weil Sie derart mit anderem beschäftigt sind, kommt plötzlich die Einsicht. Sie sind orientiert und wissen, wo es lang geht. Während der Beschäftigungen mit Ihrem Traum steigen eher Vermutungen, Ideen und Hypothesen auf. Lassen Sie wieder von dem Traum ab, kommt häufig die Erkenntnis. Das ist die Magie des Loslassens – aber zuvor muss man mit dem Traum gerungen haben.

Wie sieht nun dieses Ringen aus?
Zuerst besinnen Sie sich darauf, wozu Sie aktuell eine Orientierung benötigen. Sie können davon ausgehen, bevor Ihnen Ihr Problem bewusst geworden ist, dass schon im REM-Schlaf mit möglichen Lösungsmöglichkeiten gespielt wird.

Beziehungsprobleme

Alle Beziehungsprobleme mit Partnern, Kindern, Eltern, Freundinnen und Freunden, Arbeitskollegen und Autoritäten setzt der Traum durch die Interaktion der Traumpersonen in Szene. Achten Sie darauf, ob Assoziationen zu Erlebnissen aus der Vergangenheit spontan in Ihnen hochsteigen. Erkennen Sie Ihre Muster oder können Sie von den Handlungen der Traumpersonen lernen? Gibt es Hinweise auf einen Handlungsvorschlag?

Sie können sich auch fragen, von welchem Standpunkt aus die Traumpersonen handeln und wie das auf Sie wirkt.

Zukunftsbilder

Oft präsentieren Ihnen Ihre Träume auch Zukunftsbilder. Ist das die Zukunft, die Sie befürchten oder die Sie erwünschen? In beiden Fällen ist zu schauen, ob der Traum Ihnen zeigt, wie es zu dieser Zukunft gekommen ist. Bedenken Sie jedoch, dass der Traum Ihnen selten Ihre Zukunft vorhersagt. Er bildet nur ab, was Ihre Befürchtungen und Hoffnungen in Bezug auf die Zukunft sind.

Problemlösung und Entscheidungsfindung

Sind Sie nicht auch oft verblüfft, welch unerwartete und scheinbar absurde Lösungen oder Entscheidungen Ihnen Ihre Träume anzubieten wagen? Diese Lösungen oder Entscheidungen sollten Sie sich genau betrachten. In symbolischer Sprache und pädagogischer Übertreibung gibt Ihnen Ihr Inneres auf diese Weise häufig einen Anhaltspunkt für kreative Problemlösungen. Was auf den ersten Blick verrückt erscheint, ist die Verrückung Ihres Standpunktes.

Muster der Wiederholung

Sind Sie nicht völlig durchtherapiert und beinahe erleuchtet, werden Sie bisweilen bemerken, dass sich der eine oder andere Traum wiederholt. Wiederholungsträume machen uns darauf aufmerksam, dass unser Standpunkt in Bezug auf ein bestimmtes Problem über längere Zeit unklar ist und dass wir unsere Orientierung verloren haben, um erfolgreich in unserem Sinne zu handeln und

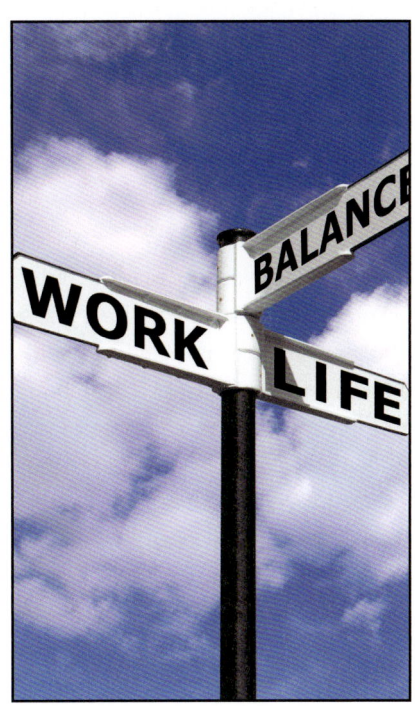

fühlen. In solcher Situation führt unser innerer Regisseur immer wieder seinen Lehrfilm vor, von dem er gar nicht verstehen kann, dass wir ihn nicht begreifen. Mit wiederkehrenden Träumen rate ich Ihnen, sich unbedingt ausführlicher zu beschäftigen. Dadurch können Sie wieder Orientierung und einen festen Standpunkt gewinnen, statt ständig zu wiederholen, was Sie unglücklich macht. Bei solcher Dummheit wird die symbolisch verpackte Nachricht an Sie solange wiederholt, bis Sie diese verstehen oder sich zumindest mit ihr auseinandersetzen.

Nützliche Fragen an Ihre Träume

➤ Was zeigt dieser Traum, das ich vorher nicht gesehen habe?

➤ Welche meiner charakteristischen Eigenschaften setzt der Traum in Szene?

➤ Welche mir ungewohnte Sicht- und Verhaltensweise präsentiert mir dieser Traum?

➤ Was führt mich zu meinem Standpunkt in diesem Traum?

➤ Was kann ich von den Handlungen und Reaktionen der Traumpersonen lernen?

Die Vorhersage

Es ist ein Traum der Menschheit, dass man in nächtlichen Träumen gezeigt bekommt, was einem begegnen wird. Wer die Zukunft kennt, kann sich erfolgreich auf sie einstellen – so hofft man. Andererseits setzt die Vorhersage im Traum voraus, dass die Zukunft schicksalsmäßig festgelegt ist, was eine in der westlichen Geistesgeschichte längst überholte Ansicht darstellt.

Nach dem Niedergang des Heilkults des Asklepios in der Spät-Antike, der die heilende Kraft der Träume effektiv nutzte, war die Traumdeutung bis zum Beginn der Renaissance nur an Vorhersagen der Träume interessiert. In Rom mussten sogar Bürger, die meinten, einen voraussagenden Traum gehabt zu haben, diesen dem Senat unverzüglich melden. Auf diese Weise – unterstützt durch die Vogelschau – hofften die Senatoren die Staatsgeschicke klug lenken zu können. Dieser Glaube an vorhersagende

Träume hat im Untergrund bis heute überlebt. Da der Mensch sich sicherer fühlt, wenn er weiß, was kommen wird, ziehen rätselhafte Ereignisse wie die Träume der REM-Phase die Projektion an, die Zukunft zu enthüllen.

Wenn man viele Träume tagtäglich hört oder liest und Träumer berät, bemerkt man schnell, dass die meisten Träume, die als vorhersagende Träume von den Träumern angesehen werden, keine sind. Es ist die Angst, sich in der Zukunft nicht bewähren zu können, welche dem Betreffenden einen Traum als vorhersehenden Traum erscheinen lässt.

Aber dennoch, Vorhersagen gibt es im Traum, und zwar bei sogenannten »begegnungsanfälligen Menschen« – ein Begriff, den amerikanische Forscher einführten, um Menschen zu charakterisieren, die den »siebten Sinn« besitzen. Die Sensibilität dieser Menschen ist keineswegs pathologisch, kann sich jedoch pathologisch entwickeln, wenn sich der Träumer oder die Träumerin zu sehr mit diesen Fähigkeiten identifiziert. Falls Sie zur Gruppe dieser begegnungsanfälligen Menschen gehören, gilt als oberstes Gesetz, sich nicht als etwas Besonderes zu fühlen und das womöglich noch zu kultivieren. Wer echt voraussagend träumt, der sollte sich entweder fachgerecht darin ausbilden lassen (am besten in England bei der British Society of Spiritual Healers) oder das einfach als Tatsache hinnehmen, als wenn man einen breiten Mund oder eine kleine Nase hat.

Das Problem mit der Voraussage im Traum liegt unter anderem darin, dass man nur im Nachhinein wissen kann – wenn die Voraussage eingetreten ist –, ob es sich um einen voraussagenden Traum handelte. Man kann einem Traum seine Voraussagequalität nicht ansehen. Außerdem ist es – außer unter Laborbedingungen – schwer zu entscheiden, ob nun der Traum etwas voraussagte oder ob der Traum den Träumer derart beeinflusste, dass im Sinne der »Self-fulfilling Prophesy« (sich selbstbestätigende Erfüllung) das Ereignis unbewusst herbeigeführt wurde. Da jeder Traum viele Ebenen besitzt, ist es weitaus produktiver, selbst einen scheinbar antizipierenden Traum wie jeden anderen Traum zu behandeln. Betrachten Sie ihn als Ausdruck Ihrer persönlichen inneren Dynamik.

Es gibt trotz allem einige wenige Situationen, welche die Vorhersage im Traum wahrscheinlicher werden lassen. Das sind Tod und schwere Unfälle. Aber, um es gleich vorwegzunehmen: nicht der eigene Tod und auch nicht Unfälle, die dem Träumer oder Träumerin selbst zustoßen, sondern Tod und Unfälle von Bekannten, Familienmitgliedern oder Freunden.

Peter träumte beispielsweise, dass seine Freundin Brigitte ihn völlig aufgelöst auffordert, schnell die Segel zu raffen, um einen Mastbruch und Kentern zu verhindern. Zwei Tage später geriet Brigitte auf dem Weg nach Norwegen in ein Unwetter und konnte wegen des plötzlich großen Winddrucks die Segel nicht schnell genug einholen, was sie in Lebensgefahr brachte.

Dieser Traum, von dem mir ein graubärtiger Einhand-Weltumsegler erzählte, weist alle typischen Eigenschaften eines vorhersagenden Traums auf:

> Zwischen der betroffenen Traumperson und dem Träumer besteht eine emotionale Verbindung

> Der Traum wirkt realistischer als gewöhnliche Träume und wurde wegen des besonderen sinnlichen Eindrucks nicht vergessen

> Der Traum spricht das Gefühl der Lebensgefahr an – die Erfahrung zeigt, dass fast immer emotionale Extremsituationen und sogenannte »peak experiences« (Grenzerfahrungen) eine Voraussage erzeugen können

---

Vorausweisende Träume

Obwohl es sie eigentlich nicht geben dürfte, gibt es sie.
Sie kommen aber seltener vor als weithin angenommen. Dazu ist es oft schwer zu sagen, ob der Traum wirklich etwas voraussagte, oder den Träumer beziehungsweise die Träumerin dahingehend beeinflusste, dass eintritt, was er zeigte.

Man sollte sich zum Schutz seiner psychischen Gesundheit nicht mit der Voraussagefähigkeit seiner Träume identifizieren.

Ob ein Traum etwas voraussagt, weiß man stets erst im Nachhinein.

Natürlich kann dieser Traum zugleich als Hinweis gedeutet werden, dass der Träumer sich mehr um seine weibliche Seite kümmern sollte, oder im Sinne Freuds könnte man ihn als Ausdruck verdrängter Aggressionen gegen seine Freundin deuten. Uns interessiert aber die Voraussage. Der Träumer unternahm nichts nach diesem Traum, da er sich geradezu schämte, wegen eines Traums seine Freundin zu benachrichtigen. Das war klug so, denn die Geschichte lehrt, dass die Warnung auf der Grundlage von Träumen fast niemals beachtet worden ist. Schon in der Antike glaubte man nicht Kassandra, die mit ihren sprichwörtlichen Rufen die Trojaner vor der List der Griechen warnte, die sie im Traum gesehen hatte. Apoll hatte zwar Kassandra mit der Voraussagefähigkeit gesegnet, da sie aber seine Werbung ablehnte, verfügte er, dass ihren Voraussagen nicht geglaubt wurde – und dies schien nicht nur Kassandra zu treffen. Cäsar glaubte

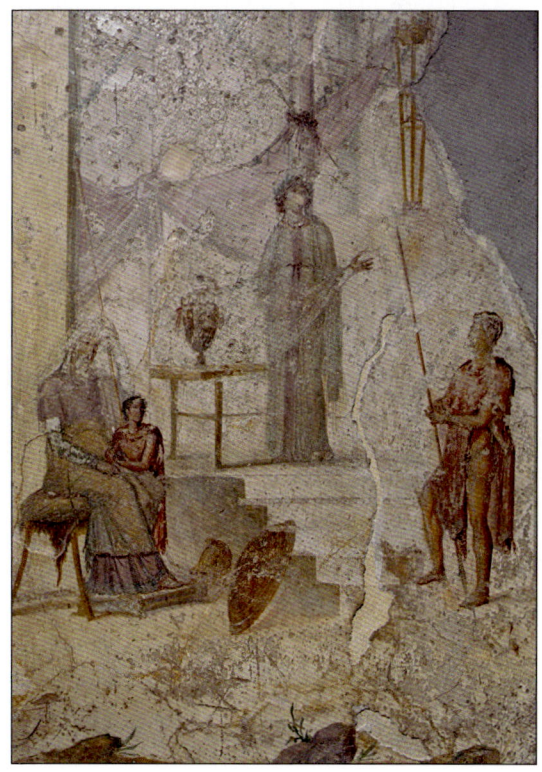

Kassandra (Mitte) sagt den Fall von Troja voraus.
(Fresko aus Pompeji, Archäologisches Nationalmuseum Neapel)

nicht dem Traum von Calpurnia, der seine Ermordung voraussah. Diese Reihe ließe sich endlos weiterführen. Meist bemerkt der Träumer oder die Träumerin gar nicht, dass es sich um einen vorausweisenden Traum handelt, wie es zunächst Carl Gustav Jung mit seinem Traum vom Ausbruch des Weltkriegs ging. Das heißt, um es leger auszudrücken, die Voraussage durch einen Traum nutzt nichts. Eher scheint sie zu schaden, denn Menschen, die vorgeben, häufig voraussagende Träume zu haben, neigen zu einer psychischen Labilität, die in einigen Fällen einer Psychose ähnelt. Das ist besonders bei denjenigen der Fall, die ihre Fähigkeit etwas vorauszuträumen, undistanziert ernst nehmen. Sie leiden entweder darunter oder sie drängen Menschen ihre Warnungen und Hinweise auf, obwohl diese derartiges gar nicht bei Rotwein und Käsecracker am kalten Büfett hören wollen.

Das Leiden an realen oder angeblichen vorausdeutenden Träumen wird sich auf die Dauer zu Schlafstörungen – hauptsächlich Einschlafstörungen – entwickeln. Es scheint meiner Beobachtung folgend nämlich ein Charakteristikum dieser Menschen zu sein, dass sie sich für das vorausgeträumte Unglück verantwortlich fühlen. Es ist ihnen nicht bewusst, aber sie sehen sich gottgleich Schicksal spielen, was im Sinne Carl Gustav Jungs eine behandlungsbedürftige Inflation (überhöhtes Selbstbild) darstellt. Solch ein Mensch gerät aus seiner Mitte, da er sich mit übermenschlichen Kräften identifiziert – früher nannte man das kurz und knapp: Größenwahn.

Die Betrachtung des antizipierenden Traums möchte ich mit einem so rätselhaften wie ungewöhnlichen Erlebnis abschließen.

In der Pause eines Traumworkshops, den ich im Kloster eines Landes hielt, das vom Geld lebt, kam ein freundlich wacher Mann mittleren Alters auf mich zu. Er bat mich, mit mir am Abend alleine sprechen zu dürfen. Ehrlich gesagt, reagiere ich in solchen Situationen eher distanziert. Es sind häufig die psychisch äußerst Bedürftigen, die sich vampiresk auf den Gruppenleiter stürzen. Aber so wirkte Herr X nicht. Er formulierte witzig, selbstironisch und war lässig, aber schick gekleidet. Als Thomas-Mann-Fan sprach mich seine Selbstironie an, von der ich wusste, dass sie niemals mit neurotischer Bedürftigkeit im Bunde auftritt. Es kam der Abend und

Herr X erzählte mir, dass er Börsenkurse relativ häufig vorausträume, und zwar sehr genau. Spätestens nach dem fünften Glas Rotwein hätte ich diese Aussage akzeptiert, aber jetzt nach dem ersten Glas lächelte ich verbindlich ungläubig.

Ich habe mit Herrn X fünf Jahre lang gearbeitet, in denen er erfolgreich eine Treuhandgesellschaft und später eine Privatbank gründete und mir zu meinem Hause verhalf. Leider hat Herr X sich als Hundezüchter zur Ruhe gesetzt und träumt keine Börsenkurse mehr.

Übrigens gibt es im psychischen Profil von jenem Herrn X etwas, das oft mit solchen Fähigkeiten verbunden ist: Als junger Mann wurde ihm eine unheilbare Krankheit diagnostiziert, an der er mehrere Mal fast gestorben wäre. Er genas und konnte Börsenkurse träumen – wer träumt nicht davon?

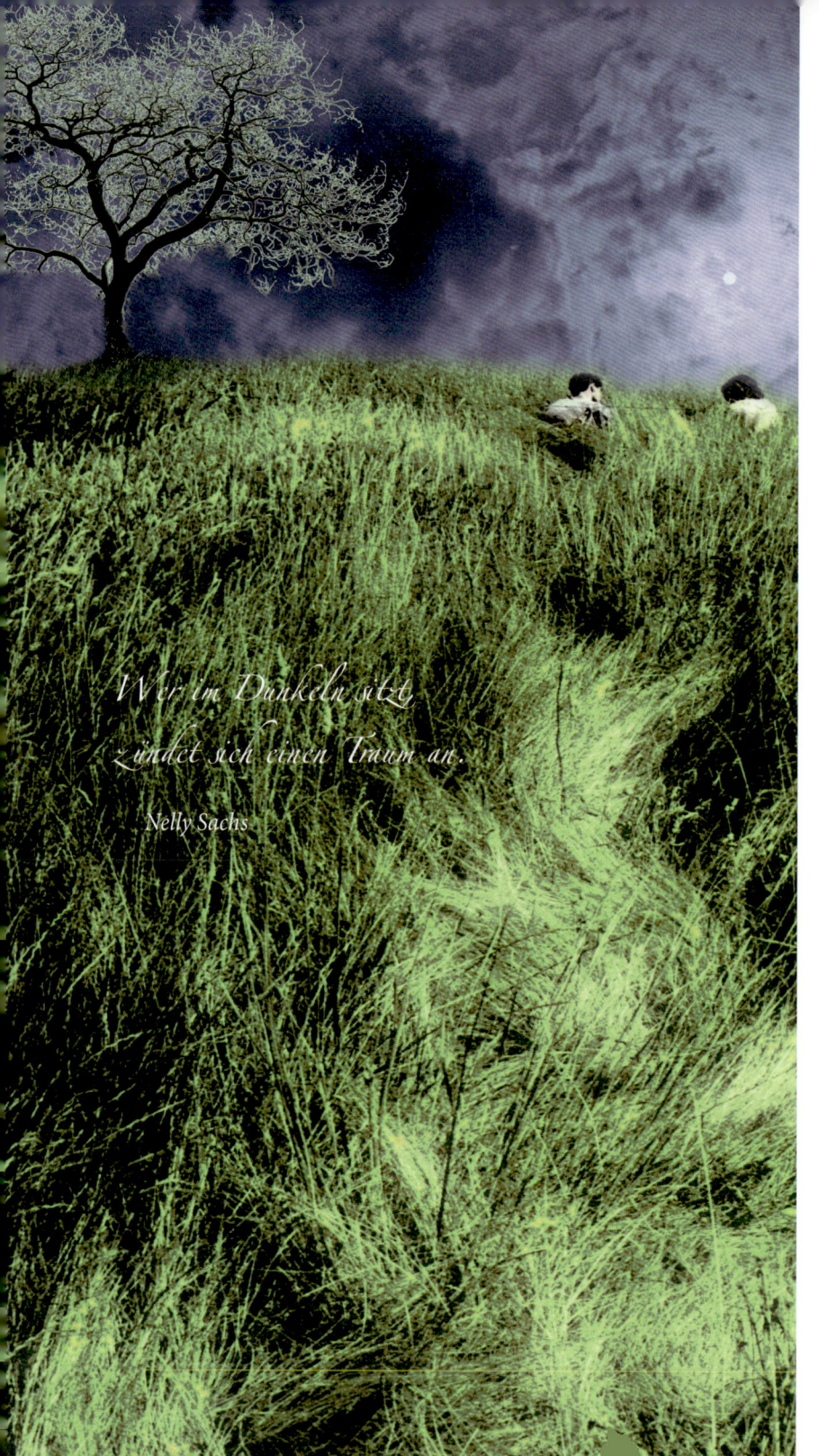

Wer im Dunkeln sitzt,

zündet sich einen Traum an.

Nelly Sachs

Die Deutung des Traums

Wussten Sie, dass der heilige Benedikt von Nursia (um 480–547) die Beobachtung der Träume zu einer notwendigen Regel der Mönche machte? Etwa 1400 Jahre später forderte Kekulé von Stradonitz (1829–1896) die intellektuelle Elite der Königlich Preußischen Akademie der Wissenschaften zu Berlin ebenfalls auf, unbedingt ihre Träume zu betrachten. Es scheint, als ob den Intellektuellen die Traumdeutung besonders am Herzen liegt. Oder sollte es gar anders herum sein: Dem Volk waren seine Träume sowieso nah, die geistige Elite jedoch musste auf ihre Träume hingewiesen werden?

Das Volk machte es sich einfach. Es hatte seine normativen Traumbücher, die ihm eindeutig sagten, was welches Traumsymbol bedeutet. Wie es zu diesen teils verwunderlichen Deutungen kam, ist bisweilen schwer nachzuvollziehen. Auf jeden Fall sind die meisten dieser Deutungen entweder von Artemidor von Daldis (um 100 – etwa 180) übernommen worden, der in der Spätantike das einflussreichste Traumbuch aller Zeiten schrieb, entweder vom Islam oder von den Zigeunern beeinflusst. Solche normativen Traumdeutungsbücher erfreuen sich in Italien bis heute noch großer Beliebtheit. In Deutschland liebte man sie schön aufgemacht als »Bildbände« zu präsentieren, in denen die Damen beim süßen Sherry blätterten.

Seit Freud und Jung, die keineswegs vor normativen Deutungen gefeit waren, mögen uns diese volkstümlichen Traumdeutungsbücher nicht so recht überzeugen. Das liegt daran, dass viele Deutungen einer Welt entstammen, zu der wir heute keinen Bezug mehr haben. Deutlich wird das zum Beispiel am Traumsymbol der Fackel, das traditionell mit der Familie verbunden wird. Nur dem geschichtlich Gebildeten wird klar, dass diese Assoziation auf den römischen Brauch zurück geht, den Herd eines neuen Hauses, in das eine Familie zog, mit der Fackel zu entzünden. Wir heutigen Nicht-Römer assoziieren nicht mehr so, da es nicht unserer Wirklichkeit entspricht, in der ein Energiekonzern unseren Herd anschließt.

Allerdings scheint Georg Wilhelm Friedrich Hegel (1770–1831) Recht zu haben: Die Geschichte verläuft dialektisch. Folglich schwang das Pendel nach Jahrhunderten normativer Traumdeutung zur anderen Seite aus.

Plötzlich wurden Traumsymbole als derart individuell angesehen, dass allgemeine Deutungshinweise gar nicht stimmen könnten. Darin zeigte sich der Zeitgeist des Zeitalters der Industrialisierung, welches das Individuum zur Masse demontierte, wodurch reaktiv das Individuelle zum höchsten Gut idealisiert wurde.

Beides ist falsch: Weder sind Traumsymbolen und Traumbildern feste Bedeutungen zuzuordnen, noch sind sie hochindividuell nur für den Einzelnen gültig. Sehen Sie einfach wie schon Freud den Traum als eine Sprache an. Jedes Wort einer Sprache besitzt ein festgelegtes Bedeutungsfeld. Dieses Bedeutungsfeld ist aber wiederum nicht derart strikt festgelegt, dass nicht persönliche Erfahrungen den Wortgebrauch ebenfalls prägen.

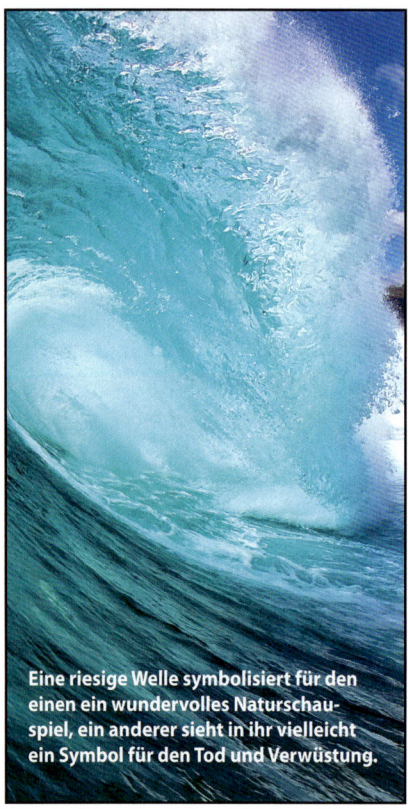

Eine riesige Welle symbolisiert für den einen ein wundervolles Naturschauspiel, ein anderer sieht in ihr vielleicht ein Symbol für den Tod und Verwüstung.

Als Beispiel: Ich wohne in einem Dorf am Meer. Seitdem ich an der Küste Norfolks wohne, hat es durch Flutbrecher keine bedrohlichen Fluten mehr gegeben. 1953 gab es die letzte Jahrhundertflut, die das Dorf vollständig überschwemmte.

Für mich ist das Meer ein Freund, für diejenigen, welche die große Flut erlebt haben, ist es ein Feind. Wir beide benutzen dennoch das gleiche Wort: »the sea«.

Genauso verhält es sich mit den Traumsymbolen: Sie sind der Schnittpunkt einer allgemeinen Bedeutung und einer persönlichen Erfahrung. Wäre das nicht der Fall, könnten wir weder die Träume der anderen verstehen, noch unsere persönliche Problematik in unseren Träumen bearbeiten. Zurück zum Beispiel des Meeres: Wenn ich vom Meer träume und wenn einer der Flutgeschädigten vom Meer träumt, ist bei uns beiden ein Gefühlsproblem angesprochen. Diese Deutung entstand aus der Analogie, dass das Meer so unergründlich, tief und weit ist wie unser Gefühl. In der Literatur und Malerei wurde das Bild des Meeres zur Gefühlsmetapher, man sprach von den Wogen der Lust, dem herabziehenden Strudel und der Meereseinsamkeit. So wurde mit der Zeit für jeden unserer Kultur, Meer und Gefühl untrennbar miteinander verbunden. Die Assoziation von Meer und Gefühl bleibt allerdings unbestimmt abstrakt. »Was wird denn nun mit meinem Traummeer konkret über meine Gefühle ausgesagt?«, werden Sie berechtigt fragen. Und damit kommt die individuelle Dimension dieses Traumsymbols ins Spiel. Das hängt nämlich davon ab, welche individuelle Erfahrungen Sie mit dem Meer machten. Für den Flutgeschädigten würde das Meer im Traum die zerstörerischen, gewaltigen Gefühlswogen beschreiben. Chaos bricht in die Struktur und Sicherheit ein. Für mich zeigt das Meer im Traum die Gefühlsfreiheit und das Loslassen von Belastungen, die ich erlebe, wenn ich mit »Circe«, meinem Boot, in See steche.

Wenn Ihnen das klar ist, wissen Sie im Grunde das Wesentlichste, um Ihre Träume sinnvoll zu deuten.

Für die Praxis der Traumdeutung heißt das:
➤ **Informieren Sie sich über die landläufige Symbolbedeutung.**
Das kann durch ein Lexikon der Traumsymbole oder zur Not auch mit einem Konversationslexikon geschehen. Im Konversationslexikon schlagen Sie den betreffenden Begriff nach. Fragen Sie sich, was das Charakteristische dieses Begriffs ist und beziehen Sie das auf Ihre Psyche. Was in Ihrem Fühlen, Denken und Handeln ist analog der Lexikonbeschreibung dieses Begriffs? Als normal gebildetes Mitglied unserer Gesellschaft können Sie ferner davon ausgehen, dass wenn Sie über das Symbol nachdenken, Ihnen schnell seine konventionelle Bedeutung einfällt. Vielleicht erinnert es Sie auch an eine Stelle in der Literatur, wo es eine Rolle spielt, oder sein Gebrauch in der Werbung (beides wäre für das Symbol »Meer« äußerst ergiebig: Ernest Hemingway (1899–

1961)»Der alte Mann und das Meer« zum Beispiel oder das Meer in der Werbung für Deostifte und alle anderen »Frischeprodukte«). Damit ist der überpersönliche, allgemeine Teil der Symbolbedeutung geklärt.

➢ **Machen Sie sich Ihre persönliche Einstellung zu diesem Symbol bewusst.**
Wenn Sie dieses Symbol still vor sich hinsprechen, welche Erinnerungen, Bilder oder Gedanken steigen dabei hoch? Löst dieses Symbol spezielle Gefühle aus? Lehnen Sie es ab oder begrüßen Sie es? Letztendlich assoziieren Sie unzensiert und wild zu diesem Traumsymbol. Freud bezeichnet das als »freie Assoziation«.

➢ **Synthese:**
Die eigentliche Deutung stellt eine Synthese der Ergebnisse der ersten beiden Punkte dar. Dabei gibt die landläufige Symbolbedeutung Ihnen häufig das allgemeine Bedeutungsfeld an, das der Traum anspricht, und die persönliche Symbolbetrachtung inspiriert Sie dazu, sich konkret mit bestimmten Gefühlen und Einstellungen zu beschäftigen. Das klingt freilich sehr abstrakt. Die spielerische Variante: Versuchen Sie aus den Informationen der ersten beiden Punkte sich eine Geschichte auszudenken, in der Sie die Hauptperson sind.

Mit diesem Vorgehen kann jeder seine Träume für den Hausgebrauch deuten. Sie werden freudig bemerken, wie zunehmend schneller sich Ihnen der Sinn vieler Träume entschlüsselt, denn Traumdeutung ist wie das Erlernen einer Fremdsprache, bei der man durch Übung Meisterschaft erlangt.

Traumdeutung

Wichtiger als die Traumdeutung im engeren Sinn ist die Beschäftigung mit seinem Traum. Auch wenn man ihn malt, ihn als Geschichte gestaltet oder zeichnet, ist das eine Art der Deutung. Da jeder Traum viele Ebenen aufweist, gibt es auch viele Traumdeutungsmethoden, die alle ihre Stärken und Schwächen aufweisen.
Es hilft gegen die Monotonie von Deutungen, seine Traumdeutungsmethode ab und an zu wechseln.

Ich betone es noch einmal: Der Versuch der Deutung eines Traums genügt. Sie müssen sich nicht zwingen, Ihren Traum völlig und in jedem Detail verstehen zu wollen. Das halte ich sowieso für unmöglich, schon allein wegen der vielen Bedeutungsebenen eines Traums. Richtig verstehen kann Ihren Traum viel besser ein anderer. Selbst Freud und Jung waren auf ihrer gemeinsamen Amerikareise erstaunlich blind in der Deutung ihrer eigenen Träume. Ich erschrecke, wenn ein mir dunkler Traum von einem Laien lässig auf den Punkt gebracht wird. Trotz aller verfälschenden Projektionen eines Deutenden, ist er dennoch dem Träumer gegenüber im Vorteil. Er hat genau dieses Problem nicht, das der Traum beim Träumer anspricht. Deswegen hindert ihn nichts, dieses Problem womöglich auf den ersten Blick zu erkennen. Das teilweise fanatisch vertretene Kredo vieler Laientraumdeuter, dass einzig der Träumer allein seinen Traum verstehen kann, ist falsch und von Angst vor der Entlarvung geprägt. Der bequeme Träumer erzählt beim Frühstücksei dem Partner seinen Traum und bittet um Deutung. Ich empfinde eine Deutung durch eine andere Person immer anregend. Ich muss sie nicht annehmen, aber werde sie bedenken.

Kurze Träume

Kurze Träume sind einem entweder sofort klar oder schwierig zu deuten. Man hat weniger Handlung und damit weniger Information. Dennoch kommt man mit der von TraumOnline entwickelten Substitutionsmethode auch diesen Träumen schnell auf die Schliche. Der Vorteil des Kurztraums besteht darin, nur wenige Symbole aufzuweisen (meist maximal drei). Ich hoffe, dass Sie ein differenziertes Traumsymbollexikon besitzen, das zu den einzelnen Symbolen meistens mehrere Bedeutungen anbietet. Nun setzen Sie die Begriffe des Lexikons einfach an Stelle der Symbole ein. Spielen Sie ein wenig mit den unterschiedlichen Möglichkeiten, die das Traumsymbollexikon anbietet, so werden Sie in ein paar Minuten zur Idee einer Deutung gelangen. Wenn Sie solch ein Lexikon nicht besitzen, assoziieren Sie zu einzelnen Symbolen. Fünf Assoziationen zu jedem Symbol genügen. Behandeln Sie diese Assoziationen nun wieder wie einen Lexikoneintrag, den Sie an Stelle des Symbols einsetzen. Probieren Sie, welche Ihrer Assoziationen sinnvoll zusammen passen und schon sind Sie der Deutung Ihres Traums einen gewaltigen Schritt näher gekommen.

Diese im Grunde genommen mechanische Methode bewährt sich bei allen Träumen bis zu fünf Traumsymbolen. Bei mehr Traumsymbolen gibt es zu viele Möglichkeiten der Kombination dessen, was man einsetzen kann.

Ganz kurze, meist handlungsfreie Träume stammen nicht aus der REM-Phase. Diese Nicht-REM-Träume ähneln einer Idee und sind nicht deutungswürdig. Alle REM-Träume dagegen halte ich für deutungswürdig.

Lange Träume

Bei langen Träumen haben wir häufig eine Fülle von Personen und / oder Situationen, die alle für die Deutung eine Rolle spielen. Solche Träume ähneln häufig einem Drama oder Roman. Ist Ihnen dieses Drama oder der Roman unverständlich, dann versuchen Sie es so umzuschreiben, dass eine für Sie verständliche Geschichte dabei herauskommt.

Was sagt diese Geschichte über Sie aus?

Gemessen am heutigen Standard führen Sigmund Freud und Carl Gustav Jung meistens lange Träume an. Vielleicht hat man früher häufiger längere Träume erinnert, was ich vermute, da in älteren Traumbüchern stets längere Träume angegeben werden. Besonders Jung liebte lange Träume (gleich nach Traumserien). Er schlug vor, solche Träume wie ein Drama zu betrachten. Als humanistisch Hochgebildeter war er natürlich mit Aristoteles (384–332 v. u. Z.) aufgewachsen. Dessen Dramentheorie nutzte Jung zur Analyse langer und/oder handlungsreicher Träume.

Nach Aristoteles besitzt jedes Drama eine Einführung in Raum und Zeit und eventuell eine Vorstellung der Personen – die Exposition (Einleitung). Danach wird das Thema ausgeführt bis zu einem Umschlagpunkt des Geschehens – der Peripetie (Wendepunkt). Am Schluss folgt die Auflösung der Spannung durch die Lysis (Lösung). Genauso sieht Jung den Aufbau eines langen Traums strukturiert. Das entspricht auch meiner Erfahrung. Der erste Satz eines Traums führt häufig in den Ort, die Zeit und die Personen eines Traums ein. Wenn Sie diese Bilder symbolisch verstehen, wird Ihnen klar, welche Bereiche von ihnen angesprochen werden. Die nächsten Sätze entwickeln eine Handlung, die dann im Traum häufig ins Wunderbare, Absurde oder Erschreckende umschlägt. In diesem Teil wird Ihr Problem bearbeitet, um dann im letzten Teil der Lysis gelöst zu werden. Mit diesem Schema im Kopf löst sich ein episch (erzählender) langer Traum meist einleuchtend auf.

Für die alltägliche Traumdeutung außerhalb von Krisenzeiten brauchen Sie nicht jedes Detail eines langen Traums zu verstehen. Bei langen Träumen geht es eher um die große Linie. Ist die klar, entschlüsseln sich die Details von selbst.

Wenn wir mit einem längeren Traum konfrontiert werden, beschäftigen wir uns häufig intensiv mit dem Inhalt. Der typische Laientraumdeuter ist inhaltsverliebt. Aber jeder Traumtext stellt sich auch in einem bestimmten Stil dar. Wenn Ihnen beim Inhalt nichts einfällt, liegt es nahe, den Stil zu betrachten. Gerade bei langen Träumen lohnt es sich, beispielsweise den Aufbau, die Gliederung, Polaritäten oder Gegensätze anzuschauen. Schon mancher kam durch solch eine formale Betrachtung seines Traums zu einer Deutung.

Mein Rat: Betrachten Sie lange Träume wie einen literarischen Text. Vielleicht erinnern Sie sich noch an Ihre Schulzeit, wie Sie damals im Deutschunterricht angehalten wurden, sich mit den großen Werken der Dichtung zu beschäftigen. Der Traum ist Ihr großes Werk der Dichtung, das genau wie Goethes »Faust« oder die rührenden Gedichte der Romantiker betrachtet werden kann.

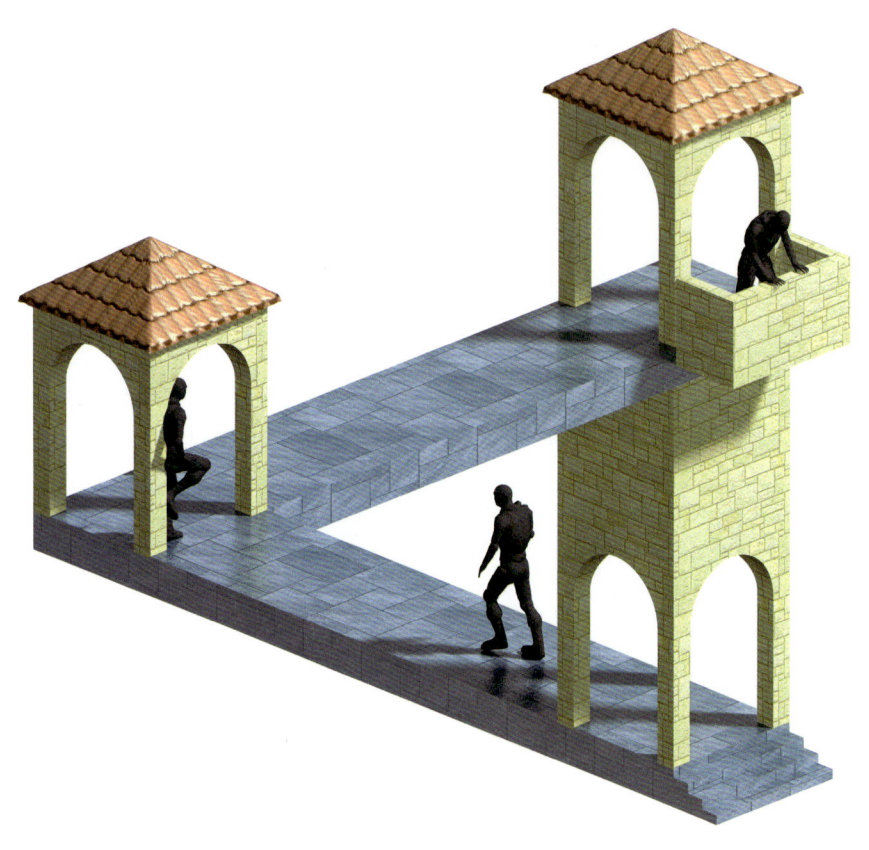

Denken ist die Arbeit des Intellekts,
Träumen sein Vergnügen.

Victor Hugo

Wie produktives Träumen gelingt

Es gibt drei Voraussetzungen für eine produktive Traumdeutung:
- dass man einen Traum erinnert
- dass man sich mit ihm beschäftigt
- dass man möglichst vorurteilslos und mit munterer Neugier seinen Traum betrachtet

Kürzlich fragte man mich:»Wie werde ich eine gute Traumdeuterin?«
Carl Gustav Jung antwortete auf diese Frage mit der Empfehlung, Romane, Geschichten, Märchen und Sagen zu lesen. Macht es Sie nicht auch neidisch, wie gebildet Jung und Freud waren? Das Lesen der literarischen Neuerscheinungen gehörte für diese »Götter der Traumdeutung« zum Berufsethos. Als begeisterter Romanleser kommt mir diese Antwort freudig entgegen. Ich halte es immer noch für einen guten Rat, den ich allerdings ergänzen würde. In einem mediengeprägten Zeitalter halte ich es ebenfalls für wichtig, sich die Filme anzuschauen, die im Gespräch sind, wobei auch die Werbung nicht zu verachten ist. Film und Werbung sind die kollektiven Träume der Zeitgenossen. Hier kann man Wunschproduktion à la Hollywood vergnüglich studieren. Seien wir doch nicht naiv, diese Bilder der Medien dringen in unser Unbewusstes ein und prägen unsere Traumbilder wie auch unsere Assoziationen zu ihnen.

Man wird eine gute Traumdeuterin oder ein guter Traumdeuter, wenn man die Bilderwelten seiner Zeit kennt. Ich schrieb einige Bücher voller Tipps und Tricks der Traumdeutung und unterschiedlicher Techniken, einen Traum zu entschlüsseln. Das Wichtigste für eine produktive Traumdeutung ist jedoch die innere Einstellung des Deuters oder der Deuterin. Ohne diese Einstellung nutzen Ihnen selbst die ausgefeiltesten Profitricks wenig.

Was macht diese Einstellung aus?
Zunächst sollten Sie überzeugt davon sein, dass es sinnvoll ist, Träume zu betrachten und zu deuten. Ohne diese Überzeugung ist jede Deutung ein halbherziges Gesellschaftsspiel. Dann müssen Sie wie ein Archäologe beseelt davon sein, Verborgenes und Vergangenes aufzuspüren. Sind Sie

dazu noch wie Indiana Jones – der abenteuerliche Archäologe in Steven Spielbergs (* 1946) gleichnamiger Filmserie – gebildet und kühn, so werden Ihre Traumdeutungen stets produktiv sein.

Ungeschickt ist es, gebannt auf das Kranke, Unreife und Falsche in Ihren Träumen zu schauen. Ändern Sie Ihre Sichtweise. Betrachten Sie einen Traum als künstlerischen Ausdruck des Träumers. Mit ihm inspiriert sich der Träumer, sein Potenzial zu erkennen und es im Idealfall zu leben. Hüten Sie sich vor der Vermessenheit zu hoffen, dass sich der Träumer durch die Traumdeutung ändern wird. Seine Macken werden seine Macken bleiben, aber der Traum wird ihm helfen, einen Weg zu finden, mit diesen Macken angenehmer und erfolgreicher zu leben. Durch Traumdeutung kann er zu dem werden, der er ist. Genau das ist für mich das Ziel einer produktiven Traumdeutung.

Was zum Träumen anregt

Seit der Antike versuchten Menschen emsig, Hilfsmittel zu finden, die Schlaf und Träume so angenehm wie möglich werden lassen. Orientalische Liebesbücher empfehlen Sex, die protestantische Ethik preist ein gutes Gewissen als bestes Ruhekissen an.

Das gute Gewissen und der Sex besitzen einen großen Nachteil: Man hat sie nicht immer. Da wendet man sich klugerweise äußeren Hilfsmitteln zu, die stets erreichbar sind.

Traumanreger

Grundsätzlich ist all das traumfördernd, was vor dem Einschlafen möglichst tief entspannt.

Dazu gehört:
- der Vorsatz gut und traumreich zu schlafen
- alles, was monoton und deswegen langweilig ist
- alles, was ruhig und harmonisch ist

Ferner hilft die Natur mit beruhigenden Kräutern nach.

Viel vor dem Schlafengehen zu essen, das wusste man schon immer, bringt Träume hervor. Freilich sind das keine angenehmen Träume, da das Gefühl des vollen Magens eher albtraumartig wirkt und den Schlaf stört. Man wacht oft auf, womit sich die Chancen erhöhen, seine Träume zu erinnern. Die Völlerei des Nachts ist keineswegs empfehlenswert, da sie ungesund ist. Wer häufig unangenehme Träume erleidet, der sollte zunächst überlegen, ob er nicht zu spät zu viel isst. Ihm würde es helfen, diszipliniert asketisch ab fünf Uhr nachmittags nichts mehr zu essen.

Entspannung

Alle gesunden Mittel, die zum Träumen anregen, setzen die Entspannung unseres Körpers ein. Das ist effektiv, denn wenn Sie sich vor dem Einschlafen entspannen, durchlaufen Sie störungsfrei und natürlich die einzelnen Schlafphasen. Wie Sie sich entspannen, spielt keine Rolle, das ist vom persönlichen Geschmack abhängig. Suchen Sie sich nur die Entspannungstechniken und Entspannungsmittel, die Ihnen Freude bereiten. Wenn Sie sich zu irgendeiner Entspannung vor dem Einschlafen zwingen müssen, suchen Sie sich eine andere, lustvollere Art der Entspannung.

Ich praktiziere häufig Yoga vor dem Einschlafen, andere ziehen Qigong vor. Beide Methoden stärken den natürlichen REM-Schlaf wie auch das Autogene Training (AT) und die progressive Muskelentspannung. Probieren Sie doch einfach unterschiedliche Methoden aus und bleiben Sie dann bei jener, die bei Ihnen leicht und mühelos wirkt.

Für diejenigen, für die es grauenvoll ist, Übungen am Abend zu machen, gibt es die passive Entspannung mit Musik. Sie brauchen nichts anderes zu tun, als sich ins Bett zu legen und leise Ihre Lieblingsmusik spielen zu lassen (wenn es nicht gerade »Heavy Metal« ist). Lauschen Sie bewegungslos, werden Sie schnell entspannt einschlafen und so auch einen natürlichen Zugang zu Ihren Träumen bekommen.

Es gibt auch spezielle CDs, die daraufhin konzipiert sind, Sie in einen tiefen Schlaf versinken zu lassen. Solche CDs arbeiten meistens mit subliminalen Texten, die der Theorie nach Ihrem Unbewussten sagen, dass es nun tief und natürlich zu schlafen hat. Dieser Text wird meistens mit Musik hinterlegt – häufig gewöhnungsbedürftige, kitschige Musik –, wodurch er unhörbar wird. Untersuchungen, die ich am physiologischen Institut der Ruhr-Universität in Bochum durchführte, zeigten einen deutlich messbaren Einfluss solcher subliminalen Anweisungen.

Eine ähnlich passive Weise, in einen entspannten Schlaf schnell zu versinken, bieten die im Handel erhältlichen CDs, auf denen Sie Entspannungsvorsätze wie beim Autogenen Training hören. Die Stimme auf der CD hypnotisiert Sie. Achten Sie deswegen beim Kauf solch einer CD darauf, dass Ihnen die Stimme angenehm ist. Ist das nicht der Fall, werden Sie effektlos die CD hören und Ärger wird Sie am Einschlafen hindern.

Affirmationen

Der Traum ist die Wirklichkeit, in der wie in alten Zeiten Wünsche wirken. Was Sie sich wünschen, das geschieht. Also wünschen Sie sich ganz naiv, dass Sie Ihre Träume lebendig erleben und des Morgens klar erinnern.

Solch ein Wunsch sollte bedacht formuliert werden, damit er nicht zu etwas Unverhofftem führt. Davor können Sie sich hüten, indem sie ihn wie eine Affirmation (Bejahung, Zustimmung) formulieren – positiv, eingängig und kurz. Ich sage mir vor dem Einschlafen dreimal im Stillen:

»Meine Träume erlebe ich lebendig und erinnere sie morgens leicht.«

Sie können sich auch einen anderen Satz, der Ihnen eingängiger ist, formulieren. Wichtig ist nur, keine Verneinung in der Formulierung zu benutzen und sich möglichst kurz zu fassen.

Ihre Affirmation sagen Sie sich stets im gleichen Wortlaut vor. Untersuchungen ergaben, dass der gleiche Wortlaut die Wahrscheinlichkeit erhöht, dass diese sich erfüllt. Mir scheint es, Affirmationen wirken schneller, wenn sie nicht unmittelbar vor dem Einschlafen gesprochen werden. Ich sage meine Affirmation still vor mich hin, lese danach noch ein paar Seiten in einem Roman und schlafe dann ein. Allerdings gibt es Personen, die darauf schwören, sich eine Affirmation so unmittelbar vor dem Einschlafen aufzusagen, dass man darüber in tiefen Schlummer verfällt.

Die Affirmation für das lebendigere Traumerleben wirkt auch, wenn Sie sich diese im Laufe des Tages vorsagen – am besten zu festen Zeiten.

Der Eitle schreibt sie sich an den Spiegel, der Büroangestellte stellt sie sich als Kärtchen am Arbeitsplatz auf und der Computerfreak benutzt sie als Bildschirmschoner. Ich bin fest davon überzeugt, wenn Sie häufig daran erinnert werden, dass Sie Ihre Träume lebendig erleben, wird dieses auch eintreten.

Bad

Das klassische Mittel für den guten Schlaf und damit für ein natürliches Traumleben ist das warme Vollbad vor dem Schlafengehen. Seit Omas Zeiten hat sich dieses einfache Hausmittel bewährt. Ihr Bad sollte angenehm warm sein, auf keinen Fall zu heiß, da Sie sonst im Bett nachschwitzen. Sie nehmen kein funktionales Reinigungsbad, sondern ein Bad einfach nur zur Freude. Ich höre mir dabei meistens ein Hörbuch an. Sie können das Bad auch mit Ihrem Lieblingsduft aromatisieren. Da ich in einer traditionellen Gegend des Lavendelanbaus wohne und selbst viele Lavendelsträucher pflege, nehme ich gewaschene alte Socken und befülle sie mit Lavendelblüten, knüpfe sie zu und hänge sie ins Bad. Ein Lavendelbad riecht nicht nur angenehm, sondern erzeugt auch

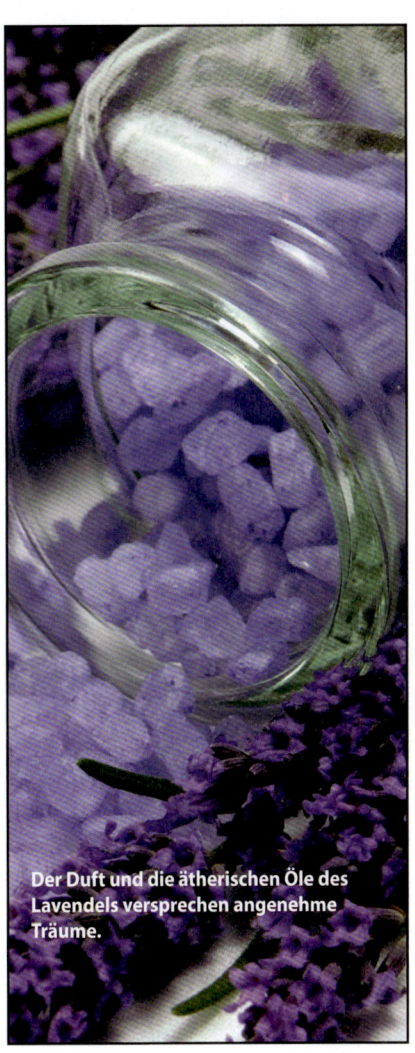

Der Duft und die ätherischen Öle des Lavendels versprechen angenehme Träume.

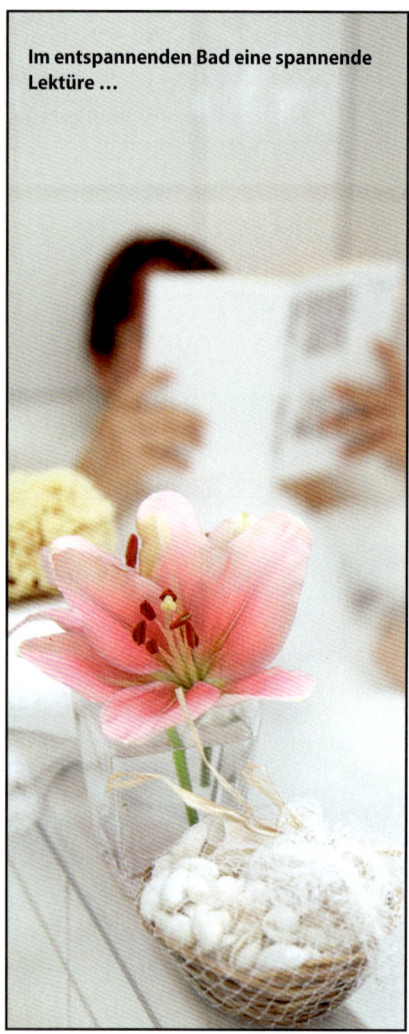

Im entspannenden Bad eine spannende Lektüre ...

einen tiefen Schlaf, in dem Sie alle Schlafphasen vorbildlich auskosten.

Wie das Bad zur Nacht wirkt auch die Sauna zur Nacht. Können Sie sich allerdings unmittelbar nach dem Baden schlafen legen, sollten Sie nach dem letzten Saunagang und vor dem Ins-Bett-gehen so lange Zeit verstreichen lassen, bis Sie nicht mehr schwitzen. Auf mich wirkt sich die Sauna noch deutlicher auf meinen Schlaf aus als das Schlummerbad (sodass ich mich entschlossen habe, währenddessen ich das Buch hier schreibe, eine Sauna im Garten zu bauen). Wenn Sie die Sauna als Schlafmittel ausprobieren möchten, sollten Sie vorher abklären, ob die Sauna Ihrer Gesundheit zuträglich ist (zum Beispiel ist bei zu hohem Blutdruck Vorsicht geboten).

Kräuter und Essenzen

Mutter Natur meint es gut mit unserem Schlaf. Sie fördert unsere Träume mit einigen Kräutern. Ich nannte bereits den Schlafmohn (*Papaver somniferum*, Mohngewächs, aus dem Opium gewonnen wird) und den Lavendel (*Lavandula*, Lippenblütler), auch der Beifuß (*Artemisia vulgaris*, Korbblütler) und das Johanniskraut *(Hyperikum,* Hartheugewächs) wirken traumanregend.

Zu den Arten des Beifuß gehören der würzige Estragon, das wohlriechende Zitronenkraut und der übelschmeckende Wermut. Das Johanniskraut ist eine attraktive Heilpflanze mit goldgelben Blüten und mit etwa 370 Arten weit verbreitet. Wollen Sie diese Kräuter nicht selber sammeln, bekommen Sie diese auch in der Apotheke und in Kräuter- und Bioläden.

Vom Opium, der am stärksten traumanregenden Droge, sollten Sie sich fernhalten, wegen seiner Verführung zur Sucht – außerdem fällt er unter das Betäubungsmittelgesetz.

Traumunterstützende Kräuter können vielfältig verwendet werden. Am einfachsten als Kräutertees, die als warmer Schlummertrunk genossen werden. Nur leider ist es mit dem freudigen Genuss bei einigen dieser Kräuter schwierig. Lavendel dürfen Sie nur sparsamst dosieren, zwei bis höchstens drei Blüten auf einen Liter Wasser und dann Honig hineinrühren. Nur so schmeckt er angenehm. Brutal werden die Geschmacksnerven vom Wermut attackiert, da helfen nur Mengen von Honig. Zitronenmelisse mag ich gern und es kann mit ein paar Spritzern Zitrone zu einem attraktiven Schlummertrunk eingenommen werden. Vom Beifußtee ist abzuraten, da nicht auf eine

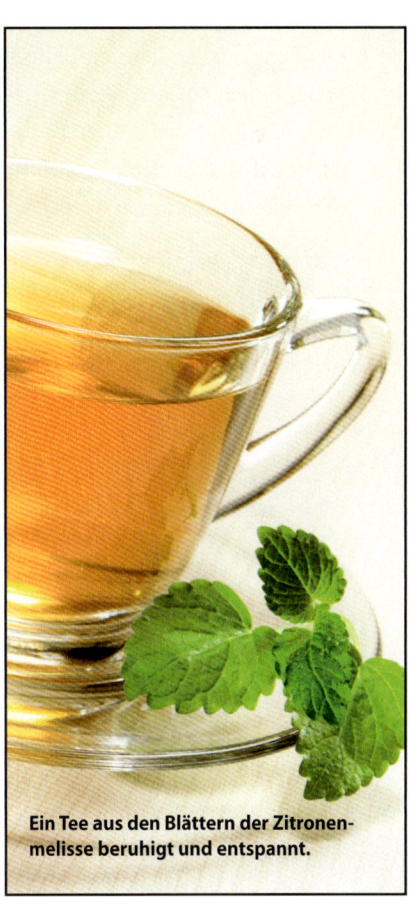

Ein Tee aus den Blättern der Zitronenmelisse beruhigt und entspannt.

schlaffördernde Wirkung verwiesen werden kann, und er nicht während der Schwangerschaft zu empfehlen ist, Beifuß kann auch Allergien hervorrufen. Zur Zubereitung von Johanniskrauttee ist zu sagen, dass ebenfalls abzuraten ist, wegen der Inhaltsstoffmenge und der Wechselwirkung mit anderen Medikamenten.

Wer schöne Gerüche mag, der sollte sich die Kräuter als ätherische Öle kaufen. Mit ihnen aromatisiert man sein Schlummerbad – aber wie gesagt, nur maximal fünf Tropfen, die man am besten vorher in einer Tasse Milch verrührt und dann ins laufende Wasser gießt. Man kann sie auch in einer Duftlampe im Schlafzimmer verdampfen lassen oder als Beräucherung vor dem Einschlafen benutzen, wozu sich Beifuß vorzüglich eignet.

Als Blütenessenzen können Beifuß und Johanniskraut auch verdünnt als Tropfen eingenommen werden. Die meisten potenzierten Kräuteressenzen wie Kalifornische Blüten, Bachblüten und heimische Kräuteressenzen wirken auf den Sensiblen stark traumfördernd, wenn es die für ihn passende Blüte ist. Genauso verhält es sich mit dem Konstitutionsmittel (Zusammensetzung) in der Homöopathie und allen anderen homöopathischen Mitteln, die recht auserlesen sind. Da diese Essenzen feinstofflich wirken, wie es der Naturheiler erklärt, besteht unter anderem ihre Heilung in der Hervorbringung von Träumen. Den Traum anzunehmen und zu verstehen, ist ein Bestandteil dieser Heilung. Homöopathisch kann man sein Traumerleben mit potenziertem Silber – *Argentum metallicum* von D6 bis D12 – intensivieren. *Argentum metallicum* ist als Tropfen beispielsweise von der Firma Weleda erhältlich.

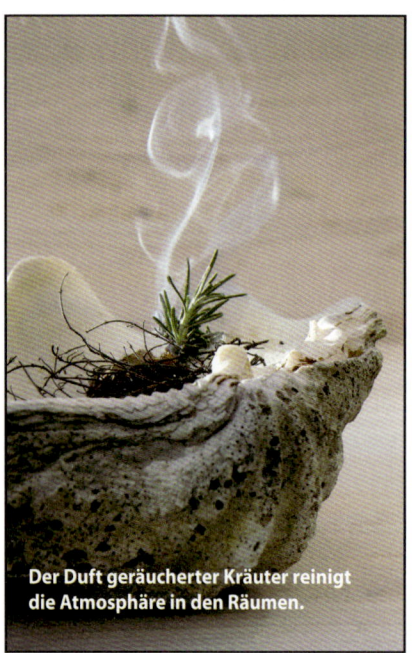

Der Duft geräucherter Kräuter reinigt die Atmosphäre in den Räumen.

Lesen und Hören

Das Lesen habe ich schon am Anfang dieses Buchs bei den Tipps zum Besiegen von Einschlafstörungen hoch gelobt. Wer nicht an chronischen oder schweren Schlafstörungen leidet, für den ist das Lesen vor dem Einschlafen die beste Vorbereitung für ein lebendiges Traumerleben. Ich erinnere mich deutlich meines Vaters, der seichte Romane vor dem Einschlafen »las«. Eigentlich war es nach ein paar Sätzen gar kein Lesen mehr, sondern er sank weg in seinen Gedanken und blätterte mechanisch um. Was er gelesen hatte, wusste er nie zu berichten, er schlief eh darüber ein. Eine solche Lesehaltung ist zwar der Bildung abträglich, aber einem gesunden Traumleben äußerst zuträglich. Natürlich können Sie auch Klassiker beziehungsweise andere »gediegene« Literatur lesen oder den Krimi wie die Mimi in dem alten Schlager (»Ohne Krimi geht die Mimi nie ins Bett«). Was auf die Träume wirkt, ist das Bildern, mit dem wir beim Lesen vor unserem inneren Auge einen Film ablaufen lassen, der unseren Vorstellungen des Geschriebenen entspricht. Sie schwingen sich also durch das Lesen auf die inneren Bilderwelten ein. Sie triggern (auslösen, schalten) diese, wie man es wissenschaftlich ausdrückt.

Noch angenehmer als selbst zu lesen ist zweifellos, vorgelesen zu bekommen. Seitdem wir der Kinderzeit entwachsen sind, liest uns leider keiner mehr vor. Das ist der Fluch des Erwachsenwerdens: Man muss alles selbst machen – sogar das Lesen. Aber nicht ganz, hervorragende Vorleseerlebnisse bieten heutzutage Hörbücher. Warum lassen Sie sich nicht Ihre Lieblingsgeschichten, Krimis und Romane von einem Profi-Vorleser vor dem Einschlafen vorlesen? Das hat die gleiche, wenn nicht eine bessere Wirkung auf Ihr Traumleben, als selbst zu lesen. Wahrscheinlich werden Sie während des Vorlesens einschlafen und das Gehörte in Ihre Träume mit hineinnehmen.

Ich erwecke hier den Eindruck, dass Literatur ermüdet. Nicht nur Literatur ermüdet vor dem Einschlafen, sondern auch Musik. Alles, was passiv erlebt wird, lullt einen ein und führt einen unmerklich sanft in das Land des Schlafes und der Träume.

Was uns träumt

Bei der Durchsicht der vielen Bücher, die Traumsymbole historischer Träume betrachten, fällt auf, dass der Mensch grundsätzlich heute noch genauso träumt wie zur Zeit des »Gilgamesch Epos« (der erste Bericht von Träumen vor etwa 5000 Jahren). Wir träumen strukturell gleich wie unsere Vorfahren, wenn auch die konkreten Bilder sich teilweise änderten. Die strukturelle Gleichheit besteht darin, dass unsere Träume und die unserer Vorvorderen auf unsere Wünsche und Befürchtungen symbolisch reagieren. Ein typisches Beispiel ist das Traumsymbol eines Bienenstichs. Die Ägypter wussten es genauso wie die Griechen und Römer als auch Freud und Jung, dass sich darin häufig der Entjungferungswunsch und zugleich die Angst vor der Entjungferung eines jungen Mädchens ausdrückt. Beim Ausfallen der Zähne im Traum verhält es sich ähnlich: Von der ägyptischen Zeit bis heute tritt dieses Traumsymbol häufig auf, wenn die Durchsetzungskraft oder das Durchbeißen angesprochen wird. Betrachtet man sich jedoch die Träume der einzelnen Generationen genauer, fällt auf, wie viele Traumbilder sich mit dem Zeitgeist ändern. Aus dem Bienenstich wird das Bild der Bohrmaschine, mit der man als ungeübter Heimwerker ausrutscht und sich verletzt. Ausfallende Zähne werden heute zum technischen Problem mit dem Notebook. Wie es eine junge Klientin von mir träumte, dass sie nämlich ihren ganzen Traum über geradezu fiebrig daran arbeitete, ihr E-Mailprogramm einzurichten. »Ohne Mail kann ich weder in der Welt wirken, noch mich in ihr durchsetzen«, war ihr spontaner Kommentar zu diesem Traum.

Was uns träumt, ist einesteils der Zeitgeist. Wenn auch Carl Gustav Jung davon besessen war, die zeitunabhängige Dimension der Träume zu erforschen, so ist nicht zu übersehen, dass ein Traum die Bilder nimmt, die er in Umgebung des Träumers oder der Träumerin findet. Als ich voriges Jahr eine Traumgruppe mit Teilnehmern zwischen 17 und 24 Jahren leitete, wurde es offensichtlich, dass sich die Träume dieser Gruppe beispielsweise mit Bildern aus der digitalen Welt mitteilten. Die Festplatte oder den Prozessor als Traumsymbol findet man fast nur bei denen, welche die Dreißig noch nicht überschritten haben.

Es träumt uns der Zeitgeist, indem er die Bilder dem Traum liefert, mit denen dieser uns anspricht. Wie die gesprochene Sprache ändert sich der

Ausdruck der Traumsprache mit den historischen Veränderungen, aber die Grammatik bleibt weitgehend konstant. Wenn ein Traum Ihnen als Träumer antiquiert in seiner Bilderwelt erscheint, ist das ein Zeichen, sich mit seiner Einstellung der Vergangenheit gegenüber auseinanderzusetzen. Bei jedem Traumsymbol unterstützt es die Deutung, wenn Sie sich fragen, ob denn dieses Symbol in den historischen Kontext passt, in dem Sie jetzt leben. Träume von Hexen, Zauberern und Priesterinnen zum Beispiel sind nicht gerade zeitgeistig und verweisen häufig auf eine Tendenz der Weltflucht, eine Flucht in eine imaginäre Welt.

Was Sie träumt, ist stets dasjenige Problem, das Ihnen zurzeit am meisten – bewusst oder unbewusst – zusetzt. Warum haben Sie gerade gestern Nacht diesen speziellen Traum gehabt? Sie haben ihn geträumt, weil ein aktuelles Problem sich Ihnen ins Bewusstsein rücken möchte. Wenn Freud und Carl Gustav Jung die meisten Träume auf die Vergangenheit des Träumers oder der Träumerin hin deuteten, rate ich Ihnen bei der Betrachtung Ihrer eigenen Träume davon ab. Seine Vergangenheit zu erhellen, ist ein endloses Unterfangen. Ich empfehle Ihnen dagegen, Ihre Träume gerade umgekehrt stets auf Ihre Gegenwart hin zu deuten (oder auf Ihre Zukunft hin). Ihr Traum wird hauptsächlich vom Gegenwärtigen hervorgerufen. Dass die Vergangenheit da hineinwirkt, braucht Sie zunächst einmal wenig zu kümmern – es sei denn, Assoziationen drängen sich auf, die Sie in Ihre Vergangenheit ziehen.

Uns träumt

➤ was uns innerlich bewegt
  geistig
  emotional
➤ was der Zeit entspricht
  unserem persönlichen Zeitmuster
  dem allgemeinen Zeitgeist
➤ was aktuell ist

Im Traum spricht uns unsere Gegenwart an. Auf diese Gegenwart reagieren unsere inneren Ichs, welche unterschiedliche Meinungen in Bezug auf ihre Meisterung dieser Gegenwart besitzen. Genauer betrachtet, träumen uns unsere inneren Spannungen, die Kämpfe unserer Ichs untereinander, die wir als Hin- und Hergerissensein erleben. Liefert uns der Zeitgeist den Ausdruck der Bildersprache unserer Träume, so sind es unsere aktuellen inneren Spannungen, welche die Energie bereitstellen, mit der ein Traum produziert wird. Schon allein, dass Sie träumen, zeigt eine innere Spannung. Jeder Traum ist eine Antwort auf diese Disharmonie und ein geistiger Wegweiser, wie diese Spannung zu überwinden ist. Ohne eine innere Spannung sind die Träume der REM-Phase derart unenergetisch, dass wir es nicht für nötig halten, sie zu behalten.

Es ist auch Ihre persönliche Zeitqualität, die im Traum zu Ihnen spricht. In welchem Abschnitt Ihres Zyklus' Sie sich befinden, beeinflusst maßgeblich den Inhalt Ihrer Träume. Zu den fruchtbarsten und unfruchtbarsten Zeiten in Ihrem Zyklusträumen neigen Frauen dazu, Träume voller sozialer Kontakte zu erleben und speziell erotisch zu träumen. Astrologisch gesehen, scheinen Transite über Ihrem Neptun im Geburtsbild ebenfalls ein lebendiges Traumerleben zu versprechen.

Kurz und bündig: Es träumen uns die Bewältigung unserer Spannungen im Hier und Jetzt. Wer schickt uns diese Träume? Früher, von der frühgeschichtlichen Zeit bis weit in die Klassik hinein, hielt man bestimmte Götter zur Übersendung der Träume für zuständig. Der Traum wurde von außen gesendet, wie wir es heute vom Sandmännchen oder der Traumfee annehmen, die ihre Träume in der Malerei aus einem Füllhorn vor den Träumenden ausgießen. Mit dem deutschen Arzt Franz Anton Mesmer (1734–1815) und der französischen Revolution änderte sich die Perspektive: Die Quelle der Träume wurde im Inneren der Träumerin oder Träumers angenommen und entweder »tierischer Magnetismus« (Mesmer), »Höheres Selbst« (Carl Gustav Jung) oder »unser Unbewusstes« (Freud) genannt. In unserer heutigen Zeit nach der Götterdämmerung empfindet sich der Mensch zunehmend als gottgleich, wodurch der äußere Gott zu einem inneren wird. Sollte der Ausdruck »Gott« die passende Metapher sein, dann scheint tatsächlich etwas Allwissendes in uns angesprochen zu werden – eine kluge Instanz mit scheinbar unbegrenzten Möglichkeiten. Und wonach man sucht, das findet man auch. Zuerst waren es die romantischen Dichter, später die Psychoanalytiker und Psychotherapeuten. Gott ist in diesem Fall ein Zusammenspiel erklärbarer Faktoren. Unser Bewusstsein plagt sich mit bestimmten Problemen herum. Unser Unbewusstes eilt nächtens zur Hilfe, indem es aus seinem größeren Überblick Lösungsanregungen darbietet. Das gelingt unserem Unbewussten erstaunlich gut, da es Zugang zu allen Informationen besitzt, wie wir in unserem Leben auf ähnliche Situationen reagiert haben und welchen Handlungsspielraum wir besitzen. Nach Carl Gustav Jung umfasst unser Unbewusstes neben dem persönlichen Unbewussten noch das kollektive Unbewusste, einen Speicher, in dem alle wesentlichen Reaktionen und Gefühle der Menschheit als Gattung verwaltet werden. Durch das Zusammenspiel der zwei persönlichen Informationsspeicher mit dem Unpersönlichen kann der Traum für die meisten Situationen einen klugen Kommentar in Form eines Bilderrätsels anbieten. Betrachten Sie es mit naturwissenschaftlichem Blick, dann rechnet Ihr Traum auf der Grundlage Ihrer drei Speicher Wahrscheinlichkeiten eines erfolgreichen Handels hoch. Damit dieses »göttliche« Zusammenspiel der drei inneren Speicher erfolgreich funktioniert, ist unsere Schlafphysiologie dafür verantwortlich. Sie schaltet kurzerhand die linke Gehirnhemisphäre herunter und die rechte hoch, da das Letztere zensurlos mit allen Informationen spielen kann. Wenn Sie Ihre Träume so betrachten, stellen sie einen guten Berater speziell in problematischen Situationen dar. Dieser Berater besitzt den besseren Überblick als Ihr Tagesbewusstsein. Er verfügt über die Macht der Einsicht durch sein umfangreiches Wissen über Sie. Aus diesem Grund wollen manche Menschen ihre Träume gar nicht wahrnehmen, weil sie unser Selbstbild bisweilen gnadenlos demontieren. Solche Menschen, die sich wie Toni Buddenbrook (in Thomas Manns Roman »Die Buddenbrooks«) an ein festes, von außen geprägtes Selbstbild klammern, empfinden ihre Träume eher als störend. Das blockiert zumindest ihre Fähigkeit, sich ihrer Träume zu erinnern.

Beschluss

Der Wandel der Nacht

Die Nacht wurde heller und kürzer, seitdem Ende des 19. Jahrhunderts elektrisches Licht gebräuchlich wurde. Der listige Thomas Alva Edison (1847 – 1931) hat es wohlwollend vorausgesehen, dass sich durch seine Erfindung der Glühbirne (1879) der Schlaf verkürzen wird. Schlief man durchschnittlich noch neun Stunden vor der Erfindung der Glühbirne, schlief man nach der massenhaften Verbreitung der Glühbirne circa sieben Stunden im Schnitt. Dass dies über einhundert Jahre später als weit verbreitete Krankheitsursache erkannt wurde, hätte Edison wenig erschreckt. Es ist der Gang der Moderne, dass die Nacht ausgeleuchtet wird. Kinder wie Erwachsene sehnen sich nach dem nächtlichen Leben – und fürchten sich vor ihm. Der Schlaf geriet in Verruf als unproduktive Zeit – obwohl die Geschichte zeigt, dass es beim Schreibtischschlaf offensichtlich nicht so ist (Sie erinnern sich an Kekulé). Das Nichtstun der Nacht wird wie jedes Nichtstun suspekt, obwohl es gerade in dieser Zeit gewaltig innerlich arbeitet, um Lösungen für ungelöste Probleme zu finden.

Obwohl der Schlaf in der Nacht als langweilig angesehen wird, entführen einen die aufregenden nächtlichen Aktivitäten häufig in die Traumwelten von Kino, Oper, Theater und das Kabarett. Aber auch das ist schon fast vorbei, zum Beherrscher der Nacht spielen sich die Medien wie speziell das Fernsehen, aber auch zunehmend das Internet auf. Unsere Psyche muss nun ihre Träume nicht mehr selbst produzieren, sondern bekommt sie in den Medien mehr oder weniger elegant serviert. Man lässt kollektiv träumen und diese kollektiven Träume lassen sich in der gleichen Weise deuten wie Ihre persönlichen Träume. Wenn Sie Ihre persönlichen Träume und die kollektiven genauer betrachten, werden Sie bemerken, wie unsere traumhaften Bilderwelten ideologisch beeinflusst sind.

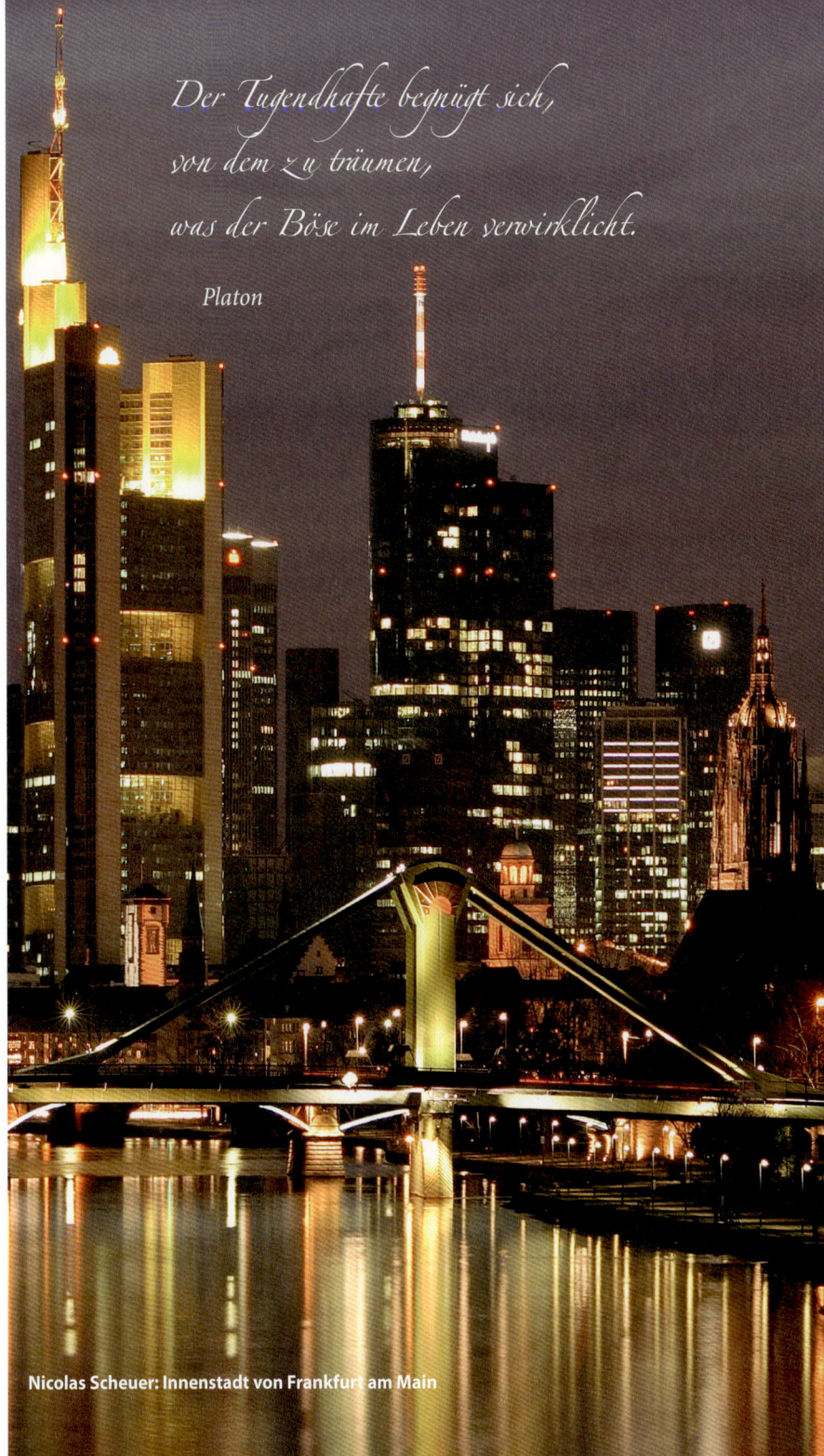

Der Tugendhafte begnügt sich,
von dem zu träumen,
was der Böse im Leben verwirklicht.

Platon

Nicolas Scheuer: Innenstadt von Frankfurt am Main

Literatur

die zu empfehlen ist für weitere Information zum Thema Schlaf und Traum:

Alvarez, A.: Die Nacht. Hoffmann & Campe, Hamburg 1997
In diesem Buch finden Sie tiefsinnig beschrieben und erklärt, welche kulturellen und individuellen Auswirkungen das Zurückdrängen der Dunkelheit der Nacht hat.

Dahlke, Ruediger: Schlaf – die bessere Hälfte des Lebens. Ansata, München 2005
Ein stark spirituell geprägtes Buch über Schlaf und Schlafstörungen.

Dahlke, Ruediger: Schlafratgeber. Ansata, München 2005
Dieses praktische Buch wendet sich an spirituell ausgerichtete Menschen mit Schlafproblemen.

Dement, William C., Vaughan, Christopher: Der Schlaf und unsere Gesundheit. Bastei Lübbe, Bergisch Gladbach 2000
Dement führt mit seinem wissenschaftlichen Buch, das sich auf viele Untersuchungen und Statistiken stützt, einen Feldzug gegen das Schlafdefizit in der westlichen Welt. Dieses Buch geht im Detail auf pathologische Schlafstörungen ein.

Geo Redaktion: Die Geheimnisse der Nacht. In: Geo, August 2004, S. 110–130
In diesem ausführlichen Artikel finden Sie komprimiert die Basis-Informationen zum Schlaf, die mit Diagrammen klar verdeutlicht werden.

Holst, Susanne; Meiser, Ulrike: Gesunder Schlaf. Trias, Stuttgart 2004
Ratgeber für leicht Schlafgestörte.

Knab, Barbara; Zulley, Jürgen: Die kleine Schlafschule. Herder, Freiburg 2006
In diesem Buch finden Sie praktische Übungen und Tipps, die Sie bei Schlafstörungen leicht anwenden können. Für den leicht bis mäßig Schlafgestörten ist dies die ideale Hilfe zur Selbsthilfe.

Kast-Zahn, Annette; Morgenroth, Hartmut: Jedes Kind kann schlafen lernen. Gräfe & Unzer, München 2007
Das ideale praktische Buch voller praktischer Hinweise, wie Eltern mit Schlafstörungen ihrer Kinder sinnvoll umgehen können.

Leber, Stefan: Der Schlaf und seine Bedeutung. Verlag Freies Geistesleben, Stuttgart 1969
In diesem umfangreichen Werk wird der Schlaf ausführlich in allen seine Aspekten aus der Sicht der Anthroposophie dargestellt (mit vielen Originalzitaten aus Rudolf Steiners Vorträgen zum Schlaf). Das Standardwerk zum Schlaf aus anthroposophischer Sicht.

Lipman, Derek: Schnarchen – die Säge an der Liebe. Ariston, Genf 1991
Der amerikanische Hals-Nasen-Ohren-Arzt stellt in diesem Buch nicht nur sein Selbsthilfeprogramm für Schnarcher dar, er gibt zugleich eine Anleitung, wie man die Ursachen für das Schnarchen bei sich ermitteln kann.

Schrot und Korn Redaktion: Spezialbeilage zum Heft Oktober 2006 »Besser schlafen«
Eine kurze Darstellung von Wegen zum besseren Schlaf mit Schwerpunkt auf der Ernährung.

Varela, Francesco: Traum, Schlaf und Tod. Diederichs, München 1998
Ein eher philosophisches Buch über Schlaf und Traum.

Vollmar, Klausbernd: Traumdeutung. Personen, Methoden, Begriffe von A-Z. Königsfurt, Krummwisch / Kiel 2004
Hier können Sie bequem alle Fachbegriffe aus der Traumdeutung nachschlagen.

Vollmar, Klausbernd: Handbuch der Traum-Symbole. Königsfurt-Urania, Krummwisch 2008
Ein Nachschlagewerk von A bis Z, das auf der wissenschaftlichen Traumdeutung beruht und die Deutungen der wichtigsten Schulen der Traumdeutung aufführt. Eines der erfolgreichsten deuschsprachigen Symbollexika.

Vollmar, Klausbernd: Die Weisheit der Träume. Heyne, München 2007
Kurze Einführung in die unterschiedlichen Aspekte und Arten des produktiven Umgangs mit seinen Träumen

Vollmar, Klausbernd: Das Arbeitsbuch zur Traumdeutung. Droemer-Knaur, München 2011
Ein Klassiker der Traumdeutung, der eine umfangreiche Einführung in alle Aspekte des Umgangs mit seinen eigenen und den Träumen anderer bietet

Vollmar, Klausbernd, und Lenz, Konrad: Traumdeutung – der große Gräfe und Unzer Kompass. Gräfe und Unzer, München 2009
Ein themengebundenes Lexikon der Traumsymbole mit kurzer Einführung in die Traumbetrachtung

Vollmar, Klausbernd, und Lenz, Konrad: Quickfinder Traum. Gräfe und Unzer, München 2008
Ein völlig neuartiges, hochsystematisches Lexikon der Traumsymbole

Vollmar, Klausbernd, und Lenz, Konrad: Fernlehrgang Traum. Ausbildung zum Traumberater, TraumOnline, Freiburg / Br. 2004, www.traumonline.de
Ein Fernlehrgang in Traumdeutung

Wilson, Paul: Das kleine Buch vom Schlaf. (Heyne) München 1999

Zulley, Jürgen: Mein Buch vom guten Schlaf. Zabert Sandmann, München 2006
Ein unterhaltsames Buch, das in viele Aspekte der modernen wissenschaftlichen Schlafforschung einführt.

Zeit-Redaktion: Die schlaflose Gesellschaft. In: Die Zeit, Nr. 44, 28.10.2010, S. 39–41

An wen man sich bei Schlafstörungen wenden kann:

Die Intiative Gesunder Schlaf (Saarbrücker Str. 38, 10405 Berlin,
wolter@initiative-gesunder-schlaf.de) informiert bei Schlafstörungen aller Art und gibt die Zeitschrift »Das Schlafmagazin« heraus, die sich an Schlafgestörte und Schnarcher richtet. Diese Initiative wird von einigen größeren Medizintechnologieherstellern unterstützt.
www.initiative-gesunder-schlaf.de
Eine übersichtlich Website, die besonders gut über Schlafapnoe informiert.

www.schlaf.de, E-Mail: info@schlaf.de
Diese Website bietet Informationen über den Schlaf und die Schlafstörungen.

www.schlafgestört.de
Überblick über die unterschiedlichen Schlafstörungen und aktuelle Liste der Schlaflaboratorien in Deutschland

www.schlafmedizin.de, E-Mail: info@schlafmedizin.de
Ein Portal, das über den medizinischen Aspekt des Schlafs die neuesten Informationen bringt. Hier finden Sie u.a. Infos zu Apnoe, Schnarchen und Schlafwandeln.

www.schlaf-test.de
Ein kostenpflichtiger Test für Schlafgestörte und kostenfreie Infos zu Schlafstörungen.

www.sleeptracker.de
Kommerzielle Website, die eine Schlafanalyse und einen Schlafphasenwecker anbietet.

www.traumonline.eu, E-Mail: klenz@traumonline.eu
Ein Portal, das umfangreich über den Traum berichtet und über Schlafstörungen, die mit den Träumen zusammenhängen wie z.b. Alb-, Angst- und wiederkehrende Träume. Traumsoftware und Fernlehrgang Traumdeutung.

Anmerkungen

1– Seite 32: Vgl. genauer »Schlafgewohnheiten der Europäer« in: Zulley, Jürgen: Mein Buch vom guten Schlaf, a.a.O., S. 18.

2– Seite 38: Eugenides, Jeffrey: Middlesex. Rowohlt, Reinbek 2005, S. 532.

3– Seite 47: Koestler, Arthur: Die Geheimschrift. Frankfurt/Main, 1954, S. 59

4– Seite 51: Dement, W.C., Kleitmann, N.: The relations of eye movement during sleep to dream activity. In: Journal of Experimental Psychology 53, 1957, S. 339–346. Das war einer der ersten Artikel zur wissenschaftlichen Traumforschung nach Freud, der viele weitere Forschungen nach sich zog.

5– Seite 78: Vgl. dazu auch das Buch von Paquot, Thierry: Siesta – die Kunst des Mittags-schlafs. vgs, Köln 2000.

6– Seite 103: McDougall, Joyce in Varela, Francesco: Traum, Schlaf und Tod. Diederichs, München 1998, S. 50.

7– Seite 145: Rechtschaffen, A.: The psychophysiology of mental activity during sleep. In: McGuigan, F.J. et al.: The Psychophysiology of Thinking. New York 1973, S. 153–205.

Hinweis zu den Bildquellen

Bildquellen

❘ Seite 8: Moon, © Alexey Arkhipov – Fotolia.com ❘ Seite 13: Happy young man sleeping in bed,, © Yuri Arcurs – Fotolia.com ❘ Seite 14: good night, © fotum – Fotolia.com ❘ Seite 19: schlafender Mann, © drubig-photo – Fotolia.com ❘ Seite 20: Johann Heinrich Füssli: Der Schlaf und der Tod tragen den Körper des Sarpedon nach Lykien, 1803, Sammlung Haus Rechberg, Zürich, Gemälde zu Homers »Ilias« – Wikipedia: The Yorck Project: 10.000 Meisterwerke der Malerei ❘ Seite 24: Caspar David Friedrich: Mann und Frau den Mond betrachten (Ausschnitt), um 1830–1835, Alte Nationalgalerie, Berlin – Wikipedia: The Yorck Project: 10.000 Meisterwerke der Malerei ❘ Seite 31: oben: Nachtarbeit © FOGONAZO – Fotolia.com; unten: before exams, © Ieva Geneviciene – Fotolia. com ❘ Seite 33: young and beautiful brunette in a bed just waked up and yawning, © photoCD – Fotolia.com ❘ Seite 35: Organuhr nach TCM, Hermann Betken ❘ Seite 38: sleeping, © drubig-photo – Fotolia.com ❘ Seite 42: young and beautiful brunette sleeping between white sheet, © photoCD – Fotolia.com ❘ Seite 45: Rückenmassage, © Kzenon – Fotolia.com ❘ Seite 53: aXbo Rendering, aXbo Schlafphasenwecker – Wikipedia ❘ Seite 56: Goldgirl with teddy bear, © NiDerLander – Fotolia. com ❘ Seite 59: Schülerin denkt nach, © contrastwerkstatt – Fotolia.com ❘ Seite 65: Brown hair woman lying in bed, © CandyBoxPhoto – Fotolia.com ❘ Seite 67: Overworked woman stressed with work, © Yuri Arcurs – Fotolia.com ❘ Seite 70: tropical fruits, © Olga Lyubkin – Fotolia.com ❘ Seite 74: Businessman wearing a dunce hat, © RTimages – Fotolia.com ❘ Seite 79: Pause machen im Büro, © Sven Bähren – Fotolia.com ❘ Seite 81: Schöllkraut, © Xaver Klaußner – Fotolia.com ❘ Seite 89: Zahnräder, © Phoenixpix – Fotolia.com ❘ Seite 114: Log sawing, © mipan – Fotolia.com ❘ Seite 116: Beautifull couple in bed, © WavebreakMediaMicro – Fotolia.com ❘ Seite 124: young caucasian engineer with blueprints, © fotum – Fotolia.com ❘ Seite 126: large book, © Konstantin Yuganov ❘ Seite 128: minimal bedroom, © nastazia – Fotolia.com ❘ Seite 134: milk with honey, © teressa – Fotolia.com ❘ Seite 137: Schlafkräuter (aus: Passiflora caerulea, © Christian Pedant – Fotolia.com; Hopfen, © LianeM – Fotolia.com; lavender, © matka_Wariatka – Fotolia.com ❘ Seite 140: Stairway to the sky, © Andrzej – Fotolia.com + Nasa Earth ❘ Seite 146: porte ouverte, © DX – Fotolia. com ❘ Seite 151: Mann im Mond, © Peggy Boegner – Fotolia.com ❘ Seite 152: Gustave Moreau: »Ödipus und die Sphinx«, 1864, Metropolitan Museum of Art, New York – Wikipedia: The Yorck Project: 10.000 Meisterwerke der Malerei ❘ Seite 159: Frederic Leighton: »Elektra am Grab von Agamemnon« (1868 –1869) – Wikipedia ❘ Seite 161 Up, © rolffimages – Fotolia.com ❘ Seite 166: An eye with a view, © Paul Fleet – Fotolia.com ❘ Seite 171: Rustic car, © SREEDHAR YEDLAPATI – Fotolia. com ❘ Seite 174: Rain of books, © Helder Almeida – Fotolia.com ❘ Seite 176: Johann Heinrich Füssli:»Nachtmahr« (Ausschnitt), 1802, Freies Deutsches Hochstift, Goethemuseum, Frankfurt am Main – Wikipedia: The Yorck Project: 10.000 Meisterwerke der Malerei ❘ Seite 178: magic path, © .shock – Fotolia.com ❘ Seite 182: Filmrolle, © schleychwerbung – Fotolia.com + Rain of books, © Helder Almeida – Fotolia.com ❘ Seite 185: Zug © mastert – Fotolia.com ❘ Seite 189: Work Life Balance signpost, © RTimages – Fotolia.com ❘ Seite 193: Kassandra (Mitte) sagt den Fall von Troja voraus (Fresko aus Pompeji, Archäologisches Nationalmuseum Neapel), Foto: Jastrow – Wikipedia ❘ Seite 196: à la lune, © Sylvie Thenard – Fotolia.com ❘ Seite 198: Barrel, © Felipe Oliveira – Fotolia.com ❘ Seite 204: illusion – 3D render, © Ivo Brezina – Fotolia.com ❘ Seite 209: Lavender spa, © Natalya Korolevskaya – Fotolia.com ❘ Seite 210: Taking a bath, © Brebca – Fotolia.com ❘ Seite 211: Melissentee, © cut – Fotolia.com ❘ Seite 212: Rosmarin wird in Muschelschale geräuchert, © Bilderfreund – Fotolia.com ❘ Seite 219: Nicolas Scheuer: Innenstadt von Frankfurt am Main, aufgenommen von der Deutschherrnbrücke – Wikipedia: Liste der exzellenten Bilder ❘

Umschlag – alle Bilder Fotolia.com – © photoCD (wie S. 33) + © Yuri Arcurs (wie S. 13) + Above the Clouds Heavenly Lunar Sky © Dan Collier + © Yuri Arcurs (wie S. 67) + © Konstantin Yuganov (wie S. 126) + © DX (wie S. 146) + © mipan (wie S. 114) + © Helder Almeida (wie S. 174) + © Andrzej; sowie Eart von der Nasa (wie S. 140)

Zur Person des Autors

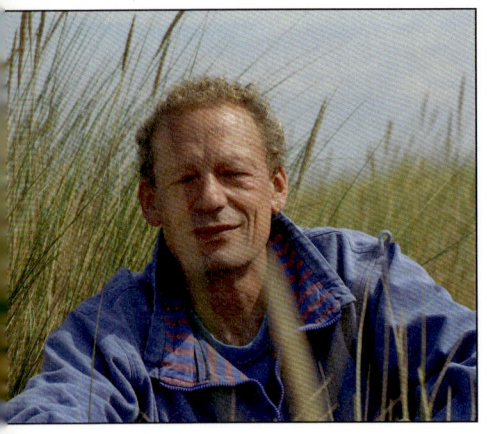

Klausbernd Vollmar, Diplompsychologe und Autor, 1946 im Bergischen Land geboren. Abgeschlossenes Studium der Germanistik, Linguistik, Philosophie und Geologie; Lektor des Goethe-Instituts in Finnland, Forschungsstipendiat des Canada Council und Lehrauftrag an der McGill University / Montreal. Zweitstudium der Psychologie mit dem Schwerpunkt Wahrnehmung. Leiter eines Therapiezentrums in Amsterdam, längere Aufenthalte in Findhorn und Nepal. Schüler von Freifrau Dr. Olga von Ungern-Sternberg, die ihn als junger Mann in die Gedankenwelten Rudolf Steiners einführte, und dem Schamanen Black Horse Chavers, langjähriges Mitglied einer englischen Gurdjieff-Gruppe.

Gründer und Leiter der Traumbüros in Deutschland, Österreich und der Schweiz und zusammen mit dem Diplompsychologen Konrad Lenz der Internetfirma TraumOnline www.traumonline.eu, die eine Traumsoftware entwickelte und auf ihrer Website über die Themen Traum und Symbolik informiert, wie auch Beratungen und Seminare in diesem Bereich anbietet.

Er lebt an der englischen Ostküste und hält seit Jahren Seminare und Vorträge, wenn er nicht mit seinem Boot weit aufs Meer fährt, seinen Garten pflegt oder sich auf einer Expedition in der Arktis, eines seiner Lieblingsthemen, befindet.

Seine Bücher sind in mehr als fünfzehn Sprachen übersetzt, er ist häufig im Radio zu hören und im Fernsehen zu sehen. Zur Zeit schreibt er an seinem zweiten Roman.

Seminarhinweis

Wer Interesse an Vorträgen, Workshops und (Ferien)-Kursen in Kleingruppen oder Einzelberatung und Coaching in deutscher Sprache hat, der wendet sich bitte an:

Klausbernd Vollmar   mail@kbvollmar.de
Rhu-Sila, Cley next the Sea   www.traumonline.de
Holt/Norfolk NR 25 7UD, England   www.kbvollmar.de